Martin Schriebl-Rümmele: Zeitbombe Umwelt-Gifte
Wie ein Naturmineral vor Nahrungsmittel- und Umwelt-Giften schützt

Lektorat: ampuls-verlag OG, Unteraichwald
Umschlaggestaltung: fichtesieben Grafikbüro, Rosenbach
Layout, Gestaltung, Satz: ampuls-verlag OG, Unteraichwald
Druck und Bindung: Hermagoras-Mohorjeva, Klagenfurt-Viktring
Web: www.martinruemmele.at

© 2014 Martin Schriebl-Rümmele

Erschienen bei: Hermagoras Verlag/Mohorejva založba Klagenfurt/Celovec –
Ljubljana/Laibach – Wien/Dunaj 2014

Bildnachweise:
Fotolia (7) auf den Seiten 91, 104, 128, 142, 162, 182
GEPA Pictures (1) Seite 154
iStockphoto (2) auf den Seiten 40, 82
Panthermedia (4) auf den Seiten 16, 148
Photoxpress (2) auf den Seiten 37, 62
Shutterstock (2) auf den Seiten 61, 122
Collage Seite 148: Beate Schmid
Alle anderen Fotos wurden von den Rechteinhabern zur Verfügung gestellt.

ISBN: 978-3-7086-0767-2

Martin Schriebl-Rümmele

ZEITBOMBE
UMWELT-GIFTE

Wie ein Naturmineral vor
Nahrungsmittel- und Umwelt-Giften schützt

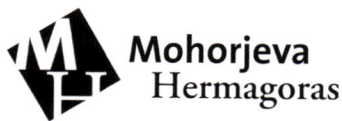

Mohorjeva
Hermagoras

INHALTSVERZEICHNIS

*„Krankheiten überfallen den Menschen nicht wie ein
Blitz aus heiterem Himmel, sondern sind die Folgen
fortgesetzter Fehler wider die Natur."*

**Hippokrates von Kos, griechischer Arzt und
„Vater der Heilkunde" (460 bis etwa 377 v. Chr.)**

Wie viel Gift braucht der Körper, um krank zu werden?

Sie sind oft müde und erschöpft? Oder leiden Sie unter Konzentrationsstörungen? Wie ist es mit Schlafstörungen? Kopfschmerzen? Verdauungsstörungen? Oder häufen sich Infekte, folgt eine Erkältung auf die nächste und dazwischen schiebt sich auch noch eine Magen-Darm-Infektion? Dann sind Sie nicht allein: Einer Untersuchung des Schweizer Zentrums für Stressforschung zufolge leiden 52 Prozent der Menschen unter Müdigkeit, 46 Prozent an Verdauungsproblemen, 33 Prozent an Kopfschmerzen und 21 Prozent an Schlafstörungen.[1] Ähnliche Daten gibt es aus Österreich und Deutschland. Und Stress – ob körperlich oder psychisch – ist vielleicht gar nicht die Ursache. Die Hauptprobleme könnten in unserer Umwelt liegen und in der Nahrung, die wir zu uns nehmen.

Der antike Arzt Hippokrates von Kos hatte vor rund 2.500 Jahren ein einfaches Rezept für Gesundheit: Er riet den Menschen, sich gesund zu ernähren. Die Nahrungsmittel sollten Heilmittel und die Heilmittel Nahrungsmittel sein, forderte er. Was simpel klingt, ist es heute nicht mehr. Selbst Ernährungsexperten können kaum noch sagen, was unsere Nahrung enthält, ob sie gesund oder gar giftig ist. Sicher ist aber, dass krankmachende Zutaten in unserer Nahrung, Umweltgifte, Schwermetalle und giftige Stoffe unseren Körper überschwemmen und immer mehr Menschen daran erkranken. Auch wenn es nicht in Zusammenhang gesehen wird: Jeder Zweite leidet bereits an den Folgen. Die wichtigsten dabei: schleichende Erkrankungen der Leber und Allergien. Erkrankten vor einem halben Jahrhundert gerade einmal zwei Prozent der Bevölkerung an Allergien, so sind mittlerweile 25 Prozent betroffen. Tendenz steigend. Allergieähnliche Immunreaktionen könnten, so Wissenschafter, eine Schutzfunktion des Körpers vor Giften sein. Zu diesem überraschenden Ergebnis kommen Wissenschafter der Stanford University.[2] Bei rund 25 Prozent der Erwachsenen wiederum ist die Leber bereits durch Schad- und Giftstoffe massiv überlastet, ohne dass wir es merken. Doch gerade die Leber spielt bei der Reinigung des Organismus eine entscheidende Rolle, denn dieses Organ ist die körpereigene Entgiftungszentrale und ist zunehmend überfordert: Lebensmittelskandale stehen beinahe täglich in den Schlagzeilen. Debatten über krankmachende Zusatzstoffe reißen nicht ab. Und neben der sogenannten Fettleber und Allergien nehmen Zivilisationskrankheiten wie Krebs, Zuckerkrankheit, Fettsucht sowie Herzinfarkt und Co. dramatisch zu. Unser Körper steht unter Dauerbeschuss und kann die Gifte zum großen Teil weder ausscheiden, noch in ihrer giftigen Wirkung durch Stoffwechselprozesse neutralisieren: Blei, Quecksilber, Kadmium, Stoffwechsel-Abfall-Produkte wie Ammonium und freie Radikale sind enthalten in der Luft, die wir atmen, in unseren Nahrungsmitteln, der Kleidung, kurz: in allem, was uns umgibt.

Zeitbombe im Kochtopf?

Im November 2013 evakuierten Rettungskräfte eine oberösterreichische Schulkasse, weil im Chemieunterricht Quecksilber ausgekommen war. Doch wer schützt uns vor Quecksilber in unseren Energiesparlampen und Zahnfüllungen? Auf Zigarettenschachteln werden wir vor den krebsverursachenden Folgen des Tabakrauches gewarnt. Aber was ist mit Hinweisen auf unseren Lebensmitteln? Wo steht etwa: „Dieser Pudding enthält Milch – sie kann Alzheimer und Osteoporose verursachen" oder wo steht beim Fast-Food-Restaurant: „Achtung! Fleischkonsum führt zu Herzinfarkten und kann Darmkrebs auslösen" oder „Dieser Kindertee enthält Zucker. Er kann Diabetes und schwere Folgeerkrankungen verursachen" oder „In diesen Chips sind Transfette, die Krebs auslösen." Letztere sollen jetzt zumindest in den USA aufgrund ihrer giftigen Wirkung für unseren Körper verboten werden. Und in den anderen Staaten?

Alle diese Dinge sind durch Studien längst belegt, dennoch werden die Produkte nicht nur verkauft, sondern dürfen auch beworben werden. Mehr noch: Es wird auch nicht geprüft, ob diese Produkte andere Schadstoffe enthalten. Wissenschafter haben in der Analyse von Milch 20 pharmakologisch aktive Substanzen gefunden: Antibiotika, nichtsteroidale Entzündungshemmer, Schmerzmittel, Antiepileptika, Konservierungsstoffe, Fettsenker, Beta-Blocker und synthetische Geschlechtshormone.[3] Im Wissenschaftsjournal „American Journal of Clinical Nutrition" wurden Langzeitstudien an 440.000 Menschen veröffentlicht: Es besteht kein Zweifel, dass das Fleisch von Rind, Schwein und Lamm ungesund ist. Das gilt schon für geringe Mengen.[4] Die Liste lässt sich endlos fortsetzen. Studien belegen, dass Milch das Diabetes- und Herzinfarktrisiko erhöht. Fruchtzucker kann die Leber schädigen und Depressionen verursachen. Fleisch steht im Verdacht Krebs auszulösen, Übergewicht bei Kindern zu fördern sowie Blutdruck zu erhöhen. Eier und Geflügel fördern angeblich Prostatakrebs.

Pestizide in den Lebensmitteln

Tickt in unseren Kochtöpfen also eine Zeitbombe? Brauchen wir Schutzanzüge, um Lebensmittel einzukaufen? Stellen wir die Fragen anders: Warum stehen Kinder so auf Süßes und warum ist das Angebot so riesig und nicht zuletzt: warum werden immer mehr Kinder zu dick? Warum können wir nicht aufhören, Süßes oder Knabbergebäck zu essen? Warum wird die Schüssel mit Chips am Tisch immer sofort leer? Sie fragen sich, warum ungleich häufiger Menschen Lebensmittelunverträglichkeiten entwickeln und kein Getreide, keinen Milchzucker oder keinen Fruchtzucker vertragen oder im schlimmsten Fall sogar unter allergischen Reaktionen leiden? Sie fragen sich, warum die Zahl der Krebserkrankungen steigt, obwohl wir in Mitteleuropa immer mehr biologische und gesunde Nahrung zu uns nehmen und der Umweltschutz seit den 80ern des vorigen Jahrhunderts massiv ausgeweitet worden ist? Sie fragen sich, warum ihr Kind oft Kopfschmerzen hat, wenn es nach der Schule heimkommt? Oder Sie fragen sich, wie das jetzt wirklich mit den Bienen und den Schädlingsbekämpfungsmitteln in der Landwirtschaft ist? Bringen die Pestizide die Bienen um? Müssen wir bald, wie es in China bereits der Fall ist, Blüten selbst per

Hand beziehungsweise Pinsel bestäuben, um noch Früchte zu bekommen? Anders gefragt: Warum werden landwirtschaftliche Produkte angebaut, die gentechnisch so verändert wurden, dass sie Pestizide überleben, aber so giftig sind, dass sie jeden Schädling und jedes Unkraut sofort vernichten? Umfragen bestätigen, dass eigentlich niemand solche Produkte essen will. Dennoch werden sie hergestellt und angeboten. Und zwar immer mehr. Warum dürfen gesundheitsschädliche Lebensmittel gekauft werden, ohne Warnhinweise? Wie weit ist es also her mit der Macht der Konsumenten? Können wir wirklich noch beeinflussen, was wir essen?

Gesundheitspolitiker und Experten raten uns aber genau das: verstärkt Eigenverantwortung zu tragen. Vermehrt auf die eigene Gesundheit zu achten. Übergewicht, Diabetes, Krebs, Herz-Kreislauferkrankungen nehmen massiv zu. Und an allem sollen wir selbst schuld sein? Wir hören, dass wir weniger essen und uns mehr bewegen sollen. Eine einfache Formel. Die Frage ist, warum wir das nicht tun. Sind wir Idioten, die sich wenig bewegen, ungesund ernähren und rauchen? Obwohl wir wissen, dass wir damit unsere Gesundheit schädigen? Sind wir verantwortungslose, egoistische Individuen, die sich denken, dass sie im Krankheitsfall durch eine Krankenversicherung ohnehin abgesichert sind und die Medizin längst alles heilen kann, wie wir es in Hunderten Folgen von Ärzteserien im Fernsehen vorgespielt bekommen? Oder läuft irgendetwas aus dem Ruder?

Lassen Sie uns der These Eins nachgehen: Wir, oder sagen wir die übergewichtigen, krebskranken Herzinfarktkandidaten, sind selbst schuld. Würden die sich gesund ernähren und bewegen, wäre alles gut. Und tatsächlich – es gibt sogar Beweise dafür. Die japanische Insel der Hundertjährigen etwa. Okinawa, so der Name, beherbergt die meisten Hochbetagten. Und die sind durchaus fit, fahren mit dem Rad, treffen sich zum Tanz und arbeiten auch noch im Alter von Hundert Jahren im eigenen Gemüsegarten. In der Ortschaft Ogimi im Norden der japanischen Inselgruppe Okinawa sind derzeit von 3.200 Einwohnern zwölf älter als 100 Jahre. Weitere 100 sind älter als 90. Fernsehteams, Buchautoren und Gesundheitsexperten aus der ganzen Welt pilgerten nach Japan auf der Suche nach dem Wundermittel für dieses lange Leben. Algen- und Fischkonsum seien die Gründe, hört man. Viel pflanzliche Nahrung und so gut wie kein Fleisch. Bewegung. Natürlich. Einen klaren Tagesrhythmus finden andere Beobachter. Die Geschichte klingt wundervoll. Weckt Sehnsüchte. Auch bei den Kindern der Hundertjährigen und bei deren Enkeln und Urenkeln. Denn SIE werden nicht so alt werden wie ihre Ahnen.

Kranker Nachwuchs auf der Insel der Hundertjährigen

Nicht nur wir in der westlichen Welt, sondern auch der Nachwuchs in Okinawa ernährt sich nämlich vielfach anders: kalorienreich, aber nährstoffarm. Es fehlen Ballaststoffe, Magnesium, Kalium und vieles andere. Gleichzeitig gibt es ein Zuviel an gesättigten Fettsäuren, Transfetten, Cholesterin, Zucker und Salz. Vor allem bei Fertiggerichten. „Kochen" bedeutet bei vielen von uns nicht mehr aus echten Nahrungsmitteln wie Tomaten, Kartoffeln, Zwiebeln und so weiter eine Mahlzeit zuzubereiten. „Kochen" bedeutet sich eine Fertigpizza ins Backrohr zu schieben. „Zwischen 1970 und 1990 war die Präfektur Okinawa noch in allen Analysen des japanischen Gesundheitsministeriums diejenige mit der höchsten Lebenserwartung. Im letzten Vergleich aus dem Jahr 2010 lagen Okinawas Männer nur auf Platz 30 – also im unteren Mittelmaß", schreibt die deutsche Wochenzeitschrift „Die Zeit" in einer Analyse.[5]

Manche sagen nun, dass dies daran liegt, dass andere Regionen nachgezogen haben und die Lebenserwartung noch immer steigt – nur nicht so schnell. Allerdings sind die Menschen in Okinawa heute nicht mehr so gesund, wie sie es einst waren. Ähnlich wie in Europa. Die Zahl der gesunden Lebensjahre sinkt. Wir werden zwar älter, sind aber auch länger krank. Das Leben in Okinawa ist heute so westlich wie in kaum einer Region Japans, analysiert „Die Zeit" und ortet einen Hauptgrund: Die Amerikaner mit ihrem Lebensstil. „Obwohl Okinawa nur ein Prozent der japanischen Landesfläche ausmacht, beherbergt es rund drei Viertel der US-Truppen, die seit dem Zweiten Weltkrieg in dem Land stationiert sind. So finden sich gerade in der größten Insel der Stadt, wohin es die jungen Leute zieht, reichlich Fast-Food-Ketten, Schnellimbisse und Eisdielen. Mit dem US-Militär erreichte die Fast-Food-Kultur Okinawa noch früher als Tokio. Sie verführte auch die Einheimischen, während der Konsum traditioneller Zutaten wie Seetang schrumpfte." Im Alter zwischen 20 und 69 Jahren habe fast jeder zweite Mann in Okinawa Übergewicht.

Das wiederum leitet über zur These Zwei: Es stimmt etwas nicht. Die Amerikaner gelten als Paradebeispiel, wohin uns der Genuss fetthaltiger, süßer Nahrungsmittel, die extrem kalorienreich sind, führen kann. Die Bilder übergewichtiger Amerikaner müssen oft als Beispiel herhalten für die Folgen falscher Ernährung und Bewegungsmangel. Da geht es uns schon wesentlich besser, hier in Europa, in Deutschland und in Österreich. Manchmal warnt zwar einer, dass auch hier die Zahl der Übergewichtigen steigt, aber so arg wird es nicht werden – hoffen wir. Ein bisschen mehr

Bewegung in den Schulen und schon verbessern sich die Aussichten? Die Realität ist eine andere. Österreich etwa ist auf dem besten Weg den USA den Rang abzulaufen. In einem von der OECD erstellten Vergleich der Kalorienzufuhr führen die Österreicher mit 3.819 Kilokalorien pro Kopf und Tag vor US-Bürgern und Griechen. Der OECD-Durchschnitt beträgt 3.410, die empfohlene Tagesmenge 2.250.[6]

Tatsächlich sind mehr und mehr Menschen verunsichert, was nun wirklich noch gesund ist. Der Großteil unserer Lebensmittel – selbst biologische – wird industriell hergestellt und verarbeitet. Meist werden die Ursprungsprodukte in ihre Einzelteile zerlegt und dann neu zusammengesetzt. Nährstoffe gehen verloren, werden dann künstlich wieder hergestellt und zugeführt. Vitamine werden von multinationalen Konzernen chemisch produziert und der Lebensmittelindustrie zur Verfügung gestellt. Meist fehlen dann wichtige Zusätze oder Verbindungen, die ermöglichen, dass unser Körper die so hergestellten Stoffe auch aufnehmen kann. Schadstoffe finden sich nicht nur in Verpackungen, sondern auch in den Lebensmitteln selbst und in unserer Umwelt.

Goldgräberstimmung in der Industrie

Macht uns also unsere Nahrung, wie das Hippokrates vor 2.500 Jahren forderte, nicht gesund, sondern krank? Die Antwort ist klar: ja! Wir ernähren uns – ohne es zu wissen – nicht anders wie früher aber mit Lebensmitteln, die enorm energiedicht, sprich kalorienreich sind. Gespickt mit Zucker und Aromen, die unseren Botenstoffen im Gehirn befehlen, weiter zu essen. In der Nahrung sind verschiedenste Stoffe – auch giftige – in so großen Mengen vorhanden, dass wir ständig Überdosen zu uns nehmen.

Statt für Aufklärung und Abhilfe zu sorgen, heizen die Behörden die Entwicklungen sogar an und helfen mit. So versuchen etwa Pharmakonzerne, Lebensmittel mit Arzneiwirkungen zu entwickeln. Die Lebensmittelindustrie wiederum will Nahrungsmittel produzieren, die Krankheiten heilen – oder zumindest verhindern. Die Lobbyisten von beiden Seiten stecken – ähnlich wie Goldgräber ihre Claims ab. Sie haben die Europäische Union dazu gebracht, dass eine gesundheitsfördernde Wirkung nur dann beworben werden darf, wenn sie belegt ist. Wissenschaftlich versteht sich. Mit einem Handstrich wurden damit kleine, regionale Hersteller etwa von Kräutertees ins Out befördert. Übrig bleiben die Großen, die sich Studien leisten können. Apropos Goldgräberstimmung – die EU-Initiative hat einen passenden Namen: Sie nennt sich Health-Claims-Verordnung. Mehr als 40.000 Anträge für die Bewerbung von gesundheitsfördernden Lebensmitteln wurden gestellt. Von der cholesterinsenkenden Margarine bis zum verdauungsfördernden Müsliriegel.

Kinder im Visier der Industrie

Abgesehen hat es die Industrie aber vor allem auf unsere Kinder: Industriell hergestellte Lebensmittel für Kinder zählen zu den energiereichsten überhaupt. Ein Joghurt mit einem Prozent Fettanteil hat 80 Kalorien. Die als „gesund" beworbenen Produkte haben etwa 120 und die als „gesunde Mahlzeit für zwischendurch" beworbenen Milchschnitten haben alle an die 200 Kalorien (pro 100 Gramm wohlgemerkt!). Ein 6-jähriger Bub, der sich wenig bewegt, benötigt täglich maximal 1.500 Kalorien. Nun isst er vormittags einen Kindersnack, zwischendurch eine Tafel Schokolade und trinkt am Nachmittag einen Liter Multivitaminsaft. Macht weit über 1.000 Kalorien – ohne Frühstück, Mittag- oder Abendessen – abgesehen von den versteckten Giften, ungesunden Zusatzstoffen und unerwünschten Nebenwirkungen von Nahrungsmitteln.[7]

Es gibt alternative Auswege!

Dieses Buch möchte vor allem Auswege für jeden Einzelnen zeigen, um sich zu schützen, bis Umwelt- und Lebensmittelgifte aus dem Verkehr gezogen werden. Als langjähriger Gesundheitsjournalist, Autor und Kritiker von ungesunden Entwicklungen im Gesundheitswesen wurde und werde ich oft bei Diskussionen oder Vorträgen gefragt, was man individuell tun kann. Das Ziel, ein System zu verändern, ist eine Sache. Was man tun kann, um sich selbst zu schützen, eine andere. Deshalb habe ich mich auf die Suche nach Konzepten für jeden Einzelnen gemacht. Tipps und Analysen lieferten dabei auch die wohl bekanntesten Experten auf ihren jeweiligen Fachgebieten: Der Ganzheitsmediziner Dr. Ruediger Dahlke, der Lebensmittelkritiker, Bestsellerautor und ehemalige Spiegel-Redakteur Dr. Hans-Ulrich Grimm, der amerikanische Ernährungsexperte Prof. Dr. T. Colin Campbell, der österreichische Sportmedizin-Papst Prof. Dr. Norbert Bachl, der Umweltmediziner Dr. Hans-Peter Hutter sowie die Ärzte, Krebsexperten und Forscher Prof. Dr. Karl Hecht, Dr. Ilse Triebnig und der Leiter des Nationalen Krebsforschungsprogramms der Republik Kroatien Prof. Dr. Kresimir Pavelic, die in eigenen Interviews ausführlich zu Wort kommen. Denn das Buch will Lösungen zeigen: Es gibt nämlich durchaus Alternativen in Prävention und Therapie. Für die Gesundheitsindustrie sind diese nicht interessant, weil hier kaum lukrative Patente möglich sind. Aber für den

Einleitung

Einzelnen liegt hier die Chance sein Leben zu ändern, schädliche Gifte loszuwerden und langfristig gesünder und besser zu leben. Eine zentrale Rolle dabei kann auch das Naturmineral Zeolith-Klinoptilolith spielen. Und wie ließ schon Shakespeare seinen Hamlet sagen: „Es gibt mehr Dinge im Himmel und auf Erden, als Eure Schulweisheit sich träumt, Horatio."

Martin Schriebl-Rümmele
Februar 2014

Anmerkungen und Quellen:

1   www.stressforschung.ch/aktuelles/ver%C3%B6ffentlichungen/
2   Neue Studie belegen, dass Bienengift in Mäusen eine Immunantwort und die Bildung von Immunglobulin E-Antikörpern auslöst, die auch für Allergien typisch sind. In der Folge schaffen diese IgEs dann jedoch einen Schutz gegen später verabreichte höhere Mengen des Gifts. Damit wurde erstmals eine direkte Schutzfunktion von IgEs gegen Gift für den Körper beobachtet. T. Marichal, P. Starkl, L. L. Reber, J. Kalesnikoff, H. C. Oettgen, M. Tsai, M. Metz, und S. J. Galli, A Beneficial Role for Immunoglobulin E in Host Defense against Honeybee Venom, Immunity (2013), http://dx.doi.org/10.1016/j.immuni.2013.10.005
3   J. Agric. Food Chem., 2011, 59 (9), pp 5125-5132, DOI: 10.1021/jf200364w, Publication Date (Web): April 6, 2011
4   www.hsph.harvard.edu/news/press-releases/2011-releases/red-meat-type-2-diabetes.html
5   Zeit Online: www.zeit.de/2013/39/japan-okinawa-alte ; Demographie - Vom Verschwinden der Hundertjährigen, 19. September 2013, Felix Lill.
6   http://derstandard.at/1378249105343/Speckguertel-Oesterreich-Spitze-bei-Kalorien
7   http://oe1.orf.at/programm/304786 - Radiodoktor 18.6.2012

Ohne die breite Unterstützung vieler Menschen wäre dieses Projekt so nicht möglich gewesen. Ihnen allen gilt mein Dank. Allen voran meiner Frau Ina Schriebl, die als redaktionelle Leiterin unseres ganzheitlichen Gesundheitsmagazins „lebensweise" immer wieder Motor ist bei der Suche nach neuen, alternativen Ansätzen, Konzepten und Studien. Überhaupt gilt der Dank dem Team der „lebensweise" – allen voran Andreas Feiertag als Mitgesellschafter und Christian Bernhard als Autor. Dank gilt auch jenen Expertinnen und Experten, die wir für das Buch interviewen durften und die uns mit ihrer Expertise geholfen haben – vor allem der Ärztin Ilse Triebnig, die bereits seit Jahren zum Thema Zeolith forscht. Nicht zuletzt auch dem Team von Panaceo, das dem Redaktionsteam mit bisher unveröffentlichten Studien wichtige Inputs geliefert hat und vor allem dem Hermagoras Verlag in Klagenfurt, der dieses ambitionierte Projekt in kurzer Zeit überhaupt erst möglich gemacht hat.

Personenbezogene Bezeichnungen beziehen sich auf Frauen und Männer gleichermaßen. Der Einfachheit halber wurde die männliche Form im Text gewählt.

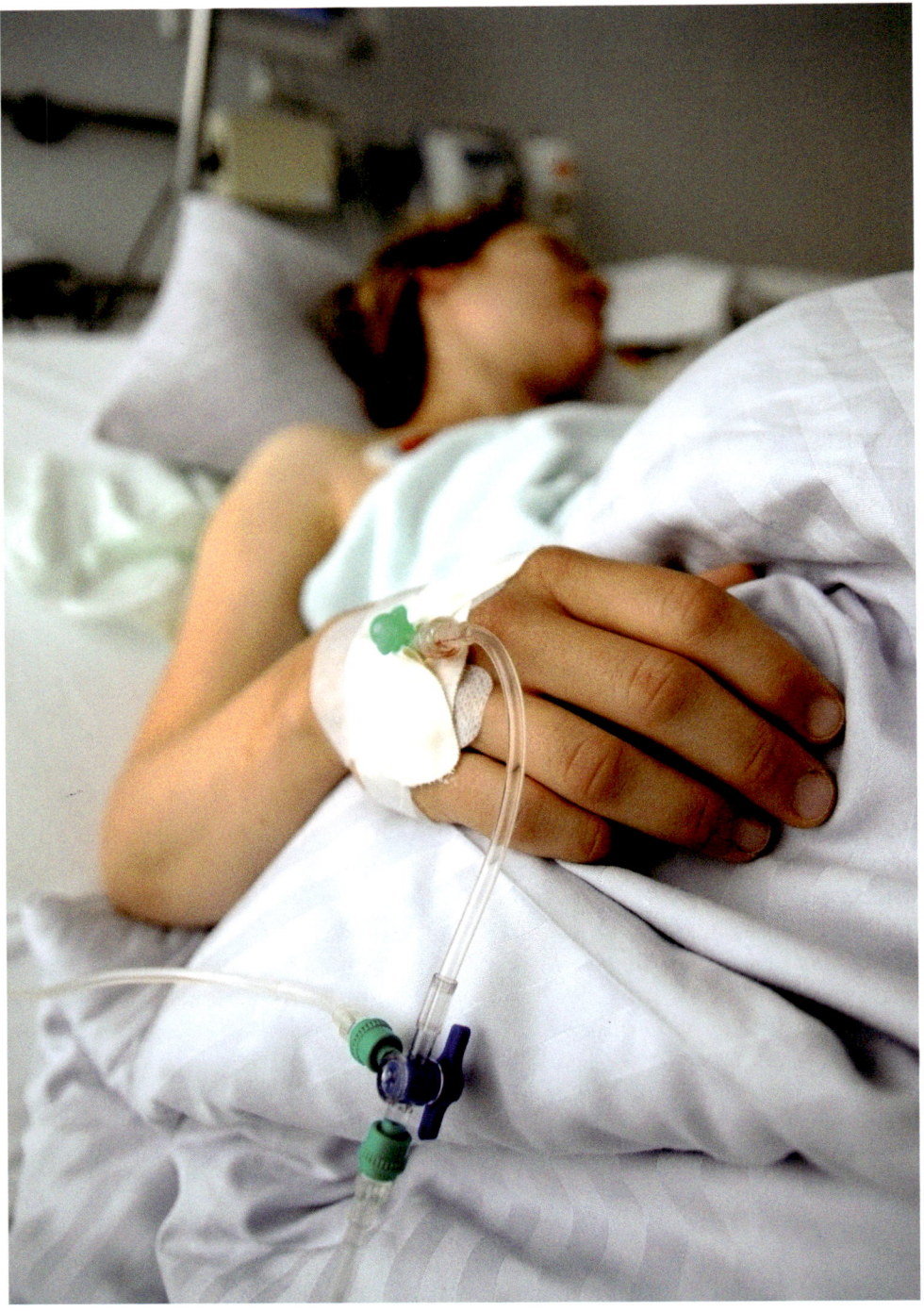

1. Langsame, unaufhaltsame Vergiftung
Warum die Leistung nachlässt und Infektionen zunehmen

Die Fakten beherrschen die Schlagzeilen: Allergien, Unverträglichkeiten, Alzheimer, Demenz, Parkinson, Diabetes, Adipositas, Herz-Kreislauferkrankungen, Autoimmunerkrankungen und Krebs nehmen zu. Gleichzeitig leiden viele Menschen an Vorerkrankungen, die sich vorerst nur in Erschöpfung, häufigen Infektionen und Problemen mit der Verdauung äußern. Jüngsten Erkenntnissen der Wissenschaft zufolge sind die vorrangigen Ursachen für die dramatische Zunahme dieser und vieler weiterer Krankheiten in unserer Lebensweise zu finden. Und hier vor allem in den Ernährungsgewohnheiten sowie in Giftstoffen in unserer Umwelt und in unseren Nahrungsmitteln. Das Fatale daran: Milliarden Euro wurden in den vergangenen Jahren in Maßnahmen zur Bewusstseinsbildung gesteckt, der Erfolg jedoch ist verschwindend gering. Es wird trotz aller Informationen und Empfehlungen für die Bevölkerung immer schlimmer. Auf der anderen Seite werden noch viel größere Summen in die Erforschung von neuen Medikamenten und Therapien gegen die um sich greifenden Zivilisationskrankheiten gesteckt, doch auch hier ist der Erfolg eher bescheiden. Denn die Zahl der Todesfälle durch solche Krankheiten sinkt nur unwesentlich.

Mit einer Umstellung der Lebensweise würde sich die Gesundheit der Menschen rapide verbessern, sind sich Experten einig, doch damit ist das Problem noch nicht aus der Welt geschafft: Verkehr, Heizungen und Industrie verpesten die Umwelt. Die Bedingungen am Arbeitsplatz sind oft ebenfalls schädlich für die Gesundheit. Übermäßiger Alkoholkonsum, Tabak und Nikotin, sowie Bewegungsmangel fördern zahlreiche Erkrankungen. Stress sowie familiärer und wirtschaftlicher Druck tun ihr übriges dazu. Und dass auch noch ein Großteil der industriell hergestellten Lebensmittel mit gesundheitsbelastenden Stoffen in die Supermarktregale kommt, schließt den fatalen Kreislauf. Dabei hat die Ernährung einen besonders hohen Stellenwert. Die meisten Umweltgifte und schädlichen Substanzen nimmt der Mensch nämlich über sein Essen zu sich. Dementsprechend dominant sind auch die ernährungsbedingten Erkrankungen in der Hitliste der Todesursachen vertreten. Besonders tragisch daran: Die Auswirkungen falscher Ernährung zeigen sich nicht erst im fortgeschrittenen Alter, auch immer mehr Kinder und Jugendliche sind davon betroffen.

„Seit Erfindung der Kochkunst
essen die Menschen doppelt so viel
wie die Natur verlangt."

Benjamin Franklin, US-Schriftsteller,
Wissenschaftler, Erfinder und Politiker (1706 –1790)

In einer giftigen Umwelt

Erkrankten vor einem halben Jahrhundert gerade einmal zwei Prozent der Bevölkerung an Allergien, so sind mittlerweile 25 Prozent davon betroffen. Rund 20 bis 30 Millionen Menschen in Deutschland leiden nach Schätzungen von Medizinern an Allergien. Ähnliche Zahlen gibt es in Österreich: Insgesamt leiden hier rund zwei Millionen der acht Millionen Einwohner an Überempfindlichkeiten des Immunsystems gegen Eiweißstoffe in Pollen, Nahrungsmitteln oder im Fell von Haustieren. 1,2 Millionen Österreicher haben die häufigste, durch Pollen hervorgerufene Form – den „Heuschnupfen". Laut neuesten Studien sind Allergien eine Immunantwort auf Gift, das den Körper zu schädigen droht. Nach dem ersten Kontakt merkt sich das Immunsystem einen Giftstoff und reagiert beim erneuten Kontakt mit Abwehr, um uns zu schützen. Auch Autoimmunerkrankungen wie Alzheimer, Demenz und Parkinson nehmen dramatisch zu.[1]

Im Herbst treffen sich in den österreichischen Alpen, im idyllischen Kurort Bad Hofgastein, regelmäßig Europas hochkarätigste Gesundheitsforscher, Mediziner und Gesundheitspolitiker um über solche Entwicklungen zu diskutieren. Ihre ernüchternde Bilanz im Herbst 2013: Knapp zwei Drittel der weltweit 57 Millionen Todesfälle pro Jahr sind die Folge von Lebensstil-Erkrankungen wie Zuckerkrankheit (Diabetes), Krebs, Herz-Kreislauf-Erkrankungen oder chronischen Lungenbeschwerden. In Europa kommen sogar drei Viertel aller Erkrankungen aus diesem Bereich und 86 Prozent der Todesfälle sind auf sie zurückzuführen. Allein in der EU werden – so die Prognose der EU-Kommission – im Jahr 2030 geschätzte 66 Millionen Menschen an Diabetes leiden. Das ist dann etwa jeder achte Einwohner.

Jahrzehntelange Bemühungen gescheitert

Damit nicht genug: Vor 42 Jahren startete Richard Nixon, damaliger Präsident der USA, den „Krieg gegen Krebs" – wie er es nannte. Das Projekt war ambitioniert: In 25 Jahren sollten Heilmittel gegen Krebs gefunden werden und die Krankheit besiegt sein. Heute wissen wir: Der Plan schlug fehl. Allein in der Europäischen Union werden pro Jahr 126 Milliarden Euro für die Behandlung von Krebserkrankungen und die Forschung ausgegeben. Das ist soviel wie die gesamte Wirtschaft von Ungarn in einem Jahr leistet. Von den zehn Medikamenten, für die Spitäler am meisten Geld ausgeben, sind neun Krebsmittel. Eine vollständige Heilung gibt es trotz dieser gigantischen Summen nicht. In manchen Bereichen steigt die Lebenserwartung. Aber vor allem steigt eines: die Zahl der Krebserkrankungen. Jedes Jahr werden in der EU 3,5 Millionen neue Krebserkrankungen diagnostiziert. Rund 1,7 Millionen Todesfälle pro Jahr sind in diesen Ländern auf Krebs zurückzuführen – Tendenz steigend. In Deutschland gibt es rund 450.000 Neuerkrankungen pro Jahr, in Österreich erhalten jährlich mehr als 35.000 Menschen die Diagnose Krebs.

Gesundheitsausgaben steigen massiv

Für die Gesundheitssysteme und damit für uns alle sind das enorme Belastungen: Die weltweiten Kosten für Herzinfarkt und Co., chronische Lungenkrankheiten (COPD), Diabetes und Krebs dürften sich von 4.710 Milliarden Euro (!) im Jahr 2010 auf 9.720 Milliarden Euro im Jahr 2030 beinahe verdoppeln, schätzt die Weltgesundheitsorganisation. Mit Ausnahme des Rauchens – und der daraus resultierenden chronischen Lungenerkrankungen – sind die genannten Krankheitsbilder zu einem Gutteil auch durch die Ernährung bedingt.

Es ist doch seltsam: je mehr wir diskutieren, je mehr wir das alles vorgesagt bekommen, je mehr wir also wissen, was zu tun ist, umso mehr nehmen die erwähnten Probleme zu. Als Ursache für die Entwicklungen orten die Experten eine immer giftiger werdende Umwelt. Trotz der steigenden Nachfrage nach gesunden Lebensmitteln und der massiven Bemühungen um den Umweltschutz nimmt die Belastung nicht ab, sondern zu. Mehr als 90 Prozent der Großstadtbewohner in der Europäischen Union sind Schadstoffen in der Luft ausgesetzt. Zu diesem Ergebnis kam im Herbst 2013 die Europäische Umweltagentur. Große Teile der Bevölkerung leben in einer ungesunden Umgebung. Zwischen 2009 und 2011 waren dem Bericht zufolge 96 Prozent der Stadtbevölkerung Feinstaubkonzentrationen ausgesetzt, die von der Weltgesundheitsorganisation (WHO) als bedenklich eingestuft werden. 98 Prozent waren überhöhten Ozonwerten ausgesetzt. Neueste Studien belegen zudem, dass die geltenden Grenzwerte von Feinstaub eigentlich viel zu hoch angesetzt sind und deshalb die Einhaltung der aktuellen Grenzwerte uns eigentlich nur in Sicherheit wiegen soll.

Eine 15-prozentige Reduktion von Salz wiederum über zehn Jahre könnte allein in den 23 Ländern, in denen 80 Prozent aller Zivilisationskrankheiten weltweit vorkommen, 8,5 Millionen Todesfälle verhindern, rechneten die Gesundheitsexperten im Gasteinertal vor. Hier geht es nicht um Appelle an gesundheitsbewusstes Verhalten Einzelner. Die Hauptverantwortung liege bei der Lebensmittelindustrie, denn der größte Teil der Salzbelastung kommt aus industriell verarbeiteten Lebensmitteln, kritisierten gleich mehrere Spezialisten.

Umweltschadstoffe nehmen zu

Allein wenn man sich mit dem weiten Themenfeld von Allergien und Unverträglichkeiten beschäftigt, stellt man fest, dass es viele Dinge gibt, die wir, als Individuen kaum steuern können: die zunehmende Umweltbelastung, die durch den Klimawandel ausgelöste längere Blütezeit allergener Pflanzen und die Verbreitung bisher in unseren Breiten unbekannter Pflanzen, die Allergien fördern. Oder die industriell forcierte Anreicherung und damit Überdosierung der Nahrungsmittel mit ungesunden Zusatzstoffen.

Dazu kommt unsere Arbeits- und Lebenswelt: Unbegrenzt flexibel, ständig verfügbar, niemals müde, pauschalierte und damit unzählige unbezahlte Überstunden – die im Stakkato wiederkehrenden Glaubenssätze der Globalisierung und unseres Wirtschaftssystems machen uns krank. Die weltweite Konkurrenz verschärft für viele Menschen die Arbeitsbedingungen, ohne dass sie sich wehren können. Immer mehr Menschen werden durch Arbeit krank: Insgesamt hat bereits die Hälfte aller Krankheitsfälle Ursachen, die in Zusammenhang mit der Arbeit stehen.

Allergien

Die Medizin steht vor einem Rätsel und Experten sprechen bereits von einer Epidemie, die kaum wahrgenommen wird und deren Ursachen völlig im Dunkeln liegen: Nach Schätzungen der European Academy of Allergology and Clinical Immunology werden bis 2015 die Hälfte aller Europäer allergiekrank sein. Bei Erwachsenen treten Nahrungsmittelallergien in einem bis fünf Prozent der Fälle auf, bei Kindern etwas öfter mit fünf bis zehn Prozent. Nahrungsmittelintoleranzen kommen mit durchschnittlich 30 Prozent hingegen deutlich häufiger vor.

Die Weltallergieorganisation spricht bereits von einer Seuche, die sich rund um den Erdball ausbreitet – schneller als Herzinfarkt oder Krebs. Die Folgen können ähnlich dramatisch sein: Schon die Spur einer Erdnuss oder der Stich einer Wespe kann bei manchem genügen, um einen sogenannten anaphylaktischen Schock auszulösen – eine Situation, die binnen Minuten Atmung und Herz-Kreislauf-System versagen lässt. Ein gesundes Immunsystem kann normalerweise zwischen „ungefährlichen" und „bedrohlichen Angriffen" unterscheiden. Doch manche Allergene ähneln in ihrem Aufbau gefährlichen Keimen: Sie sind mikroskopisch klein und sehr eiweißreich. Das macht die Unterscheidung für das Immunsystem schwierig, und es kann zu einer „Fehlentscheidung" kommen. Das System schaltet auf „Abwehr".

Überdosiert mit Lebensmittel-Zusatzstoffen

Die Ursachen für Allergien und Intoleranzen werden breit erforscht, liegen aber im Unklaren. Experten geben der industriellen Produktion von Lebensmitteln eine Mitschuld. Die Zahl der Allergien steigt tatsächlich parallel mit der Verbreitung und dem Marktanteilsgewinn großer Lebensmittelkonzerne. „Ein wachsendes Problem für Allergikerinnen und Allergiker stellen die immer in größerer Menge verwendeten Zusatzstoffe dar, die Unverträglichkeiten auslösen können", schreibt die Europäische Stiftung für Allergieforschung (ECARF). Eine Intoleranz könne bei Erstkontakt mit den Zusatzstoffen auftreten und sei dosisabhängig. „Es besteht also die Möglichkeit, dass geringe Mengen vertragen werden und erst bei Überschreiten dieser Dosis die Reaktionen auftreten."[2] Doch genau diese Überdosierung mit schädlichen Stoffen findet in vielen Fällen statt. Ein Beispiel dafür ist Gluten. Das Klebereiweiß in vielen Getreidearten ist bei der Produktion von Backwaren unter anderem dafür verantwortlich, dass diese leicht und luftig sind und auch gut verarbeitet werden können. Und: Der Anteil von Gluten im Mehl bestimmt dessen Preis. Je mehr davon vorhanden ist, umso teurer. In der Landwirtschaft gibt es deshalb bereits labortechnische Geräte für Bauern, mit denen sie den Glutenanteil ihres Getreides messen, den Preis abschätzen und damit nicht zuletzt die Produktion optimieren können.

Nachzulesen ist das unter anderem in Werbebroschüren des schwedischen Analysegeräteherstellers Perten Instruments. Industrielle Bäcker brauchen gleichbleibende Qualitäten – bei Gluten im Weizenmehl ist das ein Anteil von 13 bis 14 Prozent. Darauf sind der gesamte Produktionsprozess und die Maschinen abgestimmt. Anders bei einem Vollkornbäcker: Bekommt er ein anderes Mehl, kann er den Teig kühler mischen, kürzer oder länger bearbeiten. In der Industrie geht das nicht. Sie muss immer das gleiche Ergebnis liefern. Das gilt auch für Bioprodukte, die im Supermarkt zu kaufen sind. Das sind oft Teiglinge und die wären ohne Backhilfsmittel gar nicht produzierbar, sagen Experten.

Aromen, Farben, Geschmacksverstärker

Dazu kommt, dass Gluten und Laktose auch Basisstoffe für künstliche Aromen und Geschmacksverstärker sind. Weitere, laut ECARF allergieauslösende Zusatzstoffe sind beispielsweise Konservierungsstoffe, Antioxidantien, Farbstoffe, Geschmacksverstärker sowie Aromastoffe (auch natürliche, etwa in Tomaten) und nicht zuletzt Geliermittel, Emulgatoren, Verdickungsmittel, Süßstoffe, Süßungsmittel, Stabilisatoren, Trennmittel, Backtriebmittel, Schmelzsalz, Überzugsmittel, Feuchthaltemittel, modifizierte Stärke, Mehlbehandlungsmittel, Festigungsmittel, Schaummittel, Schaumverhüter.

Die Folge: Kinder, die häufig Fast Food essen, haben ein höheres Risiko, an Asthma, Ekzemen und allergischem Schnupfen zu leiden. Das ergab eine zum Jahresbeginn 2013 veröffentlichte internationale Studie. Als Ursache gelten neben schlechten Fetten und hohem Zuckergehalt auch Lebensmittel-Zusatzstoffe. Bei der Studie wurden über zehn Jahre in 306 wissenschaftlichen Einrichtungen in 51 Ländern insgesamt zwei Millionen Kinder und Jugendliche untersucht.[3] Die Autoren machen den höheren Gehalt an ungesättigten und Transfetten, Salz, Zucker und Kohlenhydraten für die Reaktionen verantwortlich, aber auch Konservierungsstoffe wie benzoesäurehaltige Stoffe (E-Nummern 210–219) und die Sulfite (E-Nummern 220–228).

Jede vierte Leber geschädigt

Doch auch wer auf weißen Zucker verzichtet und mit Hilfe von Fruchtzucker gesund und schlank bleiben will, kann ein Risiko eingehen: Studien haben gezeigt, dass große Mengen Fruktose als „gesunder Zuckerersatz" zu Übergewicht, Fettleber – unter der bereits 25 Prozent der Erwachsenen leiden, ohne es zu wissen – Leberentzündung, Diabetes und zum metabolischen Syndrom führen können. Das wiederum ist Hauptrisikofaktor für Herzkrankheiten und zeigt sich in Fettleibigkeit am Bauch, Bluthochdruck, veränderten Blutfettwerten und Insulinresistenz.

Von etwa 1980 bis 2005 stieg der Anteil von Fruktose in der Ernährung der USA um bis zu 2.000 Prozent. Hand in Hand damit entwickelte sich das Phänomen der Fettleber zu den führenden Lebererkrankungen in den USA. Der Konsum von industrieller, mit Fruktose versetzter Nahrung steht heute nach Expertenmeinung in direktem Zusammenhang mit der Entstehung von Herzkreislauf-Erkrankungen wie Bluthochdruck, aber auch mit Übergewicht, Typ 2 Diabetes, schwangerschaftsbedingtem Bluthochdruck und chronischen Nierenerkrankungen. Fructose galt bisher als die „gesunde" Variante, um zu süßen. Doch Wissenschafter weisen darauf hin, dass Fruktose in Fertignahrung in zu großer Menge vorhanden ist. Wir werden also überdosiert. Für die Industrie gibt es zwei Argumente, die für den Einsatz von Fruktose sprechen: Einerseits gilt es als „gesunder" Ersatz für weißen Zucker. Andererseits ist Fruktose ein kostengünstiger Ersatz für traditionelle Süßmittel. Insbesondere der aus Mais billig herzustellende „high fructose corn syrup" (HFCS) wurde ab

Ohne Deklaration

Folgende Lebensmittel können Zusatzstoffe enthalten, die laut Verordnungen allerdings nicht extra deklariert werden müssen:

• unverpackt verarbeitete Lebensmittel wie zum Beispiel Brot, Kuchen, Kekse, Wurst, Feinkostsalate

• Kartoffelprodukte wie Kroketten, Pommes frites, vorgeschälte Kartoffeln

• viele alkoholische Getränke

• Schokoladen, Pralinen, Cremespeisen

• Lebensmittel mit zusammengesetzten Zutaten wie beispielsweise Fruchtzubereitungen im Joghurt.

Fruchtzucker und Depressionen

Was selten im Zusammenhang mit Pollenallergie genannt wird, aber bei fast jedem zweiten Betroffenen auftritt, sind Depressionen. Das haben US-amerikanische Wissenschaftler der University of Maryland vor zwei Jahren herausgefunden.[4] Sie sind zudem auf etwas gestoßen, das Mediziner aufhorchen ließ: 20 Prozent aller Menschen mit Depression haben eine Allergie. Wissenschaftlich belegt ist, dass eine Fruktoseintoleranz Depressionen auslösen kann. Fruktose (Fruchtzucker) ist ein Einfachzucker (Monosaccharid), das wir vor allem in Form von Obst, Obstsäften und Honig sowie als Bestandteil der Saccharose (Haushaltszucker) aufnehmen. Fruktose ist aber auch in zunehmendem Ausmaß Bestandteil industriell verwendeter Süßmittel sowie Lebensmittel für Diabetiker. Dies erfolgt auf zwei Wegen. Wird die Unverträglichkeit nicht behandelt und dem Körper weiter Fruktose zugeführt, so hat man Symptome wie Blähungen, Bauchschmerzen und Durchfall. Diese Symptome können auf Dauer zu einer Verschlechterung des psychischen und sozialen Zustandes führen.

Doch auch biochemisch ist die Fruktoseintoleranz für mögliche Depressionen verantwortlich: Das oft als Glückshormon bezeichnete Serotonin ist unter anderem ein Neurotransmitter, der dafür verantwortlich ist, dass wir uns glücklich fühlen. Serotonin wird aus Tryptophan gebildet, einer essenziellen Aminosäure. Essenziell bedeutet, dass unser Körper diese Aminosäure nicht selbst bilden kann, sondern sie mit der Nahrung aufnehmen muss. Tryptophan bildet im Darm mit der Fruktose einen festen Komplex und kann daher bei hohen Fruktosekonzentrationen im Darm nicht in den Körper aufgenommen werden. Dadurch haben Personen mit einer Fruktoseintoleranz oft zu wenig Tryptophan und damit auch zu wenig Serotonin. Die Folge können depressive Zustände sein. Das Fatale dabei: Der Körper weiß, dass er Tryptophan braucht, und entwickelt einen Hunger nach Süßem. Allerdings enthalten diese Lebensmittel fast alle auch sehr viel Fruchtzucker. Die Wahrscheinlichkeit, dass es so zu einer weiteren Verschlechterung der Stimmungslage kommt, ist also besonders groß. Das Positive an der Sache: Sind die depressiven Zustände nur auf die Fruktoseintoleranz zurückzuführen, so verschwinden sie vollständig, wenn eine entsprechende zucker- und fruktosearme Diät eingehalten wird. Denn dann normalisieren sich der Tryptophanhaushalt und somit auch der Serotoninhaushalt wieder.

den 1980er Jahren im weltweit expandierenden Markt für Erfrischungs-
getränke eingesetzt. Inzwischen findet sich HFCS in Fertiggerichten, Brot,
Gebäck, Milchprodukten und Fruchtsäften. Darüber hinaus begünstigt
Fruktose die Entstehung von Herzkreislauferkrankungen. Außerdem gibt
es Verdachtsmomente, dass eine Fruktoseunverträglichkeit Depressionen
begünstigen kann.

Übergewicht, Diabetes, Herz-Erkrankungen, Krebs

In allen Industriestaaten ist die Ernährung für Krankheiten wie Herz-
Kreislauf-Erkrankungen, Diabetes mellitus, chronische Erkrankungen der
Leber und anderer Verdauungsorgane, Osteoporose und Schädigungen
des Bewegungs- und Stützapparates ja sogar für Tumore mitverantwortlich: Wissenschaftlichen Erkenntnissen zufolge sind sogar 30 bis 40 Prozent aller Krebserkrankungen durch falsche Ernährung mitverursacht.[5]
Dazu zählen insbesondere Darmkrebs, Brust- und Prostatakrebs sowie
Magenkrebs. Gleichzeitig werden allerdings gesunde Lebensmittel immer
stärker nachgefragt. Bioprodukte und vegetarische Ernährung erleben einen regelrechten Boom.

Wie passt das also zusammen? Eine Antwort lieferte die Europa-Gene-
raldirektorin der Weltgesundheitsorganisation Zsuzsana Jakab, im Sommer
2013 am Beginn einer zweitägigen Konferenz in Wien: „Unsere Kinder sitzen zu viel vor dem Fernseher. Wir müssen aber auch die Werbung für
Nahrungsmittel mit zu viel Fett, Zucker und Salz dämpfen."

Die Konferenz, an der Vertreter von 48 der 54 europäischen WHO-
Mitgliedsländern – darunter nicht weniger als 28 Minister – teilnahmen,
behandelte das Thema „Ernährung und nicht übertragbare Erkrankungen". Fazit der WHO: „Es gibt eine deutliche Verknüpfung zwischen
Fernsehkonsum und Fettsucht (Adipositas) bei Kindern. In jüngster Zeit
gewonnene Daten deuten darauf hin, dass Kinder nicht nur fettleibig
werden, weil sie fernsehen, anstatt sich zu bewegen, sondern auch weil
sie Werbung und anderen Vermarktungspraktiken ausgesetzt sind." Ein
Großteil der beworbenen Produkte habe einen hohen Fett-, Zucker- oder
Salzgehalt. Am meisten geworben wird für Lebensmittel wie Softdrinks,
gesüßte Frühstücksflocken, Kekse, Süßwaren, Knabbereien, Fertiggerichte
und Fast-Food-Produkte.

Kinder im Visier der Industrie

Industriell hergestellte Süßigkeiten für Kinder sind sehr kalorienreich – also energiedicht – und noch sind diese Leckereien sehr leicht verfügbar. Das wiederum birgt zwei Risiken: neben Übergewicht auch die Entwicklung von suchtähnlichem Verhalten. Denn in Expertenkreisen steht außer Frage, dass es bei Kindern, die von klein auf große Mengen Süßigkeiten naschen, zu Veränderungen im Gehirnstoffwechsel kommen kann. Das bedeutet: Zuckerreiche Nahrungsmittel können Gewöhnungseffekte auslösen. Immerhin regt Zuckerkonsum die Serotonin-Produktion an und aktiviert das Dopamin-System im Gehirn – und dieses ist für die Belohnungseffekte und damit auch für die Suchtentstehung zuständig.

Die Industrie wolle Kinder so früh wie möglich auf ungesundes Junkfood programmieren, glaubt die deutsche Verbraucherschutzorganisation „foodwatch". Dafür gäbe es einen logischen Grund: Mit Obst und Gemüse lässt sich nur wenig Profit machen – mit Junkfood und Softdrinks schon mehr. Es lohne sich ganz einfach nicht, gesunde Produkte „ans Kind zu bringen", wenn mit anderen Produkten weit höhere Gewinne zu erzielen sind, analysieren die Konsumentenschützer.

Während die Hersteller mit Obst und Gemüse Gewinnmargen von weniger als fünf Prozent erzielen, erreichen sie bei Süßwaren, Softdrinks und Snacks Gewinne von 15 Prozent des Umsatzes und mehr – anders formuliert: bei einem Preis von 10 Euro bleiben bei ungesunden Produkten 1,5 Euro Gewinn, bei Obst und Gemüse sind es nur 50 Cent, also nur ein Drittel. „Entgegen dem von vielen Unternehmen formulierten Anspruch, einen Beitrag zur ausgewogenen Ernährung von Kindern zu leisten, haben sie betriebswirtschaftlich größtes Interesse daran, möglichst viele unausgewogene Produkte zu verkaufen", kritisiert „foodwatch".

Die Folgen sind klar: Untersuchungen aus Deutschland haben ergeben, dass fast 20 Prozent des Werbebudgets der Lebensmittelindustrie für die Bewerbung von zumeist süßen Kinderlebensmitteln aufgewendet werden. Und die wiederum begegnen den Kindern überall: an der Supermarktkasse, im Essensautomat in Schulen und an Bahnhöfen und nicht zuletzt an der Kasse in Kantinen.

Industrie macht uns fett

Zwei Milliarden Menschen weltweit haben Übergewicht – darunter sehr viele Kinder. Tendenz stark steigend. Wissenschaftler schreiben der Lebensmittelindustrie eine Mitschuld an der steigenden Zahl übergewichtiger Menschen zu. Im Fachjournal „PLoS Medicine" forderten sie Mitte Juni 2012, Gesundheitsrisiken der Nahrungsmittel und Getränke stärker zu prüfen und bekannt zu machen.[6] Mindestens 25 Prozent der Erwachsenen in Österreich und Deutschland haben einen BMI von etwa 30, sind also stark übergewichtig. Konkret bedeutet das: Eine 1,67 Meter große Frau mit BMI 30 wiegt 84 Kilo. Ein Mann mit 1,80 Meter fast 100. Die mediale Berichterstattung zu Übergewicht verläuft häufig für die Betroffenen diskriminierend. Thematisiert werden in erster Linie mangelndes Kontrollvermögen, individuelle Verantwortung oder gar die Schuldfrage. Von Belastungen für das Gesundheitssystem ist zu lesen und Krankenkassen führen unter dem Schlagwort Gesundheitsanreiz und Eigenverantwortung Bonus-Malus-Systeme ein.

Klar ist: Ernährungs- und lebensstilbedingte Erkrankungen nehmen zu und sind immer häufiger Ursache für Todesfälle. Schätzungen der WHO zufolge waren in Europa bereits im Jahr 2006 rund 18 Prozent der Krebserkrankungen des Verdauungstraktes, 28 Prozent der Herzerkrankungen und 18 Prozent der Schlaganfälle auf einen zu geringen Obst- und Gemüseverzehr zurückzuführen. Übergewicht und Fettleibigkeit (Adipositas) sind direkte Folgen eines Ungleichgewichts von Energiezufuhr und Energieverbrauch. Adipositas geht mit einer Reihe von Begleiterkrankungen einher, wie Stoffwechselstörungen und Bluthochdruck. Bei Adipositas besteht ein erhöhtes Risiko unter anderem für Diabetes mellitus Typ 2 – die gemeinhin bekannte Zuckerkrankheit, Gallenblasenerkrankungen, Atemlosigkeit und Schlafapnoe sowie für kardiovaskuläre Erkrankungen, Osteoarthritis, Hyperurikämie und Gicht. Adipositas kann auch das Risiko für einige Krebserkrankungen, hormonelle Störungen, Rückenschmerzen sowie für Komplikationen bei Operationen und im Fall mütterlicher Adipositas sogar das Auftreten eines Defektes bei ungeborenen Kindern erhöhen.[7]

Zuckerkrankheit kostet Milliarden

Rund 44 Milliarden Euro werden in Deutschland pro Jahr für die Behandlung von Diabetes ausgegeben. Diese Stoffwechselerkrankung hat mit hyperkalorischer Ernährung zu tun, das bestreitet niemand. Nicht mitgerechnet sind dabei jene Kosten, die durch Folgeerkrankungen des Übergewichts entstehen, wie Herz-Kreislauferkrankungen, Schlaganfall und anderes. Diabetes gilt umgekehrt für die Pharmaindustrie als der am stärksten wachsende Markt. Laut einer US-Studie werden die Behandlungsausgaben weltweit von 376 Milliarden US-Dollar im Jahr 2010 auf 490 Milliarden Dollar im Jahr 2030 steigen. Das ist beinahe dreimal soviel wie für die Behandlung von Krebs ausgegeben wird.

Eine krankmachende Umwelt

Hans Jörg Schelling, Vorsitzender der Österreichischen Krankenkassen, brachte es bei einer Konferenz im Tiroler Bergdorf Alpbach im Sommer 2013 auf den Punkt: „Ein Glas Donauwasser enthält angeblich so viele Medikamenten-Rückstände, dass man es schon fast zur Vorbeugung empfehlen könnte", formulierte er zynisch die Bedrohung in unserer Umwelt. Tatsächlich gelangen in Deutschland und Österreich jährlich Tausende Tonnen Pestizide und Düngemittel aus der Landwirtschaft in die Böden und ins Wasser.

In dicht besiedelten Gebieten werden außerdem bis zu 100 verschiedene Arzneistoffe in Gewässern nachgewiesen – kritisierten zuletzt die EU-Parlamentarier. In einer wegweisenden Abstimmung hat das Europaparlament deshalb im Juni 2013 drei Arzneimittel als potenzielle Gefahr für die Reinheit von Gewässern eingestuft. Mit überwältigender Mehrheit votierten die EU-Abgeordneten für einen Gesetzesentwurf, der erstmals Arzneimittel auf eine Beobachtungsliste möglicher Wasser-Schadstoffe aufnimmt. Es handelt sich um in Verhütungsmitteln enthaltene Hormone sowie das Schmerzmittel Diclofenac. Eine Substanz, die in rund 80 erhältlichen Schmerzpräparaten enthalten ist, etwa in „Voltaren" oder „Deflamat" – und die laut einer neuen Warnung der Gesundheitsbehörden zu schweren Komplikationen durch eine Verdickung des Blutes führen kann. Das Schmerzmittel Diclofenac kann, wenn es zu lange und zu hoch dosiert verschrieben wird, in seltenen Fällen sogar zu schweren Nebenwirkungen bis hin zum Tod führen, warnte im Herbst 2013 die EMA, die oberste Arzneimittelbehörde der EU.[8]

Hormonverseuchte Fische
Was genau das bewirkt ist unklar. Bereits im Jahr 2009 berichtete der ORF-Oberösterreich in einem Fernsehbeitrag von einem Phänomen, das Fischer beobachten: Im Netz finden sich immer mehr Fischweibchen als

Männchen. Das Phänomen tritt nur in fließenden Gewässern auf. Auch in Deutschland beobachteten Fischer die Entwicklung. Verantwortlich könnte die Verunreinigung der Gewässer mit hormonell wirkenden Substanzen sein, die von Kläranlagen nicht ausgefiltert werden. Eine direkte Gefahr für den Menschen ist nicht nachgewiesen, doch wenn hohe Konzentrationen weiblicher Hormone über die Nahrungskette in den Körper gelangten, könnte zumindest in der Theorie die Fruchtbarkeit von Männern beeinträchtigt werden, berichtet das deutsche Nachrichtenmagazin „Spiegel".

Doch nicht nur das Wasser macht krank, auch die Luft. Obwohl seit den 80ern des vorigen Jahrhunderts und dem damals beobachteten Waldsterben mit dem Aufkommen der Grün-Bewegung viel für den Umweltschutz getan worden ist, nehmen die Belastungen durch Luftschadstoffe immer mehr zu. Schlechte Luftqualität ist vor allem für Atemwegserkrankungen wie Asthma oder Bronchitis verantwortlich, häufig werden auch Herz-Kreislauf-Erkrankungen und Krebserkrankungen durch Schadstoffe ausgelöst.

Schadstoffe in der Luft
Feinstaub und das Reizgas Stickstoffdioxid (NO_2) gehören dabei zu den wichtigsten Schadstoffen. Stickstoffdioxid schädigt die Atemwege, reduziert die Infektionsabwehr und erhöht die Sterblichkeit. Gerade verkehrsbedingten Feinstaub führt die WHO in Österreich als Ursache von bis zu 40.000 Asthmaanfällen bei Erwachsenen und bis zu 2.400 Todesfällen durch Herz- und Lungenerkrankungen bei Erwachsenen über 30 Jahren an. Das wären rund drei Mal mal so viele Todesfälle, wie durch Verkehrsunfälle. Nimmt die NO_2-Belastung der Außenluft zu, werden kurzfristig mehr Todesfälle registriert, mehr Menschen müssen wegen Atemwegserkrankungen ins Spital und es treten mehr Herzrhythmusstörungen auf, belegen Untersuchungen. Längerfristig häufen sich Infektionskrankheiten der Atemwege und die Lungenfunktion der Bevölkerung wird schlechter. In Zell- und Gewebestudien wurde die schädigende Wirkung von Stickstoffdioxid auf Epithelzellen, Alveolarmakrophagen („Fresszellen") und auf die Lymphozytenfunktion (spezifische Immunzellen) nachgewiesen. Diese führt zur Freisetzung von Zytokinen, die das Zellwachstum regulieren, und zur Aktivierung von Entzündungszellen in den Atemwegen.[9] Aus Tierstudien gibt es Hinweise, dass die Abwehr gegenüber bakteriellen und viralen Infektionen nach NO_2-Exposition verschlechtert ist. Höhere Dosen von NO_2 führen zu einer akuten Schädigung des Atemwegsepithels mit er-

höhter Durchlässigkeit und schließlich zum Lungenödem, längerfristig zu einer Verdickung des Zwischengewebes, Bronchitis und Peribronchitis und zum Lungenemphysem.

Nicht nur die Lunge wird geschädigt

Aktuelle Studien aus den Niederlanden zeigen, dass Personen, die Verkehrsabgasen über einen langen Zeitraum (gemessen anhand der NO_2-Belastung) ausgesetzt sind, früher sterben. In dieser Untersuchung hatten Personen, die in der Nähe von Autobahnen oder stark befahrenen Straßen wohnten, ein fast doppelt so hohes Sterberisiko an Herz- und Lungenkrankheiten.[10] Bei Schulkindern wurde in mehreren Studien festgestellt, dass chronischer Husten und Bronchitis in Gegenden mit höherer NO_2-Belastung häufiger sind. Feinstaub wiederum ist nicht nur für eine zunehmende Mortalität verantwortlich, sondern auch für chronische Erkrankungen. Krankheiten, die mit Feinstaub in Verbindung gebracht werden, sind laut Lungenfachärzten lokale Atemwegsentzündungen, Husten, Infekte der oberen und unteren Atemwege, akute und chronische Bronchitis, Asthma, Husten, Schnupfen, Herz-Kreislauferkrankungen, Infarkte und Bronchial- und Lungenkrebs.

Feinstaub ist eine Mischung aus extrem kleinen, mit bloßem Auge nicht erkennbaren festen und flüssigen Teilchen unterschiedlicher Größen. Feinstaub, der in die Lunge eindringt, wird als PM10 bezeichnet: ultrafeine Partikel – Staub, der weniger als 0,1 Mikrometer Durchmesser hat und über die Lunge bis ins Blut und damit in die Körperorgane vordringen kann. Neue Studien belegen, dass gerade die ultrafeinen Staubteilchen, wie sie an Straßen durch die Autoabgase vorkommen, von der Lunge rasch in die Blutgefäße übertreten.

In Belgien inhalierten freiwillige Versuchspersonen radioaktiv gekennzeichnete Rußpartikel. Mittels Gammakamera konnte beobachtet werden, dass schon nach einer Minute die Partikel im ganzen Blutstrom verteilt waren. In unserem Entgiftungsorgan Leber fand eine besonders hohe Anreicherung statt, dort blieben die Teilchen auch Stunden später noch nachweisbar. Mit dieser Studie kann somit erklärt werden, warum bei hoher Schadstoffbelastung nicht nur die Zahl der Lungenerkrankungen ansteigt, sondern auch weitere Erkrankungen an anderen Organen auftreten. Weitere Untersuchungen zeigten zudem, dass je höher die Feinstaubbelastung am Wohnort, desto häufiger auch Erkrankungen wie Husten, Grippe oder Bronchitis zu beobachten waren. Der Verkehrsclub Österreich (VCÖ) hat in einer Analyse versucht, auf der Basis internationaler Untersuchungen und österreichischer Daten eine Größenordnung der verkehrsbedingten Gesundheitskosten zu schätzen. Demnach machen die Belastungen mindestens zehn Prozent der gesamten Gesundheitskosten – also mehr als drei Milliarden Euro – aus.

Anmerkungen und Quellen:

1   T. Marichal, P. Starkl, L. L. Reber, J. Kalesnikoff, H. C. Oettgen, M. Tsai, M. Metz, und S. J. Galli, A Beneficial Role for Immunoglobulin E in Host Defense against Honeybee Venom, Immunity (2013), http://dx.doi.org/10.1016/j.immuni.2013.10.005

2   http://www.ecarf.org

3   The International Study of Asthma and Allergies in Childhood http://isaac.auckland.ac.nz/

4   Univ.Prof.Dr.Michael Micksche, „100 Antworten auf ihre Fragen zum Thema Krebs und Ernährung", herausgegeben von der „Wiener Krebshilfe-Krebsgesellschaft", 2008

5   lebensweise-Magazin 1-2,2013, Seite 20

6   Stuckler D, Nestle M (2012) Big Food, Food Systems, and Global Health. PLoS Med 9(6): e1001242. doi:10.1371/journal.pmed.100124

7   (WHO/FAO 2003, Kiefer et al 2006)

8   http://science.orf.at/stories/1728730/

9   Sommer Heini, Ecoplan (2002): Gesundheitskosten durch verkehrsbedingte Luftverschmutzung - Eine Studie in der Schweiz, Bern.

10   Gotschi, Thomas; Heinrich, Joachim; Sunyer, Jordi; Künzli, Nino; (2008): Long-Term Effects of Ambient Air Pollution on Lung Function.

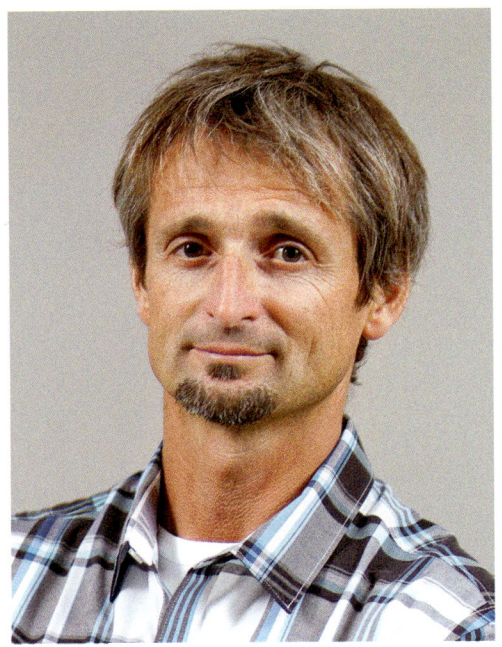

Hans-Peter Hutter ist Facharzt für Hygiene und Mikrobiologie. Als Forscher am Institut für Umwelthygiene der Medizinuniversität Wien beschäftigt sich seit vielen Jahren mit den Auswirkungen von Luftschadstoffen und elektromagnetischen Feldern auf den menschlichen Körper. Oberarzt Assoz. Prof. Priv.-Doz. Dr. Hutter ist auch Vorsitzender des Vereins „ÄrztInnen für eine gesunde Umwelt".

„Umweltbelastungen machen uns krank"

Die größten Belastungen in der Umwelt sind für uns unsichtbar. Deshalb beachten wir sie nur wenig. Umso verheerender und uneingeschränkter wirken sie auf uns ein. Es ist Zeit, umzudenken. Ein Vordenker für dieses Umdenken ist der Wiener Facharzt für Hygiene und Mikrobiologie, Hans-Peter Hutter. Sein Credo: Jede und jeder einzelne hat es selbst in der Hand, gesundheitsschädigende Einflüsse merklich zu reduzieren.

Feinstaub gilt als der wichtigste, weil unsichtbarer Feind des Menschen? Wie gefährlich ist das wirklich für uns?

Feinstaub ist von größter Bedeutung für die Gesundheit. Leider nimmt man dieses Thema nicht ernst. Auf der einen Seite nimmt es die Bevölkerung nicht ernst, auf der anderen Seite auch nicht die Entscheidungsträger. Wenn es zu Überschreitungen der Feinstaubbelastung kommt, dann wird gesagt, nur dort oder da würde das Limit überschritten, weil etwa eine Baustelle vorhanden gewesen wäre. Leider wird die Verantwortung nicht wahrgenommen, sondern versucht sich gegenseitig die Verantwortung zuzuschieben. Man sagt, es seien doch nur einige Hauptquellen wie Straßenverkehr die Ursache. Auf den Vorwurf, PKW hätten einen hohen Anteil an den Ultra-feinstäuben antwortet die Automobillobby: „Nein, die privaten PKW verursachen nur ein paar Prozent, den größten Anteil haben die LKW". Die Frächter-Organisationen wiederum sagen: „Nein, wir nicht, schaut euch die Industrie an." Die wiederum sagt: „Nein, diejenigen, die mit Holz heizen verursachen den meisten Feinstaub." Und jene, die mit Holz heizen sagen: „Wir probieren es ja ohnedies mit Pellets, deshalb ist schon die Industrie schuld." Die wiederum beschuldigt daraufhin die Landwirtschaft. So dreht sich das alles im Kreis. Was ich sagen möchte, ist, dass der Anteil eines Einzelbereiches auf den ersten Blick nicht viel ausmacht. Doch dieser erste Blick täuscht. Weil etwa der Verkehr den wesentlichen Anteil an den Ultrafeinstäuben erzeugt, die ja medizinisch viel, viel bedeutsamer sind als die Erosionsprodukte von einem Acker. Man muss deshalb alle Punkte, jeden einzelnen, ernst nehmen. Es hat sich in vielen Studien gezeigt, dass sich schlichtweg jede Verringerung der Feinstaubbelastung in einer gesundheitlichen Wirkung niederschlägt. Man muss das so akzeptieren und nicht immer Ausreden finden, nur weil man sich nicht mit irgendwelchen Lobbyorganisationen anlegen möchte.

Was kann man tun, um das Bewusstsein zu schärfen? Die EU versucht es im Hinblick auf das Rauchen nun mit Bildern von Raucherlungen. Hilft das?

Diese Vergleiche hinken alle. Aus dem einfachen Grund: Nehmen Sie Raucher her. Diese Personen setzten sich diesen Schadstoffen bewusst selbst aus. Als Arzt sage ich: „Verrückt." Aber ist so. Es ist aber etwas anderes, wenn ich jetzt Feinstaub in den Städten hernehme. Dabei gilt der umweltmedizinische und umwelthygienische Grundsatz, dass weder Kinder noch die Bevölkerung sich freiwillig dieser Belastung aussetzen, wie dies beim Rauchen der Fall ist.

Welche Auswirkungen auf die Gesundheit gibt es durch Feinstaubbelastung?

Da gibt es eine Vielzahl an Folgen. Zuerst unterscheidet man zwischen chronischen und akuten Auswirkungen. Bei den akuten Folgen sind es Husten, Asthmaanfälle bis hin zu Einschränkungen der Lungenfunktion, auch Herzrhythmusstörungen, respektive auch die Auslösung von Herzinfarkten. Bei den chronischen Auswirkungen gibt es Effekte auf die Lunge, die bis hin zu Lungenwachstumseinschränkungen bei Kindern reichen können und - was viele nicht glauben wollen - selbst Einschränkungen der geistigen Leistungsfähigkeit wurden nachgewiesen durch Feinstaubbelastung.

Gibt es spezielle Gefährdungen für Kinder bei einer Langzeitbelastung?
Ja, bei Langzeitbelastungen gibt es beispielsweise einen Zusammenhang zwischen Allergien und Feinstaub. Feinstaub ist auch ein wesentlicher Faktor für Asthma-Erkrankungen. Kinder, die schon asthmatisch sind, sind sehr davon betroffen. Das Lungenwachstum ist verzögert und kognitive Effekte gibt es auch, das bedeutet, die geistige Leistungsfähigkeit wird eingeschränkt. Bei Kindern, die einer höheren Konzentration ausgesetzt sind, wurde nachgewiesen, dass sie eine geringere geistige Leistungsfähigkeit haben.

„Bei Kindern, die einer höheren Feinstaubkonzentration ausgesetzt sind, wurde nachgewiesen, dass sie eine geringere geistige Leistungsfähigkeit haben."

Welche Forderungen habe Sie konkret?
Erstens, das Problem ernst nehmen. Zweitens: Jeder hat die Verantwortung. Jeder kann etwas dafür tun. Das eine ist, bei Kurzstrecken unter zwei Kilometern nicht das Auto nehmen. Das sind Strecken, die leider immer noch motorisiert zurückgelegt werden. Hier kann jeder maßgeblich helfen, weniger Feinstaub zu produzieren. Und selbstverständlich der Umgang mit der eigenen Heizung. Je mehr ich heize, desto mehr Schadstoffe gehen in die Luft, indirekt oder direkt. Ich sollte auch darauf schauen, ob mein Holzofen noch den modernsten Anforderungen entspricht. Zudem ist es auch gesünder, wenn in der Wohnung nicht zu viel geheizt wird. Nicht zuletzt auch im Hinblick auf Lufttrockenheit. Dann gibt es regulatorisch auf der Gesetzesebene einiges, das zu tun wäre. Vor allem die Entwicklung einer klügeren Mobilität. Dazu braucht es vor allem eine Kostenwahrheit im Straßenverkehr. Und man darf sich nicht von Lobby-Organisationen unterkriegen lassen, wie etwa den Automobilvereinen und sollte nicht sofort den Schwanz einziehen, wenn es um Umweltzonen und Parkraumbewirtschaftung geht.

Was kann man akut tun, wenn eine hohe Feinstaubbelastung vorhanden ist?
Wenn höhere Belastungen bereits vorliegen, kann man die Räume, in denen die Belastung erhöht ist, nur noch meiden. Feinstaubmasken sind keine wirkliche Lösung. Also Straßenschluchten meiden, in Innenräumen nicht rauchen. Und dabei gilt: je näher ich einer Quelle bin, desto mehr bekomme ich ab. Wenn mein Nachbar mit einem alten Holzofen heizt, bin ich nah bei einer Quelle. Deshalb erneut: Jeder ist verantwortlich!

Welche Belastung stellen elektromagnetische Felder dar?
Elektromagnetische Felder sind ein wesentliches umweltmedizinisches Thema, sowohl was Niederfrequenz, also Haushaltsstrom betrifft, als auch Hochfrequenz, Stichwort mobile Kommunikation, Fernsehen. Man kann zusammenfassend sagen, dass es zwei Entscheidungen der Weltgesundheitsorganisation gibt, wo mögliche Gesundheitsbeeinträchtigungen vorhanden sind. Einerseits zu Niederfrequenz, andererseits zu Hochfrequenz. Die WHO hat 2002 die Niederfrequenzen als möglicherweise krebserregend eingestuft bezüglich kindlicher Leukämie und 2011 wurden die Hochfrequenzen ebenso als möglicherweise krebserregend eingeschätzt.

Welche Konsequenzen gilt es daraus zu ziehen?
Daraus folgt, dass man einen vorsorglichen Umgang damit pflegen sollte. Das bedeutet, dass man etwa beim Mobiltelefonieren auf technologische Weiterentwicklungen drängt in Hinblick auf strahlungsärmere Geräte. Aber natürlich gilt es auch im individuellen Verhalten anzusetzen. Dass man sagt: „Ich habe das Problem erkannt und ich kann selbst etwas in meiner Strahlungsbilanz verändern. Ich verwende eine geeignete Freisprecheinrichtung; ich telefoniere weniger und kürzer; ich melde meinen Festnetzanschluss nicht ab."

Welche Bedeutung messen Sie Handymasten zu?
Natürlich gilt es auch bei den Basisstationen mit entsprechenden Strategien anzusetzen. Die Positionierung von Handymasten in Hinblick auf die Richtung, in die der Strahlenkegel erzeugt wird. Oder dass man versucht, die Strahlungsbelastung für den nächstliegenden Nachbarn zu minimieren. Und das ist auch möglich. Politisch thematisiert wurde dieses Thema schon vielfach – von parlamentarischen Anfragen bis hin zu Petitionen. Die Steuerungsmöglichkeit der Politik in dieser Richtung ist leider Gottes sehr minimal. Das liegt einerseits daran, dass die Mobilfunk- und Stromwirtschaft einen sehr starken Einfluss hat, sowohl hinsichtlich des politischen Einflusses als auch hinsichtlich eines schwergewichtigen wirtschaftlichen

Feinstaub

Feinstaub ist ein komplexes und heterogenes Gemisch aus festen und flüssigen Teilchen, die sich in ihrer Größe, Form, Farbe, chemischen Zusammensetzung, physikalischen Eigenschaften und in ihrer Herkunft unterscheiden. Je gröber die Partikel, desto weiter „oben" werden sie im Atemtrakt abgefangen. Partikel mit einem aerodynamischen Durchmesser von weniger als 10 Mikrometer können kaum den Kehlkopf passieren; Teilchen bis zu einer Korngröße von etwa 2,5 Mikrometer Durchmesser werden zum größten Teil in den oberen Atemwegen gestoppt, also abgehustet oder verschluckt. Zu diesen Staubteilen gehören sowohl Teilchen biologischen Ursprungs, wie Pollen und Schimmelpilzsporen, die starke Entzündungsreaktionen auslösen können, als auch mineralische Staubanteile (Streusplitt etc.), die durch spezifische toxische Eigenschaften die Atemwege schädigen können.

Gelangen gröbere Teilchen in die Bronchien, können die meisten mittels Flimmerepithel und Schleimtransport aus den größeren Atemwegen beseitigt werden. Bei Vorerkrankungen der Schleimhäute (Infekte, chronische Bronchitis, Allergien) oder Begleitschäden – z. B. durch Reizgase – ist dieser Selbstreinigungsmechanismus jedoch gestört, und die Staubbelastung führt zu einer Verstärkung bestehender Schäden. In die kleineren Bronchien gelangen feinere Staubteilchen, wo sie starke Entzündungsreaktionen auslösen können (akute Bronchitis und Asthma). Viele dieser Teilchen stammen aus der Aggregation von Rußteilchen, aber auch Partikel mineralischen Ursprungs sind darunter. An diesen kleinen Partikeln können auch Bakterien bzw. Bakterienteile (Endotoxine) oder stark toxische Stoffe (wie polyzyklische aromatische Kohlenwasserstoffe [PAK]; Benzpyren) anhaften, die so in diese tiefer gelegenen Lungenabschnitte befördert werden.

Ultrafeine Partikel (UFP) mit einem Durchmesser, kleiner als 0,1 Mikrometer, die vorwiegend bei Verbrennungsvorgängen entstehen, dringen bis in die Lungenbläschen vor. Die Beseitigung dieser Partikel erfolgt nur langsam über bestimmte Abwehrzellen. Bei Überlastung dieser spezialisierten Zellen kommt es in den Bläschen zu Entzündungsreaktionen, selbst dann, wenn die Staubteilchen selbst chemisch „harmlos" sind. Problematisch sind auch chemisch aggressive Anteile im ultrafeinen Staub wie PAK und Schwermetalle. UFP können durch die Bläschenwand hindurchtreten, in den Blutkreislauf gelangen und dort Entzündungsreaktionen auslösen und zu Herzrhythmusstörungen führen. Über das Kreislaufsystem werden sie im gesamten Organismus verteilt und in verschiedenen Organen abgelagert (etwa Leber und Milz). Sie können aber auch entlang des Riechnervs bis ins Gehirn vordringen.

Quelle: H.-P. Hutter und P. Wallner: Arzneimittel-, Therapie-Kritik &
Medizin und Umwelt (2013/Folge 3), Hans Marseille Verlag GmbH
München, Gesundheitliche Auswirkungen von Feinstaub in
Österreich

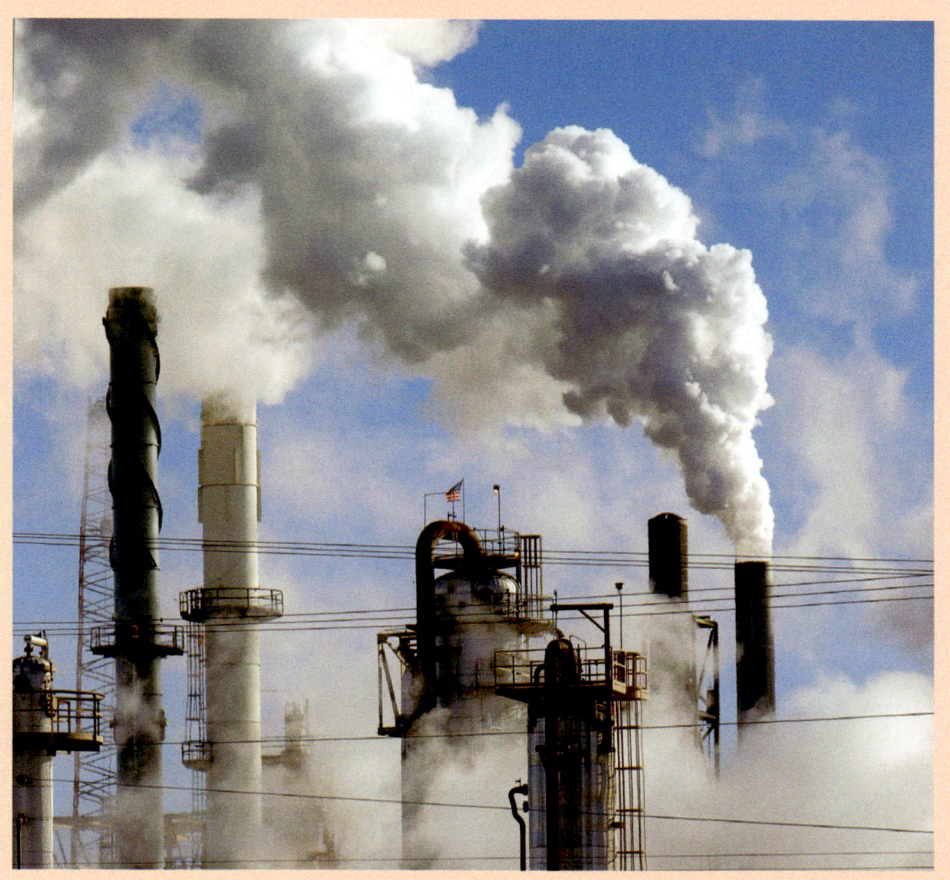

Einflusses auf unsere Gesellschaft. Die Haltung des Vereins „ÄrztInnen für eine gesunde Umwelt" ist in diesem Punkt ist jedoch weder eine die sagt, es werden alle krank oder fallen tot um, wenn sie telefonieren, noch ist es unsere Position zu sagen, dass alles in Ordnung sei und dass diese Belastung harmlos wäre. Wir versuchen, einen vernünftigen Umgang einzufordern. Doch selbst der wird von der Mobilfunkindustrie aufs Schärfste bekämpft. Jede Kritik wird hier sofort als absurd abgetan. Die Verflechtung zwischen Politik und Wirtschaft ist hier deutlich gegeben. Stichwort Lizenzvergabe und Versteigerung von Mobilfunklizenzen: Wo Geld eingenommen wird, ist es natürlich schwierig für die Politik gegen die Einnahmequellen vorzugehen und dementsprechend ist es sehr schwierig, kritische, aber erforderliche Maßnahmen auf politischer Ebene durchzusetzen.

„Menschen, die sozial schwächer sind, die weniger verdienen, leben etwa deutlich häufiger an stark befahrenen Straßen als besser verdienende."

Sie konzentrieren Ihre Arbeit in jüngster Zeit auf das Thema Umweltgerechtigkeit. Was ist darunter zu verstehen?

Das ist ein wesentlicher Bereich. Umweltgerechtigkeit bedeutet, dass jene, die ärmer sind, tendenziell in einer Umwelt leben, die eher krankmacht. Es entscheidet schlichtweg der soziale Status darüber, wie und ob jemand durch schlechte Umweltqualität belastet ist. Menschen, die sozial schwächer sind, die weniger verdienen, leben etwa deutlich häufiger an stark befahrenen Straßen als besser verdienende. Damit haben sie auch ein höheres Gesundheitsrisiko durch Lärm und Abgase. Sie sind den Belastungen stärker ausgesetzt. Nehmen Sie die sogenannten Speckgürtel: Menschen, die es sich leisten können, siedeln sich in Höhenlagen an und fahren dann mit Ihren SUV und anderen großen Fahrzeugen an denen vorbei, die teilweise gar kein Auto haben. Diese soziale Ungerechtigkeit gibt es in unserer Gesellschaft vermehrt. Umgekehrt sind Personen, die ein geringeres Einkommen haben, nicht in der Lage ihre Räume so zu heizen, dass diese trocken bleiben. Stichwort: Energiearmut. Diese Energiearmut bedingt, dass es aufgrund des geringeren Heizens vermehrt feuchte Wände gibt und es zu Schimmelbildung kommt. Schimmelbelastung bedeutet ein klares Gesundheitsrisiko. Es gibt bedeutsame Untersuchungen zur Umweltgerechtigkeit. Kinder aus ärmeren Schichten weisen unter anderem eine erhöhte Bleibelastung im Blut auf. Auf der anderen Seite gibt es auch Untersuchungen, dass Besserverdienende höheren Terpentinkonzentrationen ausgesetzt sind. Denn Terpentin wird vor allem aus Vollholz freigesetzt. Vollholz, das man sich erst leisten können muss, führt also zu einer höheren Terpentinbelastung. Dies muss aus meiner Sicht viel stärker beachtet und berücksichtigt werden, um verschiedene umweltpolitische, verkehrsplanerische bis konsumbezogene Maßnahmen spezifischer zu formulieren und umzusetzen.

In welche Richtung wird Ihre Forschung weiter gehen?
Wir werden unsere Studien mehr in Richtung soziale Ungerechtigkeit vertiefen. Thema Umweltverschmutzung, Thema Chemikalien, Thema innere Belastung. Thema Männer und Frauen und deren unterschiedliche Belastungsfähigkeit. Selbstverständlich auch das Thema Nord-Süd. Stichwort Entwicklungsländer. Auch hier gibt es eine unglaubliche Ungerechtigkeit. Stichwort Luxusgüter – Kaffee, Kakao, Textilien, Baumwolle. Nachdem wir ganz billig einkaufen wollen, müssen dort entsprechende soziale Kriterien, die bei uns gang und gäbe sind, missachtet werden, um die Preise zu erzielen, aber auch Umweltschutz muss deshalb missachtet und vernachlässigt werden.

3 **Tipps zum Abschluss**
Zum Ende noch ein paar gesunde Gedanken,
wie Sie sich selbst schützen können ...

• Erschöpfung, Tagesmüdigkeit, Schlaflosigkeit, sich häufende Infektionen, Leistungsabfall sollten nicht auf die leichte Schulter genommen werden. Sie könnten erste Anzeichen schleichender „Vergiftungen" sein. Lassen Sie sich von einem damit erfahrenen Arzt durchchecken.

• Allergien oder Unverträglichkeiten treffen immer mehr Menschen. Sie können auch mit den Ernährungs- und Konsumgewohnheiten zusammenhängen. Ein kritischer Blick lohnt sich.

• Vermeiden Sie es, kurze Wege mit dem Auto zurückzulegen und fahren Sie mit dem Rad oder gehen Sie zu Fuß. Das stärkt Ihre eigene Gesundheit und macht die Luft für alle sauberer. Auch wenn wir Luftschadstoffe wie Ozon oder Feinstaub nicht riechen – sie sind da und sie sind gefährlich.

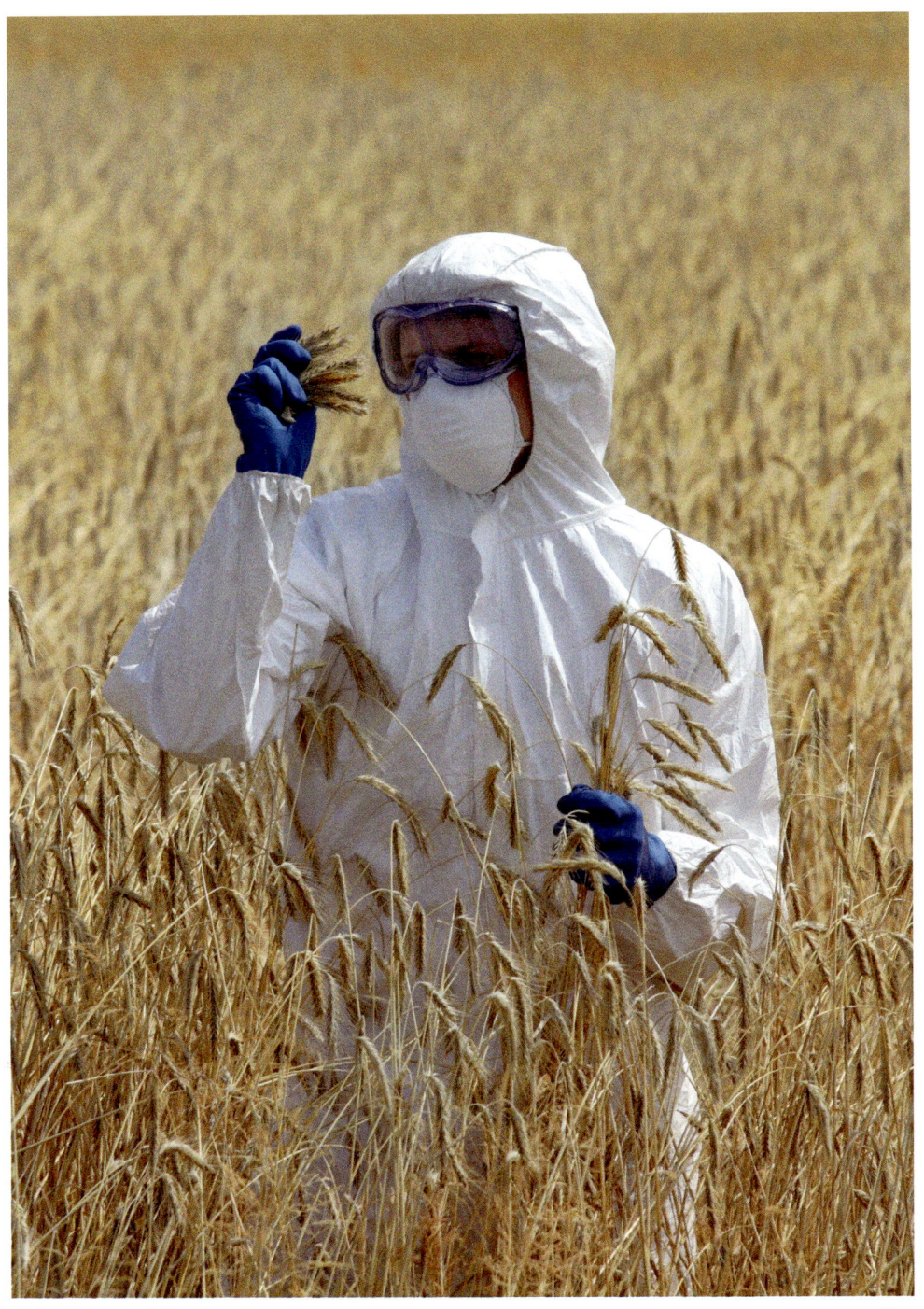

2. Gesundheitsgefährdende Allianzen
Wie uns Politik und Industrie krank machen und daran verdienen

Wenn ein Schusswaffenhersteller kugelsichere Westen im Angebot führt, ist das Ironie. Wenn er für beide Warensortimente auch noch ein Monopol innehat und staatliche Unterstützung für den Verkauf beider erhält, so ist das blanker Zynismus. Dies ist jedoch in ähnlicher Form unter einigen Arzneimittelherstellern, Pflanzenschutzmittel-Produzenten und der Politik verbreitet.

Es ist geradezu erschreckend, wenn man sich das Portfolio einzelner Pharmaunternehmen ansieht und gleichzeitig weiß, dass diese Arzneimittelriesen entweder selbst Herbizide, Fungizide, Pestizide und ähnliche Produkte herstellen. Andere sind zumindest beteiligt an Pflanzengiftherstellern – deren Schadstoffe sich in Lebensmitteln anreichern und den Ausbruch zahlreicher Erkrankungen fördern. Erkrankungen, gegen die wiederum genannte Pharmafirmen entsprechende Medikamente anbieten. Ein doppelter Gewinn also, auf Kosten unserer Gesundheit. Für noch mehr Kopfschütteln sorgt das Faktum, dass sich diese Arzneimittel- und Pflanzengifthersteller über ihre Lobbyisten mit der Politik ins Bett legen und sich Absatzmärkte absichern.

Sowohl in der Agrarindustrie als auch in der Pharmaindustrie zeichnete sich in den vergangenen Jahren ein Trend Richtung Monopolisierung ab: Große Unternehmen kauften kleine auf und wurden noch mächtiger. Und da in beiden Sparten die Errungenschaften der Biochemie und der Gentechnik Einzug gehalten haben, gab und gibt es auch in den entsprechenden Forschungen immer mehr Schnittpunkte. Synergien können gemeinsam, weil kostengünstiger, genutzt werden. So kommt es zwischen beiden Sparten zunehmend zu kranken Allianzen. Denn: Milliarden lassen sich in beiden Bereichen jährlich verdienen, wenn die entsprechenden Zulassungen seitens der Behörden ausgestellt werden. Und dafür sorgen eigene, millionenschwere Lobby-Abteilungen. Aber gut, wer kann es der Industrie auch verdenken? Schließlich wollen die zahlreichen Aktionäre auch satte Renditen ausbezahlt bekommen. Die Gesundheit des Menschen ist somit längst zum Wirtschaftsfaktor verkommen, der allen Seiten Gewinne einbringen soll.

*„Man kann die Erkenntnisse der Medizin
auf eine knappe Formel bringen:
Wasser, mäßig genossen, ist unschädlich."*

Mark Twain, Schriftsteller (1835 – 1910)

Medikamente als Lebensmittel

Aktionäre mögen vor allem zwei Dinge: fantasievolle Geschichten, die hohe Gewinne und damit Renditen versprechen, und Sicherheit, die garantiert, dass die Gewinne auch wirklich sprudeln. Man hofft zwar auf hohe Profite, aber das soll möglichst risikolos sein. Deshalb liebten die Aktionäre lange die Pharmaindustrie. Sie versprach Gewinnspannen von bis zu 30 Prozent und war vor allem in wirtschaftlich schwierigen Zeiten ein risikoloser Hafen. Der Grund: Schwächelt die Wirtschaft, steigen die Gesundheitsausgaben und damit auch jene für Medikamente. Auf der einen Seite steigt der Arbeitsdruck und macht die Menschen krank. Zudem treibt die Sorge um den Verlust des Arbeitsplatzes und in der Folge der Wohnung viele Menschen in Krankheiten und wieder andere die Arbeitslosigkeit selbst.

Im Jahr 2008, dem Jahr als die jüngste Finanz- und in der Folge die Wirtschaftskrise ihren Ausgang nahm, machte die Pharmaindustrie weltweit Umsätze von 42 Milliarden US-Dollar mit Beruhigungsmitteln wie Psychopharmaka und Antidepressiva. Der Bereich lag damit nun ganz knapp hinter den Top-Umsatzbringern Krebs und Schmerz.

Pharmanahrung vom Lebensmittel-Konzern

Eine fantasievolle Geschichte wiederum präsentierte der weltweit größte Lebensmittelkonzern Nestlé seinen begeisterten Aktionären im Jahr 2010 und verhalf der Aktie damit zu Kurssprüngen: Nestlé kündigte an, ein neues Geschäftsfeld erschließen zu wollen. Der Konzern will massiv in neue Lebensmittel zur Vorbeugung und Behandlung von Krankheiten investieren. Das Unternehmen ist überzeugt, mit der „Pharmanahrung" Krankheiten wie Fettleibigkeit, Diabetes, Herz-Kreislauf-Beschwerden und Alzheimer nicht nur vorzubeugen, sondern sie sogar heilen zu können.

Richtig gelesen: Der Produzent von Schokoriegeln wie KitKat, von Smarties, dem Kakaogetränk Nesquik, den Eismarken Schöller und Mövenpick und von Maggi, Nescafe und Nespresso macht sich Sorgen um die Gesundheit seiner Konsumenten. Vielleicht weil, wie Nestlé selbst schreibt, weltweit jede Sekunde 150 KitKat-Schokoriegel konsumiert werden? Dabei macht der Konzern ohnehin bereits viel, damit wir und unsere Kinder nicht dick werden: Seit 15 Jahren sponsert der Konzern etwa die so genannten „Nestlé Austria Schulläufe", und international gibt es das „Nestlé Healthy Kids Global Programm" mit dem der Konzern nach eigenen Angaben „einen aktiven Beitrag zur Gesunderhaltung unserer Kinder leisten" will.

Jetzt aber noch mehr: Nestlé will mit der neuen Produktschiene die „nicht tragfähigen" – wie man es selbst formulierte – Gesundheitssysteme entlasten. So betonte der Konzern, dass er Pionier einer „neuen Industrie zwischen Nahrung und Pharma" werden wolle.[1] In den folgenden Jahren hat sich Nestlé an mehreren Pharmaunternehmen beteiligt, die im Bereich Magen-Darm-Erkrankungen und Alzheimer forschen. Lebensmittel als Medikamente.

Nestlé kauft Pharmasparte

Am 23. April 2012 gab Nestlé wiederum bekannt, für fast neun Milliarden Euro die Babynahrungssparte des US-Pharmakonzerns Pfizer zu kaufen. Für Nestlé sei dies eine „strategische Ergänzung" des rasch wachsenden Geschäfts mit Säuglingsnahrung, teilte der Schweizer Konzern mit. Der Kaufpreis betrug immerhin das 20fache des Jahresgewinns des zugekauften Unternehmens. Davor hatte es einen wochenlangen Bieterstreit gegeben, weil neben Nestlé auch der französische Lebensmittelkonzern Danone (Actimel, Activia, Fruchtzwerge, Obstgarten, Evian, Milupa) das attraktive Geschäft machen wollten. Er schloss sich dafür sogar mit seinem US-Rivalen Mead Johnson (früher eine Tochterfirma des Pharmakonzerns BMS) zusammen. Pfizer erzielt im Babynahrungsgeschäft 60 Prozent der Umsätze in Asien. Insbesondere das China-Geschäft ist interessant: Der schnell wachsende chinesische Markt für Babynahrung ist dank jährlich rund 16 Millionen Neugeborenen sechs Milliarden Dollar schwer und soll sich bis 2016 verdoppeln. Mit Pfizer Nutrition erhält Nestlé Marken wie S-26 Gold, SMA und Promil. Bei der Präsentation der Jahresbilanz teilte der Schweizer Konzern übrigens mit, dass man das Wachstum vor allem der steigenden Kaufkraft und Nachfrage in Schwellenländern nach Artikeln wie Schokolade, Backwaren, Speiseeis, aber auch Haustierfutter, Wasser und eben Säuglingsnahrung verdanke.

Hoffnungsmärkte der Pharmaindustrie wiederum sind vor allem Indien und China – ausgerechnet jene Märkte, die eben auch die Hoffnungsträger der Lebensmittelindustrie u.a. für Süßwaren sind. Die rapide Zunahme von Zivilisationserkrankungen in den Schwellenländern wird der größte Wachstumstreiber der Pharmabranche in den kommenden Jahren, sagte im Sommer ein Analyst des Pharmateams bei der Ratingagentur Standard & Poor´s. Der steigende Wohlstand in den sogenannten Emerging Markets wie China oder Indien gehe mit einer Zunahme von Volkskrankheiten wie Diabetes, Bluthochdruck oder auch Krebs einher.[2] China gilt bereits heute als größter Markt für Diabetes und zweitgrößter Markt für Krebserkrankungen. Jährlich erkrankten 2,2 Millionen Patienten neu an Krebs, bis 2030 könnte die Zahl der Diabetes-Kranken von 92 auf 130 Millionen steigen. Für die Pharmabranche und ihre Aktionäre eine gute Nachricht. Auf die Lebensmittel folgen die Medikamente, die den angerichteten Schaden wieder gut machen sollen. Im Jahr 2011 setzte die Pharmaindustrie weltweit beinahe 1.000 Milliarden US-Dollar um. Die Lebensmittelindustrie brachte es auf fast 1.400 Milliarden.

Diabetes verspricht fette Gewinne
Übergewicht und die Folgeerkrankungen sind überhaupt jener Bereich, der die Pharmaindustrie bei den jährlichen Bilanzpräsentationen in wahre Freudentaumel versetzt. Das mit Abstand umsatzstärkste Medikament der vergangenen Jahre war etwa das Produkt Sortis, des Pharmariesen Pfizer. Es brachte es auf einen weltweiten Umsatz von beinahe 12 Milliarden US-Dollar. Pro Jahr, wohlgemerkt. Das Mittel ist ein Cholesterinsenker. Aktionäre und Investmentfonds lieben solche Geschichten. Und sie bereit, dafür viel Geld auszugeben in der Hoffnung, dass es gut und sicher verzinst wird. Also treiben sich Pharma- und Lebensmittelindustrie gegenseitig in immer neue Höhen. Mit einem Ziel: möglichst mehr von den pro-

duzierten Dingen zu verkaufen. Die Verbindung zwischen Arzneimitteln und Lebensmitteln ist übrigens nicht neu. 1891 brachte der Bielefelder Apotheker August Oetker sein Backpulver „Backin" auf den Markt. Später waren es seine Nachfahren, die die erste Tiefkühlpizza in Deutschland entwickelten und produzierten.

Amerikanische Wissenschafter forderten Mitte Juni 2012 im Fachjournal „PLoS Medicine", Gesundheitsrisiken der Nahrungsmittel und Getränke stärker zu prüfen und bekannt zu machen. „Essen ist lebensnotwendig und spielt eine zentrale Rolle für Gesundheit und Krankheit. Dennoch kontrollieren die großen multinationalen Lebensmittelunternehmen, was Menschen weltweit essen", heißt es in einem der „PLoS"-Artikel.[3] In den USA kontrollieren die zehn größten Lebensmittelhersteller mehr als die Hälfte der Nahrungsmittelverkäufe. Weltweit seien es 15 Prozent, Tendenz steigend.

Menschenmast

Für den Lebensmittel-Kritiker Hans-Ulrich Grimm hat die Industrie ein vitales Interesse daran, dass die Menschen weiter möglichst viel konsumieren und essen *(siehe Interview auf Seite 54)* und sie tun alles, damit es auch so bleibt. Die Entstehung von Übergewicht liegt nämlich nicht nur am individuellen Ernährungsverhalten der Menschen, sondern auch an der Nahrung selbst. Übergewicht entsteht im Kopf – denn im Gehirn wird die Nahrungsaufnahme durch Hormone und Botenstoffe gesteuert. Nicht zuletzt deshalb finden sich solche auch in industriell produzierten Lebensmitteln.

Chemikalien im Essen können die Gewichtssteuerung stören, und so als Dickmacher wirken. Im Verdacht stehen Aromen und Geschmacksverstärker, aber auch Giftrückstände sowie hormonartige Substanzen aus Verpackungen. Sie können falsche Signale an das Gehirn senden, unser Hungergefühl manipulieren und uns zum Kühlschrank treiben. Grimm meint, dass etwa der Zusatzstoff Glutamat negativen Einfluss auf den Menschen und sein Ernährungsverhalten haben kann. Studien belegen demnach, dass Menschen durch Glutamat dazu gebracht werden, mehr zu essen, als sie eigentlich müssten und wollen.

Forscher bezeichnen dies als den Masteffekt. Bestimmte Proteine und eben Glutamat seien der Grund, warum übergewichtige Kinder und auch Erwachsene ständig hungrig sind und ihr Sättigungsgefühl nicht mehr richtig einschätzen können.

Chemie liebt Pharma

Was in unseren Lebensmitteln wirklich steckt, wo sie herkommen und welche Inhaltsstoffe zwar erlaubt sind, aber gesundheitsschädliche Wirkungen haben können, ist kaum noch überschaubar. Die deutsche Verbraucherschutzorganisation „foodwatch" kritisiert seit Jahren, dass die Konsumenten von der Industrie an der Nase herumgeführt werden. Der Lebensmittelmarkt diene längst nicht den Interessen der Konsumenten, sondern nur jenen der Nahrungsmittelindustrie, kritisiert der Chef der Verbraucherschutzorganisation und ehemalige Greenpeace-Geschäftsführer Thilo Bode.

Das Ziel ist klar: Lebensmittel sollen möglichst billig, möglichst lange haltbar produziert werden und auch noch möglichst gut schmecken. Was sich wie die Quadratur des Kreises anhört – wie kann etwas noch gut und frisch schmecken, wenn es Monate alt ist? – gelingt vor allem dank der modernen Lebensmittelchemie. Dadurch schauen Produkte auch nach Monaten noch frisch aus und schmecken auch so. Nur eines sind sie vielfach nicht: gesund. Das wäre dann ja auch zu viel verlangt.

Den Anfang nimmt die Geschichte bereits in der Landwirtschaft. Auch dort gilt die Devise: Weniger ist mehr. Weniger Ressourceneinsatz bei gleichzeitig höherer Produktion bringt vor allem eines: höhere Gewinne einerseits und sichert gleichzeitig die Chance, Lebensmittel möglichst billig zur Verfügung zu stellen. Nur so ist es möglich, Rindfleisch-Burger um einen Euro im Fast-Food-Restaurant zu verkaufen oder Wiener Schnitzel mit Pommes frites und Getränk für 3,90 Euro im Restaurant eines Möbelhauses anzubieten.

Der Bauer als Industriearbeiter

Gerade die Landwirtschaft zeigt sehr deutlich, wie vermeintlich fortschrittliche Entwicklungen zu einem massiven Gesundheitsrisiko werden können: In Jahr 1920 – also vor knapp 100 Jahren gab eine Kuh im Durchschnitt 1300 Liter Milch pro Jahr. Heute schaffen es Kühe auf mehr als 5.800 Liter. Vor 100 Jahren wuchs auf einem Hektar eine Tonne Weizen, heute bringt die gleiche Fläche etwa sechs Tonnen hervor. Noch drastischer: Auf einem Hektar wachsen nicht etwas mehr als eine Tonne Mais, sondern beinahe neun Tonnen. Wie gravierend diese Revolution in der Landwirtschaft war und ist, zeigt sich allerdings erst, wenn man sich vor Augen führt, dass die Zahl der Menschen, die in der Landwirtschaft beschäftigt sind, allein in

Österreich seit dem Ersten Weltkrieg von 1,6 Millionen auf 520.000 gesunken ist. Gab es 1950 in Österreich noch rund 432.000 landwirtschaftliche Betriebe, waren es 2005 nur noch 189.500. Tatsächlich produzieren also heute deutlich weniger Menschen ein Vielfaches an Agrarprodukten.

1840 erfand Justus von Liebig den Mineraldünger. Damit konnten die Erträge um ein Vielfaches gesteigert werden. Vor allem nach 1945 erfolgte ein massiver Einsatz von mechanischen Geräten, Kunstdünger, neu entwickeltem Saatgut, Schädlingsbekämpfungsmitteln sowie hochgezüchteten Pflanzensorten und Tierrassen in der Landwirtschaft.

In Europa hat diese Industrialisierung in der Folge die Preise für Agrarprodukte stark gedrückt. Viele kleine Bauern konnten nicht mehr von ihren Höfen leben. Immer mehr Betriebe, ja sogar ganze Dörfer wurden und werden verlassen. In der Folge bewirtschaftete eine immer kleiner werdende Zahl landwirtschaftlicher Betriebe immer größere Flächen. Im Zeitraum von 1975 bis 1995 sind mehr als 1,4 Millionen landwirtschaftliche Betriebe in Europa aufgegeben worden. Am meisten betroffen waren Italien, Spanien, Portugal und Frankreich. Die EU forciert diese Entwicklung mit rechtlichen und wirtschaftlichen Förderungen.

Die Folge war, dass die verbleibenden Landwirte noch intensiver produzierten, um durch höhere Erträge und raschere Tiermast die Preisausfälle abzudecken und die benötigten Mengen liefern zu können. Kleinere Betriebe gaben auf, andere wurden größer. Unterstützt und erleichtert wurde die Industrialisierung durch die sogenannten Kommassierungen in den 70er-Jahren. Diese Flächenzusammenlegungen haben den Einsatz von Maschinen in der Landwirtschaft erleichtert. Die Kommassierung brachte aber gleichzeitig auch eine Spezialisierung der Betriebe mit sich. In den Ackerbaugebieten wurden die Wiesen zu Äckern umgebrochen und auf die Haltung von Kühen verzichtet. Die Ackerflächen wurden zum Anbau von Futtermitteln für Schweine und Geflügel genutzt.

Schweine vom Fließband

Dies hat zu einer zunehmenden Intensivierung der landwirtschaftlichen Betriebe geführt und die Zahl der Schweine- und Geflügelmastbetriebe wachsen lassen. Gestiegene Einnahmen ermöglichten es beinahe zeitgleich, auf den wegen der Abwanderung entstehenden Mangel an Arbeitskräften zu reagieren. Der mechanisch-technische Fortschritt ersetzte menschliche und tierische Kraft durch Maschinen. Dazu waren allerdings enorme Investitionen nötig. Weil dafür oft das nötige Geld fehlte, kam es zu einem weiteren Entwicklungsschritt: Durch entsprechende Organisation und Auslagerung ließ sich der Kostendruck verringern. Die hohen Kosten der individuellen Investitionen konnten verringert werden durch die Verwendung von Maschinen von Lohnunternehmern, durch gemeinschaftlichen Besitz oder durch Maschinenringe. Auch eine Spezialisierung und Begrenzung der Zahl der Feldfrüchte bewirkten Einsparungsmöglichkeiten. Diese organisatorischen Umstellungen sind keineswegs abgeschlossen und gehen teils so weit, dass Landwirte heute vor dem Computer und dem Telefon sitzen und den Lohnunternehmern Anweisungen geben, selbst aber keine Maschinen und teils auch keine Tiere mehr besitzen.

Die Weltbevölkerung und ihr Nahrungsmittelkonsum wachsen. Doch das führt nicht dazu, dass auch die Anzahl der im Nahrungsmittelbereich tätigen Landwirte und Unternehmen wächst. Das Gegenteil ist der Fall: Konzerne kaufen kleinere Firmen und steigern so Marktanteile und Macht. 1996 hielten die zehn größten Unternehmen der Saatgutindustrie einen Welt-Marktanteil von unter 30 Prozent. Heute kontrollieren die drei größten Unternehmen über 50 Prozent des Marktes.[4]

Giftige Keime durch Tiermast

Was das mit der Gesundheit zu tun hat, zeigt sich erst langsam. Der EHEC-Skandal vor fünf Jahren ist etwa noch immer nicht gänzlich aufgeklärt: Damals erkrankten an dem gefährlichen Darmkeim in Deutschland fast 4.000 Menschen. Bei fast 1.000 kam es zu lebensbedrohlichen Komplikationen, viele leiden noch heute unter den Folgen. 53 Menschen starben. Es war allerdings nicht das erste Mal, dass der Keim zuschlug. Seit Beginn 80er Jahre häufen sich EHEC-Ausbrüche in den USA, Frankreich, Australien, Japan, Deutschland, Italien und anderen Staaten. Seit Einführung der Meldepflicht im Jahr 2001 werden dem Robert-Koch-Institut jährlich zwischen 800 und 1200 EHEC-Infektionen nur in Deutschland gemeldet.[5] Doch das sind nur die gemeldeten Fälle. Experten diskutieren nun zunehmend, inwieweit eine nicht artgerechte Fütterung von Rindern das EHEC-Risiko steigert. Für den Menschen bedeutsamstes EHEC-Reservoir sind wiederkäuende Haustiere wie Rinder, Ziegen und Schafe. Wir infizieren uns dabei vorwiegend über den Kot infizierter Tiere, wobei weniger als hundert Zellen des Erregers schon ausreichen. Doch wie kommen wir damit überhaupt in Kontakt? Die Ansteckung geschieht etwa durch auf Viehweiden gesammeltes Fallobst, mit Mist gedüngtes Gemüse, Fleisch, das während der Schlachtung mit Kotspuren verunreinigt wurde oder Rohmilch und deren Produkte. Der Keim ist hartnäckig und übersteht auch lange Zeit in der freien Natur. Literaturangaben zufolge sind in Deutschland über 50 Prozent der Rinderbestände EHEC-infiziert, was für die Tiere meist folgenlos bleibt. Für die Menschen aber nicht. „Kritiker einer Hochleistungslandwirtschaft sehen die Ursache der hohen Durchseuchung von Nutztieren mit EHEC vor allem in einer nicht artgerechten Fütterung", schreibt die deutsche Ärztezeitung.[6]

Laut Experten ändert sich bei den Tieren, die von Natur aus eigentlich Gras und Heu fressen, durch die stärkereiche Getreidefütterung – vorwiegend mit Mais und Silomais – das Darmmilieu. Dadurch fällt der Säurewert im Verdauungstrakt der Wiederkäuer, was für die säureresistenten Keime einen entscheidenden Überlebensvorteil darstellt. So überleben sie auch leichter den Säureschock, wenn sie in den Magen von Menschen gelangen. Eine Lösung des Problems wäre simpel, belegt eine in der renommierten Wissenschaftszeitschrift „Science" veröffentlichte Studie: Schon wenige Tage, nachdem von getreidehaltigem Kraftfutter auf Heu umgestellt wurde, sank die EHEC-Menge im Rinderkot erheblich.[7]

Jeden Tag ein Lebensmittelskandal

Die Liste derartiger Entwicklungen lässt sich beinahe endlos fortsetzen. Die Lebensmittelskandale erschüttern regelmäßig die Öffentlichkeit. Und dennoch sind sie nur die Spitze des Eisberges. In unsere Lebensmittel gelangen etwa auch immer wieder Stoffe, die hormonähnliche Wirkungen entfalten. Und damit sind nicht jene Hormone gemeint, die Tieren in der Mast gespritzt werden oder Antibiotika, die Hühnern und Fischen gegeben werden, damit sie sich in der Massentierhaltung nicht mit gefährlichen Keimen infizieren.

Besonders problematisch sind Weichmacher – sogenannte Phthalate. Sie werden Kunststoffen zugesetzt, um sie geschmeidiger zu machen. In Lebensmittelverpackungen dürfen sie zwar nicht mehr eingesetzt werden, aber oft findet man sie noch in Maschinen zur Verarbeitung der Nahrungsmittel, einem Fließband etwa. Von dort können sie ins Essen gelangen. Verunreinigungen finden sich nahezu überall in Lebensmitteln. „Zwar handelt es sich normalerweise um winzige Konzentrationen. Aber in der Summe können die hormonähnlich wirkenden Schadstoffe möglicherweise doch eine kritische Menge erreichen, wenn sie über Jahre aufgenommen werden und sich im Körper anreichern", analysiert die deutsche Wochenzeitschrift „Die Zeit".[8] Sehr deutlich wird das deutsche Umwelt-

bundesamt in einer Analyse. Es bezeichnet die weitverbreiteten Kunst-
stoff-Weichmacher Phthalate als „höchst gesundheitsgefährdend". Die
Industriechemikalien werden weltweit nämlich in großen Mengen hergestellt und verwendet. Phthalate wie der Weichmacher Diethylhexylphtha-
lat (DEHP) werden jährlich weltweit in einer Menge von zwei Millionen
Tonnen erzeugt. „90 Prozent davon werden dem PVC als Weichmacher (in
Konzentrationen bis zu über 50% der Gesamtmasse) zugesetzt und sind
in Fußböden, Verkleidungen, Kunststoffbelägen und -artikeln enthalten.
Phthalate kommen aber auch in vielen anderen Bereichen zum Einsatz,
etwa bei der Herstellung von Insektiziden, Körperpflegemitteln, Medikamenten, Polstermöbeln und Textilien", schreibt das Umweltbundesamt.[9]
Da sie aber im Kunststoff nicht chemisch gebunden sind, können sie auch
wieder entweichen.

Weichmacher, die Männer weich machen

Die Giftstoffe werden auch mit dem beobachteten Rückgang der Sper-
mienzahlen und damit der abnehmenden Zeugungsfähigkeit von Männern in Verbindung gebracht. Phthalate können die Plazentaschranke
durchdringen und damit ein Baby im Mutterleib schädigen. Eine schwe-
dische Studie bei 10.000 Kindern belegt wiederum einen Zusammenhang
zwischen Weichmachern und der steigenden Zahl von Allergien und
Asthma.[10] Ein möglicherweise erhöhtes Krebsrisiko ist eine weitere der
potenziellen Folgen von hormonaktiven Stoffen. Auch die Entstehung
von Diabetes könnte durch Umwelthormone gefördert werden, vermuten
einige Forscher. Die Zunahme von Adipositas, also extremer Fettleibigkeit, könnte ebenfalls eine Erklärung in der Wirkung von hormonaktiven
Stoffen finden.

Einer der Hersteller des Weichmachers Bisphenol A ist der deutsche
Chemie- und Pharmariese Bayer. Ebenfalls im Portfolio von Bayer: Arz-
neien gegen Asthma und Lungenerkrankungen, sowie zahlreiche Arzneie-
en zur Hormonersatztherapie, gegen Bluthochdruck, gegen Herzinfarkt,
Diabetes und gegen erektile Dysfunktion – salopp formuliert männliche
Impotenz. Ein anderer Weichmacherhersteller ist BASF – überhaupt einer
der größten Chemiekonzerne. Der Konzern ist auch Lieferant von Arznei-
mittelwirkstoffen für die Pharmaindustrie – darunter auch solche gegen
Asthma und Allergien. Für Aktionäre bergen solche Geschichten einige
Gewinnfantasien. Bewusste Zusammenhänge zu unterstellen, wäre allerdings anmaßend. Unternehmerische Logik beschreibt es wohl eher. Und
der folgen auch andere.

Wenn der Staat vor der Industrie weich wird

Aktionärsfreundliche Geschichten hört man auch vom Saatguthersteller Monsanto – einer der größten Pflanzenschutzmittelhersteller (Roundup). Wirtschaftlich und für Investoren genial: Monsanto hat einen Mais entwickelt, der resistent gegen Pflanzenschutzmittel ist, die wiederum von Monsanto hergestellt werden. Die Folge: Schädlinge und Unkraut werden vernichtet, der Mais nicht. Das wiederum, so der Konzern, soll helfen die Hungerprobleme der Welt zu lösen. Das Saatgut kann aufgrund eines Patents aber nur von Monsanto verwendet und jedes Jahr neu gekauft werden.

Allerdings mehren sich kritische Stimmen von Wissenschaftern, dass Roundup beziehungsweise der dem Produkt zugrunde liegende und von Monsanto patentierte Wirkstoff Glyphosat Krebs verursachen könnte. Die Nichtregierungsorganisation Earth Open Source warf der EU-Kommission im Juni 2011 vor, Studien ignoriert zu haben, die gezeigt hätten, dass Roundup Krebs und embryonale Fehlbildungen auslösen könnte, Nervenzellen sowie Schilddrüse, Nebenniere, Bauchspeicheldrüse, Hoden und Eierstöcke schädigen könnte. Bei der Ablehnung dieser Ergebnisse habe sich die EU-Kommission im Wesentlichen auf Einschätzungen von deutschen Behörden berufen. Monsanto schrieb in einer ersten Reaktion, Earth Open Source bringe keinerlei neuen toxikologische Beweise und würde umfassendes Datenmaterial ignorieren, welches die Sicherheit von Roundup gezeigt habe.

Giftig oder nicht? Der Kampf mit Studien

2012 hatte ein Team um den Wissenschaftler Gilles-Eric Séralini herausgefunden, dass Stoffe in einer von Monsanto gentechnisch manipulierten Mais-Sorte im Langzeit-Test bei Ratten zu einer erheblich größeren Häufigkeit von aggressivem Krebs führten. Die EU hatte den Mais zugelassen. Die Zulassung beruhte auf einer anderen wissenschaftlichen Studie, die nur die Ergebnisse von 90 Tagen untersuchte. Die Studie, mit der die EU-Entscheidung wissenschaftlich belegt worden war, war im Auftrag von Monsanto erstellt worden. Nachdem die Séralini-Studie bekannt wurde, bestritt die EU-Kommission, dass die Studie wissenschaftlich sei. Wenig später wurde die Studie nach dem obligaten Prozedere in einem angesehen wissenschaftlichen Journal veröffentlicht. Nach heftiger Kritik zog die Zeitschrift die Studie aber wieder zurück.[11] Das Beispiel zeigt, wie heftig hier gekämpft wird. Konsumenten bleiben aber kopfschüttelnd zurück.

Was sehr kompliziert klingt, geht auch einfacher: Im Herbst 2013 berichtete das deutsche Konsumenten-Magazin Ökotest, bei einem Test in 14 von 20 untersuchten Lebensmitteln Spuren des Pestizids Glyphosat entdeckt zu haben. Unter den Produkten befinden sich Mehrkornbrötchen, Weizen, Weizenbrötchen, Vollkornmehl, Kornbrötchen und Haferflocken. Der eigentliche Skandal laut Ökotest: Im Jahr 2012 hätte eine Risikoüberprüfung für Roundup auf EU-Ebene angestanden, eine Art Sicherheits-TÜV, den alle Pestizide von Zeit zu Zeit durchlaufen müssen. Die EU hat den Check jedoch auf 2015 vertagt.[12]

Lobbying in großem Stil

Die Entwicklung hängt auch mit der EU-Agrarförderung zusammen, die die industrielle Landwirtschaft zur vorherrschenden Form werden ließ: „Zahlreiche Ackerflächen werden zum Anbau von Raps und Getreide für Bio-Diesel genutzt. Grundnahrungsmittel müssen dagegen aus Rumänien und Bulgarien importiert werden. Die wenigen Flächen für den Kartoffelanbau müssen gespritzt werden, um die nach wie vor große Nachfrage in Deutschland und Österreich zu befriedigen", kommentieren die Deutschen Wirtschaftsnachrichten den Ökotest.[13]

Es gibt allerdings noch einen simpleren Grund für die Zurückhaltung auf EU-Ebene: Lobbying. Monsanto ist Mitglied in den Lobbygruppen „European Seed Association", einem Verband der Pflanzenzüchter sowie „EuropaBio", einem Verband der Biotechnologie-Industrie. Ebenfalls im Boot sind dort der Chemieriese BASF und die Saatgut- und Pestizidhersteller Syngenta und Bayer. Das allein wäre noch schlüssig – es kommt aber noch besser: in dem Verband ebenfalls Mitglied ist das Who is Who der Pharmaindustrie: AMGEN, Baxter, Eli Lilly, GlaxoSmithKline, MerckSerono, MSD, Novartis, Pfizer, Sanofi Pasteur und Genzyme, eine Tochterfirma des Pharmariesen Sanofi, sowie viele andere. Einige davon wie Bayer und Syngenta unterhalten auch eigene Lobby-Büros in Brüssel.

Aktiver, wenn auch nicht gerade zielführend, wird die EU in anderen Bereichen, um gesundheitsschädliche Produkte in Lebensmitteln zu stoppen. Per Verordnung sollen ab 2015 die Vorschriften für die Kennzeichnung von Lebensmitteln für Menschen mit Gesundheitsproblemen wie Allergien verschärft werden. Über allergene Stoffe wie Gluten muss dann informiert werden. Die von der Verordnung erfassten Produkte machen nach Angaben des EU-Parlaments zwischen einem und zwei Prozent aller Lebensmittel aus. Was auf den ersten Blick gut klingt, könnte negative Folgen haben.

Einheits-Schweinsbraten für alle
Gastronomen sehen frisch gekochte Gerichte in ihren Restaurantküchen in Gefahr. „Wenn das kommt, ist das eine große Belastung für die Wirte, die dann verpackte Produkte von der Industrie kaufen müssten", fürchtete die Österreichische Wirtschaftskammer in einer Presseaussendung. Der Schweinsbraten würde dann überall gleich schmecken – so wie Essen von McDonald's in Wien genauso schmecken wie in Hongkong. Die Sorge des Wirtschaftsvertreters: Wenn die Wirte alles deklarieren müssen, müssten die Köche Ernährungs- und Allergiespezialisten sein und das ist angesichts der geringen Ertragsmöglichkeiten in der Gastronomie nicht zu finanzieren. Also könnten sie zur sicheren Variante greifen und Fertigware kaufen. „Das wäre der Traum der Industrie und wir werden ihnen den verpatzen," wütet ein Gastronomiesprecher. Ernährungsexperten sehen aber noch ein anderes Problem in der Entwicklung – sie vermuten, dass die EU versucht, sprichwörtlich den Bock zum Gärtner zu machen. Denn immer mehr Spezialisten warnen davor, dass gerade die industrielle Lebensmittelproduktion schuld sein könnte an der Zunahme von Allergien. Viele Gastronomen kochen schon heute nicht mehr selber. Vieles ist vorgefertigt. Selbst Eier gibt es in Flüssigform im Tetrapack.

Anmerkungen und Quellen:

1   www.orf.at/stories/2016936
2   Medianet, 5.10.2012, Seite 2
3   http://oe1.orf.at/programm/304786 - Radiodoktor 18.6.2012
4   Erklärung von Bern (EvB): Dokumentation «Agropoly – Wenige Konzerne beherrschen die weltweite Lebensmittelproduktion» 01/2011 April, Zürich
5   www.aerztezeitung.de/medizin/med_specials/ehec-2011/article/655761/ehec-infektionen-durch-artwidrige-nutztierfuetterung.html
6   ebenda
7   Science 1998; 281: 1666
8   www.zeit.de/zeit-wissen/2013/04/hormone-nahrungsmittel
9   www.umweltbundesamt.at/umweltsituation/schadstoff/schadstoffe_einleitung/pvcweichmacher/
10 www.ncbi.nlm.nih.gov/pmc/articles/PMC1247566/
11 http://www.spiegel.de/wissenschaft/natur/krebskranke-ratten-fachzeitschrift-zieht-genmais-studie-zurueck-a-936217.html
12 www.oekotest.de/cgi/index.cgi?artnr=102072&bernr=04
13 deutsche-wirtschafts-nachrichten.de/2013/08/19/spuren-von-pestiziden-in-broetchen-entdeckt/comment-page-2/

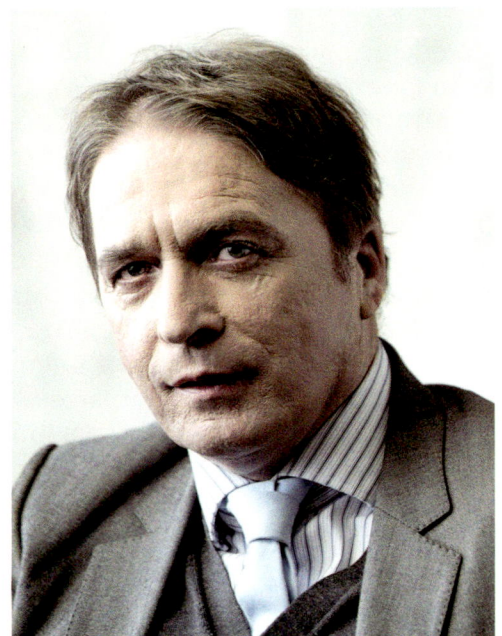

Hans-Ulrich Grimm ist ein deutscher Autor und Journalist. Der ehemalige Spiegel-Redakteur ist für seine Studien über industriell gefertigte Lebensmittel bekannt. Grimm hat in Heidelberg Germanistik, Geschichte, Erziehungswissenschaften studiert und ist Geschäftsführer der Stuttgarter Dr. Watson Food Detektiv GmbH & Co KG. Das Unternehmen betreibt den Internet-Dienst food-detektiv und bringt die Dr. Watson Books heraus.

„Die Industrie braucht Chemie im Essen, der Mensch nicht"

Der deutsche Industriekritiker und Autor Hans-Ulrich Grimm sieht in Glutamat, Zucker und anderen Lebensmittelzusätzen die größte Gefahr, die den Menschen von industriell gefertigten Lebensmitteln droht. Die heute am stärksten mit Chemie belasteten Produkte in den Supermarktregalen seien jene für Kinder, sagt er. Ausweg aus dem Dilemma sieht er nur darin, wieder mehr natürliche Lebensmittel zu kaufen und selbst zu kochen.

Sie haben ein Dutzend Bücher publiziert, in denen Sie sich kritisch mit Ernährung und Gesundheit auseinandersetzen. Was hat Sie dazu bewogen, sich des Themas Lebensmittelindustrie und deren oft schädlichem Einfluss auf unsere Gesundheit anzunehmen?

Ich hab mich immer schon für das Essen, für das gute Essen interessiert und habe dann nach und nach herausfinden müssen, dass das, was wir in den Supermarktregalen finden, häufig nicht mehr viel mit richtigem Essen zu tun hat. Und da hat es mich natürlich neugierig gemacht, warum das so ist und was da eigentlich dahinter steckt. Es besteht tatsächlich eine Parallelwelt zwischen Kartoffeln und Karotten auf der einen Seite und den Fertig-Pürees und dem industriellen Kinderbrei auf der anderen Seite. Meine Recherchen haben dann ergeben, dass sich diese beiden Welten, also das echte Essen und das Fertigprodukt-Essen, immer weiter auseinander bewegen. Ich fand das interessant und wollte den Menschen meine diesbezüglichen Erkenntnisse und Informationen weiterzugeben.

Ihre Bücher sind Bestseller. Wie aber sieht es mit dem Erfolg Ihrer Bemühungen aus? Hat sich durch Ihre Bücher in den vergangenen Jahren etwas am System verändert?

Also für meine Leserinnen und Leser hat sich auf jedenfalls deren Leben geändert. Obwohl ich nie Ratschläge erteile, was die Menschen machen sollen. Jeder muss das schon für sich selbst entscheiden. Ich liefere nur Informationen dazu. Diese aber haben, wie mir vielfach bestätigt wurde, bei vielen Menschen dazu geführt, dass sie ihr Leben umstellen, insbesondere ihre Essgewohnheiten. Das Resultat, so berichten sie: Die Leute fühlen sich wohler, werden schlanker, wenn sie dick waren, sie haben weniger Krankheiten und sind glücklicher. Und die Kinder werden besser in der Schule. Offenbar hat die Lektüre also das Leben der Menschen zum Positiven hin verändert.

Wo sehen Sie heute die größten Gefahren, die von Lebensmittelherstellern auf den Menschen zukommen?

Das ist die vielfache Geschmacksmanipulation des Essens, die von der Nahrungsindustrie vorgenommen wird. Denn der Geschmack ist die wichtigste Kontrollinstanz, die der Mensch besitzt. Was nicht gut schmeckt, oder gar ekelhaft schmeckt, ist meistens auch ungesund für den Organismus. Und hier unternimmt die Industrie die größten Anstrengungen, diese körpereigene Kontrolle auszutricksen – mit künstlichen Aromen, mit Geschmacksverstärkern, mit Glutamat, mit Hefeextrakten, mit Süßstoffen und natürlich und ganz besonders mit Zucker. So werden die von der Industrie produzierten Nahrungsmittel, die eigentlich ungenießbar wären, den Leuten schmackhaft zu machen. Da ist auf jeden Fall Alarmstufe Rot angezeigt.

Was heißt Alarmstufe Rot?
    Sobald ich auf einer Lebensmittelverpackung lese, dass solche Geschmacksmanipulierer eingesetzt wurden, dann mach ich einen großen Bogen darum, und kaufe ich das nicht. Vor kurzem habe ich eine Gemüsebrühe gesehen, die besteht laut Inhaltsliste zum großen Teil aus Zucker, „Rohrohrzucker" und „Glukosesirup". Das ist doch Konsumententäuschung pur. Dieses Produkt müsst eigentlich als Zuckerbrühe angeboten werden – nur, dann kauft es halt niemand mehr. Es ist unglaublich, dass der Gesetzgeber so etwas zulässt.

„Bei vielen Zivilisationskrankheiten wie etwa Alzheimer, Krebs, und natürlich Diabetes spielt Zucker eine entscheidende Rolle."

Warum reiten Sie eigentlich auf dem Zucker herum? Zucker per se ist ja nicht giftig und außerdem braucht der Mensch Zucker.
    Zucker per se gibt es in der Natur nicht. Der Mensch, wie alle großen Lebewesen, braucht Glukose. Wo findet man denn in der Natur Zuckerpulver? Wo gibt es ein Zuckerbergwerk? Auch auf den Bäumen wächst kein Zucker. Es gibt nur Früchte, und die enthalten eine ganz andere Form des Zuckers, nämlich die Fruktose, den Fruchtzucker. Und dazu vieles andere, Vitamine, Ballaststoffe. Ein Apfel ist eben ein Apfel, der unter anderem süß ist. Jener Zucker aber, den wir kennen, ist nur süß. Und er muss von der Industrie erst mit großem Aufwand in einem chemischen Prozess hergestellt werden. Das ist dann jenes Mittel, das den uns so vertrauten Zuckergeschmack enthält – und auch die Glukose, die wir brauchen. Das ist ja das Fatale: Deshalb kann der Industriezucker positive Gefühle auslösen, weil im Gehirn jene Regionen angesprochen werden, die die Zufuhr der lebensnotwendigen Energie sozusagen belohnen. Energie pur ist aber explosiv: Zu viel an Zucker verursacht auf Dauer schwere Schäden im Körper: Bei vielen Zivilisationskrankheiten wie etwa Alzheimer, Krebs, und natürlich Diabetes spielt Zucker eine entscheidende Rolle.

Sie haben die Kennzeichnung auf den Lebensmittelverpackungen angesprochen, da stehen ja nicht nur die Geschmacksstoffe drauf, sondern auch viele weitere chemische Inhalte. Leider sind die als sogenannte E-Nummern angeführt und die wenigstens Konsumenten wissen, was sich hinter den Codes verbirgt. Wäre eine andere Kennzeichnungsverordnung sinnvoll?

Ja sicher. Sie sind ja auch kaum lesbar ohne Lupe. Man muss sich schon sehr dafür interessieren. Was die Codes bedeuten, kann man allerdings heute nachlesen, in meinen Büchern beispielsweise, oder unserer „DR. WATSON"-App für Smartphones. Die Frage ist allerdings, wozu wir die ganze Chemie in den Lebensmitteln überhaupt brauchen. Die Antwort: für gar nichts. Nur die Industrie braucht Chemie im Essen. Der Mensch braucht sie nicht. Sie macht ihn krank. Ich jedenfalls lasse meine Finger weg von solchem Zeug.

Wie ernähren Sie sich selbst - beziehungsweise wo kaufen Sie ein?

Ich ernähre mich mit echtem Essen: Obst, Joghurt, Fleisch, Nudeln, Reis. All das kaufe ich im Bio-Laden ein, auf dem Markt, dort, wo es echtes Essen gibt. Und dann koche ich zuhause eine leckere Mahlzeit daraus – eine gesunde. Das hat nicht nur den Effekt, dass ich weniger krank bin. Im Darm werden die meisten Glückshormone des Menschen produziert, etwa 95 Prozent aller. Wenn ich dem Darm also gutes, gesundes Essen zuführe, dann sorgt das für ein Glücksgefühl. Man kann sich mit natürlichen und gesunden Lebensmitteln also auch buchstäblich glücklich essen.

Lässt sich das auch in das Alltagsleben der meisten Menschen implementieren? Aufgrund des zunehmenden wirtschaftlichen Drucks schwinden laut Angaben vieler Menschen zeitliche und finanzielle Ressourcen. Eine arbeitende alleinerziehende Mutter von schulpflichtigen Kindern beispielsweise hat heute weder die Zeit noch das Geld, um im Bioladen einzukaufen und zu kochen. Logisch, dass sie auf Convenience-Produkte im Supermarktregal zurückgreift.

Es ist ein Irrglaube, dass Fertignahrung billiger sei. Es gibt sogar einen Fachausdruck für die Verteuerung durch fabrikmäßige Verarbeitung, der lautet Conversion-Rate. Der gibt an, um wie viel das Essen teurer wird, wenn es nicht direkt vom Feld zum Konsumenten kommt, sondern vom Feld zuerst in Aufbereitungsfabriken, dann über Transportfirmen verteilt wird, wenn zusätzlich für die Waren noch Marketing- und Werbekosten anfallen und wenn Zwischenhändler und Supermärkte auch noch daran verdienen wollen und so weiter und so fort. Es wird also um ein Vielfaches teurer, wenn sie nicht direkt vom Acker zum Verbraucher gelangen. Echtes, gesundes Essen ist also in der Regel günstiger als industriell gefertigtes. Wir machen zuhause immer Hühnersuppe aus den sogenannten Karkassen, also den Knochen des Huhnes, das, was übrig bleibt, wenn Brust und

Keulen abgelöst sind. Kürzlich habe ich mir ausgerechnet, was die Suppe kostet: genau 12 Cent pro Teller. Eine Fertigsuppe, die günstiger ist – die gibt es nicht. Ganz abgesehen von den Inhaltsstoffen in den Fertigsuppen, die ich gar nicht essen will. Auch wenn ich Kartoffeln auf dem Markt kaufe und mir daraus ein Kartoffelpüree mache, so ist das Püree immer kostengünstiger als das Fertigprodukt. Das bedeutet: Echtes Essen kostet immer weniger als Industrienahrung. Und nun zum Zeitfaktor: Das ist einzig und allein eine Frage der Prioritäten. Wir leben heute ja in einer Freizeitgesellschaft, wo sich die Menschen ihre viele freie Zeit mit vielen neuen Unterhaltungsangeboten totschlagen – entweder mit Krimi-Serien oder Doku-Soaps im Fernsehen, mit Facebook und Twitter im Internet und mit ganz viel anderen Dingen. Laut Statistiken hat der Mensch heute viel mehr Zeit als noch vor 30 bis 40 Jahren. Hinzu kommt, dass sich auch das Berufsleben gewaltig geändert hat. Wer arbeitet denn heute noch in einem Kohlebergwerk und ist am Ende seiner Schicht so erschlagen und müde, dass er beim Kochen einschlafen würde? Also: Der Zeitfaktor kann keine Begründung dafür sein, dass man selber nicht kocht.

Kommen wir zurück auf die Belastungen im Essen. Welche Produktgruppen sind denn seitens der Lebensmittelindustrie am stärksten mit Chemie und anderen Dingen belastet?
Ich würde sagen, alle Produkte, die für Kinder gefertigt werden. Beginnend von Süßigkeiten bis hin zu Babynahrung beinhalten industrielle hergestellte Kinderlebensmittel am meisten Chemikalien. Oder andere Spuren industrieller Bearbeitung. Und das ist ja auch eine zusätzliche Tragödie: Kinder sind bei der Auswahl von Nahrungsmitteln ganz stark abhängig von dem, was sie von den Eltern serviert bekommen und gleichzeitig sind die Kinderprodukte am stärksten belastet. Hier muss man auch die Eltern in die Verantwortung nehmen. Und natürlich auch wieder den Gesetzgeber, der das zulässt.

Und warum lassen die Gesetzgeber das zu?
Die Europäische Union ist ja im Kern nichts anderes als eine Wirtschaftsgemeinschaft. Die EU fördert daher beispielsweise im gleichen Maße den Zuckerverbrauch und die Bekämpfung der Zivilisationskrankheit Diabetes. Was auf den ersten Anschein widersinnig wirkt, hat leider eine fatale Logik in sich: Früher gab es in Europa noch ein Gesundheitswesen, heute gibt es nur noch eine Gesundheitswirtschaft, in der selbst der Patient einen Beitrag zum Bruttosozialprodukt leistet. Denn dem Patienten können wieder teure Medikamente verkauft werden, was ja auch in die Wirtschaftsleistung

einbezogen werden muss. So fördert die EU eben alles, was sich irgendwie und für irgendwen in den Wirtschaftsrechnungen positiv niederschlägt. Der Patient opfert sich sozusagen fürs Bruttosozialprodukt. Chronisch Kranke sind da natürlich besonders hilfreich. So bringen die Diabetiker pro Jahr 48 Milliarden Euro – allein in Deutschland.

Es taucht immer wieder der Vorwurf auf, dass gewisse Lebensmittelzusatzstoffe wie Suchtmittel wirken – das heißt: Die Industrie soll bewusst chemische Substanzen in Lebensmitteln einsetzen, die Konsumenten dazu bringen, immer wieder und immer mehr von dieser Industrienahrung zu sich zu nehmen.
Ich habe es zu Beginn meiner Arbeit für unmöglich gehalten, dass die Industrie Süchtigmacher in Lebensmittel einarbeitet. Tatsächlich aber gibt es wissenschaftliche Nachweise dafür, dass manche Inhaltsstoffe so wirken, Zucker und Süßstoffe beispielsweise. Inzwischen haben sich auch etliche Forscher, vor allem aus den USA, zu Wort gemeldet und gefordert, dass man den Zucker genauso regulieren müsste wie andere Suchtmittel, etwa Alkohol und Nikotin. Es gibt heute Hunderttausende von Menschen, die sind aufgrund jahrelanger Essgewohnheit tatsächlich süchtig nach Zucker – für diese ist das entsprechende Essen natürlich kein Genuss mehr, sondern Zwang.

„Forscher der Harvard University sind zum Ergebnis gekommen, dass jedes Jahr 180.000 Menschen an Softdrinks sterben – aufgrund der Inhaltsstoffe. "

Sehen Sie eine Möglichkeit, dieses System aufzubrechen?
Jeder Einzelne kann heute noch sein Leben ändern und umorganisieren und entsprechend auf echtes und gesundes Essen zurückgreifen, das ist ja vorhanden. Was das System im ganzen betrifft, so bin ich sehr skeptisch. Da geht es um Macht und Geld. Hier hat die Lebensmittelindustrie alle entscheidenden Machtzentren besetzt, die Politik hat sich bereitwillig zurückgezogen. Beispielsweise im sogenannten Codex Alimentarius, jener Einrichtung der Vereinten Nationen, die weltweit die Standards für Lebensmittel setzt. Da sitzt Südzucker in der deutschen Delegation, Red Bull in der österreichischen, Nestlé in der schweizerischen. Das bedeutet: Wenn es um Lebensmittel geht, hat die Demokratie Pause.

Wie sehr ist der Lebensmittelhandel in dieses Marktsystem eingebunden?
Sehr. Der Handel spielt eine große Rolle dabei – vor allem natürlich die

großen Handelsketten, nicht den kleinen Hofladen eines Biobauern, der ja auch Teil des Handels ist. Aber die großen Ketten sind heute maßgeblich zuständig für die Versorgung der Menschen mit Nahrungsmitteln. Das Problem dabei ist, dass der Lebensmittelhandel zunehmend monopolisiert wird. In Deutschland sind es gerade noch acht Ketten, in Österreich nur noch drei, die fast den gesamten Lebensmittelhandel abdecken. Da geht es um riesige Mengen im Einkauf, die wiederum den Preis drücken, damit sinkt leider oft die Qualität und vor allem können Kleinbauern da nicht mehr mit. Auch das ist Macht. Allein die deutsche Supermarktkette REWE verkauft pro Jahr eine Milliarde Eier, eine Million davon sind Bio-Eier. Das nächste Problem: Handelsketten unterliegen ja selbst geschaffenen Sachzwängen, die dort angebotenen Lebensmittel müssen ja lange haltbar sein, auf diese Vorgabe reagiert die Industrie wieder mit der Zugabe von Chemie.

Und was bringt die Zukunft, wenn hier nichts geschieht?
Je mehr die Lebensdauer der Produkte verlängert wird, desto mehr sinkt unsere eigene. Untersuchungen in den USA, von Forschern der Harvard University, sind zum Ergebnis gekommen, dass jedes Jahr 180.000 Menschen an Softdrinks sterben – aufgrund der Inhaltsstoffe, Zucker, Zusatzstoffe und dergleichen. Zum Vergleich: Jedes Jahr sterben in Amerika 30.000 Menschen durch die Anwendung von Schusswaffen. Das bedeutet: Colas sind sozusagen gefährlicher als Colts.

3 **Tipps zum Abschluss**
Zum Ende noch ein paar gesunde Tipps, wie sie sich selbst schützen können: einfache Gedanken zum Thema Einkauf – nicht unbedingt neu, aber dennoch immer aktuell:

• Kaufen Sie frische, industriell nicht verarbeitete Lebensmittel.

• Lebensmittel sind dann am gesündesten, wenn sie biologisch, regional und saisonal sind. Dann wachsen sie am sichersten ohne Giftstoffe.

• Selbst kochen bedeutet nicht, sich eine Fertigpizza ins Rohr zu schieben, sondern aus echten Lebensmitteln wie Gemüse, Obst, Reis usw. eine Mahlzeit zuzubereiten. Studien haben gezeigt, dass das nicht nur Geld spart, sondern auch nicht mehr Zeit in Anspruch nimmt.

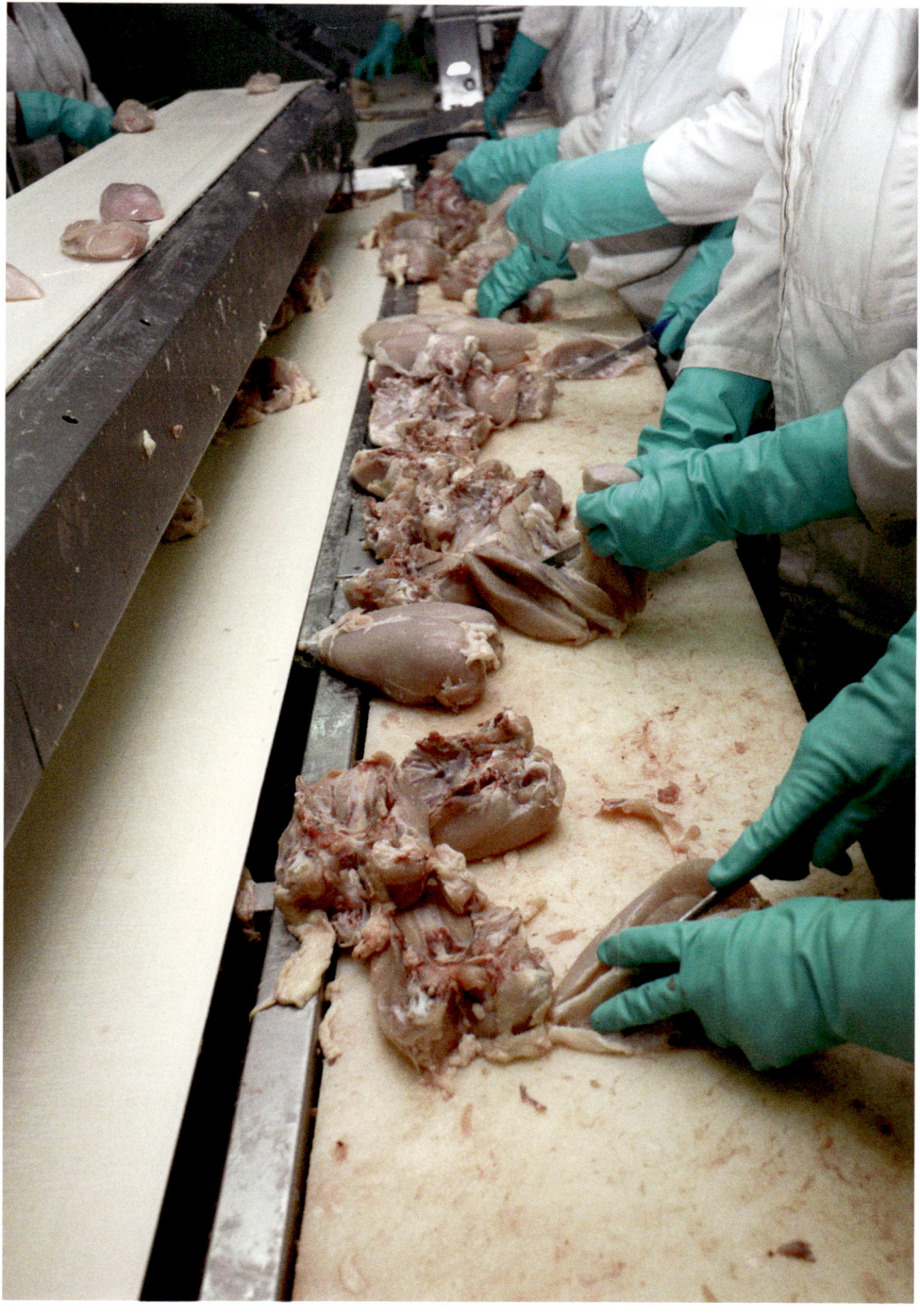

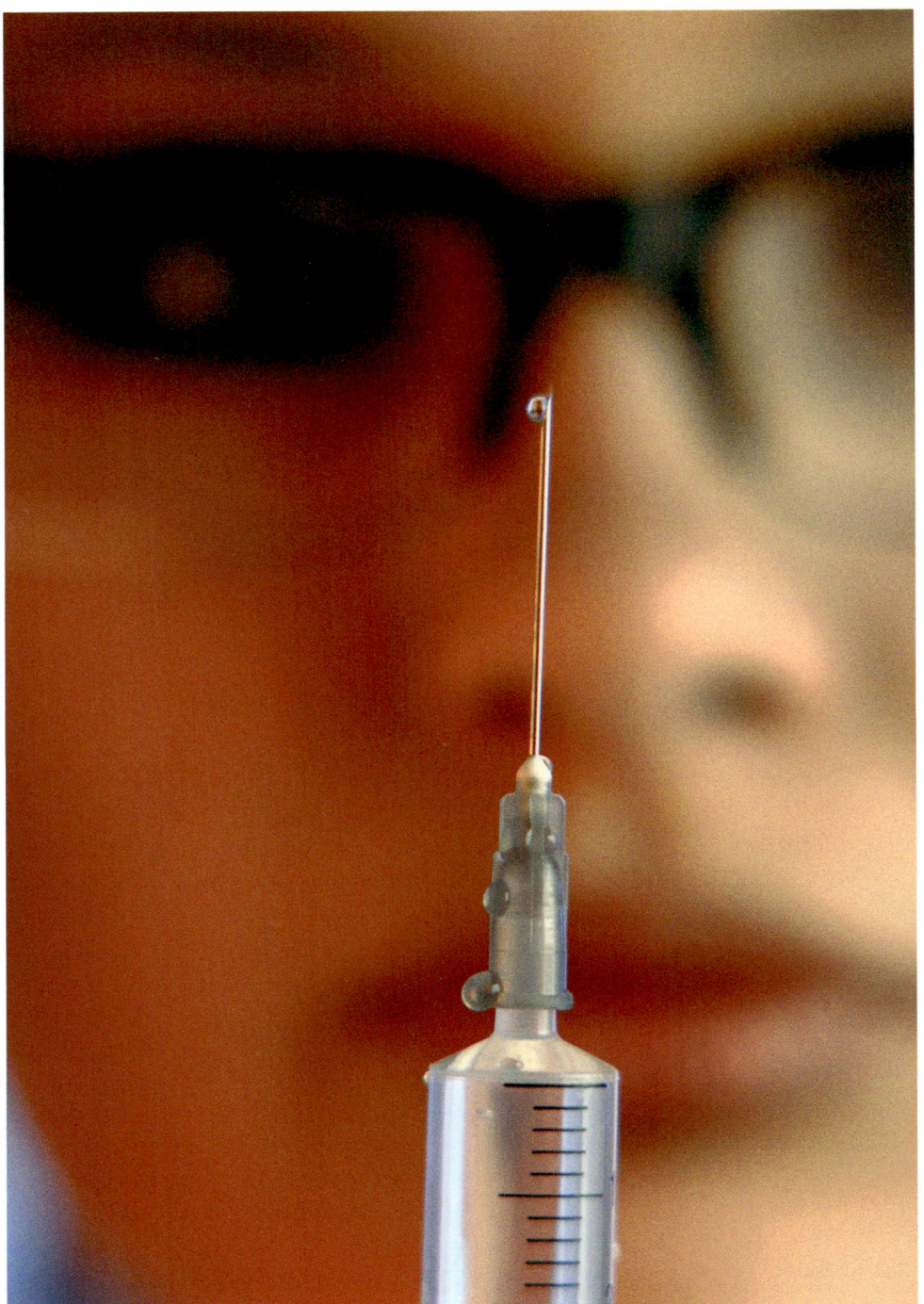

3. Ein Richtungswechsel muss her
Die Medizin verdient nicht an Heilung, sondern an Krankheit

Jeder zehnte Euro, der irgendwo in Europa verdient wird, fließt in Maßnahmen, um kranke Menschen zu therapieren – primär mit den Methoden der modernen Schulmedizin, die allzu oft nur Symptome bekämpfen kann, nicht aber die Ursachen. Anders formuliert: Mehr als zehn Prozent der gesamten Wirtschaftsleistung in westlichen Industriestaaten werden in die Finanzierung der Gesundheitssysteme, die eigentlich Krankenversorgungssysteme sind, gepulvert. Dementsprechend sind die Resultate: So genannte Zivilisationskrankheiten und Volksleiden nehmen von Jahr zu Jahr zu, trotz gewaltiger Fortschritte in der modernen Medizin wird die Gesellschaft immer kränker.

Um dem entgegen zu steuern, werden Milliardenbeträge in die Vorsorgemedizin gesteckt. Seltsam, dass auch diese Maßnahmen nicht greifen, wenngleich es dafür eine recht einfache Erklärung gibt: Der größte Teil dieser Vorsorgemaßnahmen entfällt auf sündteure Screening-Programme und andere Mittel der Früherkennung von Krankheiten. So notwendig und begrüßenswert dies auch ist, es trifft wieder nicht den Kern der Sache. Ein Raucher kann beispielsweise jedes Vierteljahr zum Lungenröntgen gehen, bei dem dann irgendwann ein Tumor diagnostiziert wird, der schließlich mit Chemo- und Strahlentherapie sowie operativ behandelt wird. Viel sinnvoller jedoch wäre es, in Maßnahmen zu investieren, um ihn nicht zum Nikotinsüchtigen werden zu lassen. Das wäre jene Prävention, die viel Leid verhindern könnte. Doch zugegeben: Woran sollen dann noch Pharmaindustrie, Medizintechnikhersteller und Ärzte verdienen?

Die Belastungen zur Erhaltung eines eigentlich kranken Systems kosten die Krankenversicherungen – und damit uns alle als Beitragszahler – Unsummen. Vorbeugung könnte hingegen nicht nur Geld sparen, sondern auch Leid verhindern. Und nicht zuletzt im Hinblick auf eine alternde Gesellschaft auch helfen, dass wir länger gesund arbeiten und damit auch länger Beiträge zahlen. Seit Jahren ist immer wieder von einer Reform des Gesundheitssystems zu lesen und zu hören, doch eine solche hat nie wirklich stattgefunden. Tatsächlich sind nur einige Verwaltungsreformen im Gesundheitssystem umgesetzt worden.

*„Überall geht ein
früheres Ahnen dem
späteren Wissen voraus."*

**Alexander von Humbolt,
deutscher Naturforscher (1769 – 1859)**

Warum Vorbeugung hilft

Fruchtzucker, der eigentlich gesund sein soll und unsere Leber soweit schädigt, dass sie jener von schweren Alkoholikern gleicht? Sojasprossen, die fit machen sollen und mit Keimen verseucht zur Todesfalle werden? Hühnerfleisch, das weil fettarm gesund sein soll und dann voll mit Antibiotika ist? Diätmargarine, die Herzkrankheiten verursacht, obwohl sie diese eigentlich verhindern soll? Pferdefleisch statt Rindfleisch gut versteckt in Würsten, Lasagne und Pasta? Mehl – eigentlich ein Grundnahrungsmittel – über und übervoll mit allergieförderndem Gluten? Hormone und Medikamentenrückstände im Trinkwasser? Kindertee, der als gesund beworben wird und voll mit Zucker ist, damit er gut schmeckt? Gemüse, das wir als gesundheitsbewusste Menschen eigentlich viel öfters essen sollten, voll mit Pestizid- und Düngemittelrückständen? Immer wieder schädliche Keime in abgelaufenem und dennoch weiterverarbeitetem Fleisch? Tomaten mitten im Winter aus dem Gewächshauslabor, gezüchtet auf Nährstofflösungen mit dem Geschmack eines feuchten Taschentuchs? BSE im Rindfleisch? Vogelgrippe begünstigt durch Massentierhaltung? Ja sogar Pestizide und Düngemittel im Wasser heiliger und seit Jahrhunderten Heil bringenden Quellen?

Der Krimiautor Wolf Haas lässt seinen Detektiv einmal scherzend schildern, dass Knackwürste aus den Resten von Leberkäse gemacht werden. Und Leberkäse aus den Resten von Knackwürsten. Das Traurige daran: Die Realität ist noch viel schlimmer. Die industrielle Produktion von Lebensmitteln ist so komplex, dass die kleinsten Fehler massive Folgen haben können. Noch trauriger: Wir haben uns daran gewöhnt. Auch an die medialen Berichte. Deswegen berichten die Medien auch immer weniger darüber.

Keine Konsequenzen bei Skandalen

Als im Oktober 2013 – kurz vor Fertigstellung dieses Buches – die Österreichtochter des deutschen Lebensmittelriesen REWE zwei Salami-Sorten des Herstellers Stassnik, die als billige Eigenmarken verkauft wurden, zurückrief, berichtete darüber genau eine Zeitung. Österreichweit. Gepostete Kommentare auf der Website durch die Internetuser auf diese Meldung? Null. Jedes Foto eines mittelmäßigen Popmusikers ist uns hundertmal mehr Kommentare wert. REWE selbst informierte die Kunden über die „bakterielle Kontamination" und dass die „Gesundheitsschädlichkeit nicht vom Erzeuger, Hersteller, Importeur oder Vertreiber verursacht worden" ist. Wie bitte? Wer hatte denn dann die Hand im Spiel? Der Heilige Geist? Die Kunden sollten die Waren zurückbringen und bekämen ihr Geld zurück, teilte REWE mit. Das wars. Ein gerichtliches Nachspiel – für wen auch immer – immerhin geht es um gesundheitsschädigende Lebensmittel? Fehlanzeige. Was also tun, wenn die Kontrollbehörden auslassen und das System so komplex ist, dass wir nicht annähernd feststellen können, wo unsere Nahrung herkommt und was drin ist? Wir hoffen, dass es uns nicht trifft. Und wenn doch, dass es nicht so schlimm wird. Dass wir im Notfall ein gut funktionierendes Medizinsystem haben, das uns wieder auf die Beine bringt. Es kostet ja auch genug. Mehr als zehn Prozent der gesamten Wirtschaftsleistung geben wir in den entwickelten europäischen Staaten zur Finanzierung unserer Gesundheitssysteme aus. Jeder zehnte Euro, der irgendwo verdient wird, wird ausgegeben, um Menschen zu heilen. Doch gelingt das? Wieder Fehlanzeige. Trotz der Milliarden-Ausgaben werden wir nicht gesünder: Die Zahl der Menschen, die an Volkskrankheiten wie Herz-Kreislauf-Erkrankungen, Übergewicht, Allergien, rheumatischen Beschwerden und Diabetes leiden, nimmt ständig zu. Nicht zuletzt deshalb steigen auch die Gesundheitsausgaben und die Systeme werden scheinbar immer unfinanzierbarer.

Vorbeugung spart Geld und Leid

Gleichzeitig gehen die bisherigen Bestrebungen, Gesundheitssysteme zu reformieren ins Leere. Die von Experten seit Jahrzehnten kritisierten strukturellen Probleme werden meist nicht gelöst. Die Systeme sind von innen heraus nicht mehr reformierbar, sagen viele. Manche fordern deshalb mehr Wettbewerb, in der Hoffnung, dass mehr Marktwirtschaft von außen die Wende bringt. Bei genauerer Betrachtung entpuppt sich diese Forderung als Ablenkung. Denn meist soll der mit dem Wettbewerb verbundene Rückzug der öffentlichen Hand nur jenen Raum öffnen, in dem Akteure noch ungehinderter Geschäfte mit der Gesundheit machen können. Denn Gesundheit ist auch eines: ein riesiger Markt voller Intransparenz.

Es ist deshalb höchste Zeit, neue Wege aufzuzeigen, einen Richtungswechsel einzuleiten und vor allem Alternativen zu entwickeln. Und das eigentliche Ziel – Gesundheit für alle – wieder in den Mittelpunkt der Betrachtung zu rücken. Das Ziel darf nicht sein, Krankheit zu verwalten oder kranke Menschen zu heilen. Ziel muss sein, die Entstehung von Krankheiten zu verhindern. Klaus-Dietrich Runow, ärztlicher Leiter des deutschen Instituts für Umweltmedizin und Buchautor, schildert in seinem neuesten Werk, dass fast zwei Drittel aller Krebserkrankungen umweltbedingt sind und nicht etwa genetisch.[1] Auch viele andere Krankheiten entstehen durch Umweltgifte in der Luft, unserem Wasser und nicht zuletzt in unserer Ernährung. Und in der Art, wie wir arbeiten und leben – gestresst, unter Druck und mit immer seltener Raum für uns. Der französische Autor und Philosoph Voltaire formulierte bereits im 18. Jahrhundert einen Satz, der bis heute Gültigkeit hat: „In der einen Hälfte des Lebens opfern wir die Gesundheit, um Geld zu erwerben, in der anderen Hälfte opfern wir das Geld, um die Gesundheit wieder zu erlangen. Und während dieser Zeit gehen Gesundheit und Geld verloren."

Prävention entlastet Krankenkassen, Betriebe und uns alle

Genau hier liegt der Schlüssel – in einem Umdenken und in Vorbeugung. Prävention bedeutet zum einen mehr Bewegung und bessere Ernährung. Gesundheit entsteht aber auch dadurch, dass man für sich selbst und für andere sorgt. Und dass man in die Lage versetzt ist, selber Entscheidungen zu fällen und die Gestaltung der eigenen Lebensumstände selbst in die Hand zu nehmen. Und vor allem dadurch, dass die Gesellschaft, in der man lebt, Bedingungen schafft, die ihren Bürgern ein gesundes Leben ermöglichen. Prävention bedeutet somit auch eine gemeinsame Verantwortung für das System und die Gesundheit. Und damit, alles zu unternehmen und aufzuzeigen, wie Umweltgifte aus unseren Lebensmitteln, unserer Luft und unserem Wasser entsorgt werden können – oder noch besser gar nicht erst hineingelangen. Dazu braucht es aber auch andere Dinge, sagen Experten:

Die Reform des Gesundheitswesens beginnt bei Bildung, beim Ausbau der Sozialsysteme, beim Abbau von sozialen Ungleichheiten, bei Investitionen in Arbeitsplätze und der Absicherung der Menschen vor den (finanziellen) Folgen von Krankheit. Genau diese gesundheitsgebenden Faktoren – und nicht die Medizin allein – haben zum Anstieg der Lebenserwartung in den vergangenen 100 Jahren geführt.

Ein ungesundes System

Wie das gehen soll? Indem wir uns zuerst einmal nicht darauf verlassen, dass uns unser Gesundheitswesen im Ernstfall retten kann. Ärzte sind keine Götter – egal ob weiß gekleidet oder nicht. Sie sind Menschen wie wir. Zugegeben gut ausgebildet. Dafür aber auch überlastet nach Diensten, die oft eineinhalb Tage am Stück dauern. Die Pharmaindustrie wiederum pumpt Milliarden in die Entwicklung neuer Medikamente, der Output ist aber immer geringer. Echte Innovationen bleiben oft aus. Bei genauerer Analyse ist der Nutzen der enormen Ausgaben für die Gesundheit der Menschen dürftig. Trotz aller medizinischer Bemühungen ist in den USA die Todesrate bei Krebserkrankungen in den vergangenen 60 Jahren kaum gesunken. Nach wie vor sterben etwa 200 von 100.000 Amerikanern pro Jahr an Krebs. Das sind zehn Menschen weniger als im Jahr 1950.

Ähnliche Entwicklungen gibt es auch in Europa. Starben in Österreich 1983 etwas mehr als 200 von 100.000 an Krebs erkrankten Menschen, so waren es 20 Jahre später noch immer 175. Bei einzelnen Krebsraten stiegen die Todesraten laut Krebsbericht der Statistik Austria sogar oder blieben weitgehend gleich. Etwa bei Leberkrebs, Bauchspeicheldrüsenkrebs, Lungenkrebs bei Frauen, Hautkrebs, Brustkrebs, Gebärmutterschleimhautkrebs[2], Prostatakrebs, Non-Hodgkin-Lymphom und Leukämie[3]. In Deutschland bemängelte vor einigen Jahren der Sachverständigenrat zur Begutachtung der Entwicklung im Gesundheitswesen, dass die Menschen unter Über-, Unter- und Fehlversorgung gleichzeitig zu leiden hätten. Die Bilanz ist verheerend: Bei Frauen nehmen die Brustkrebsraten zu. Bei der Diagnose und Therapie gibt es Über- und Fehlversorgungen. So gebe es zahlreiche Mammografien bei Frauen unter 50 Jahren, die eigentlich wenig bringen. „Gerade bei dieser Altersgruppe ist das Verhältnis zwischen diagnostischem Nutzen und möglichen Schäden ungünstig", schreiben die Sachverständigen. Doch das ist noch nicht alles: Die Hälfte der Patientinnen mit Brustkrebs werde „trotz anerkannter Leitlinien nicht entsprechend behandelt".

Früherkennung verhindert die Krankheit nicht

Das Österreichische Bundesinstitut für Gesundheitswesen hat im Jahr 2004 die Möglichkeit geprüft, ein flächendeckendes Mammografie-Screening in Österreich einzuführen, um die Zahl der Brustkrebstoten zu senken. Das Problem dabei ist, dass dafür ein flächendeckendes und qualitativ hochwertiges Screening gemacht werden müsste. Würden sich alle Österreicherinnen zwischen dem 50. und 69. Lebensjahr zweijährlich einer Mammografie unterziehen, würde das jährlich 464.000 Mammografien erfordern. Dabei ist nicht gesagt, dass mittels Screenings Tumore auch immer rechtzeitig entdeckt werden. Zwar ist die Mammografie zurzeit die einzige als wirksam anerkannte Methode für die Erkennung von Brustkrebsvorstufen und frühen Tumorstadien. Es ist aber auch wissenschaftlich erwiesen, dass in der Diagnose erfahrene Radiologen wesentlich mehr Brustkrebsfälle entdecken als weniger erfahrene. Argumentiert werden die Screenings zudem mit den Ergebnissen großer Studien, die besagen, dass sich durch die Teilnahme am Screening bei Frauen zwischen 40 und 69 Jahren die Sterblichkeit an Brustkrebs um gut 33 Prozent senken lasse.

Viele meinen aufgrund dieser Zahlen, dass von 100 Frauen, die sich untersuchen lassen, 33 das Leben gerettet wird. Doch das ist falsch. Denn es würde ja bedeuten, dass jede der 100 Frauen krank ist. Tatsächlich besagen die Zahlen aufgrund der statistischen Häufigkeit von Brustkrebs: Von 1.000 Frauen im Alter zwischen 40 und 69, die jährlich zur Mammografie gehen, sterben drei an Brustkrebs. Von 1.000 Frauen im gleichen Alter, die über all die Jahre hinweg nicht zur Mammografie gehen, sterben vier an Brustkrebs. Der relative Unterschied zwischen vier und drei ergibt die genannten 33 Prozent. Anders ausgedrückt: Von 1.000 Frauen, die im kritischsten Alter regelmäßig zur Reihenuntersuchung gehen, kann maximal eine profitieren. Wenn überhaupt. Das persönliche Leid und die Folgekosten für Biopsien und Laboruntersuchungen bei all jenen Frauen, denen die Mammografie einen falsch positiven Befund liefert, sind hier noch nicht berücksichtigt.

Früherkennung hat nämlich für viele Frauen zur Folge, dass oft erheblicher medizinischer Aufwand nötig ist, um unter den vielen nach einem Test als verdächtig identifizierten Befunden die Fehlalarme wieder herauszufiltern. Laut Hochrechnungen muss man annehmen, dass in Deutschland jede zweite Frau, die regelmäßig zwischen ihrem 40. und 69. Lebensjahr zur Mammografieuntersuchung geht, zumindest einen positiven Befund bekommt, obwohl sie gar keinen Brustkrebs hat. Auch bei anderen Krebsarten sieht es nicht besser aus. Die Diagnostik des Lungenkarzinoms beschrieb der deutsche Sachverständigenrat als verbesserungsbedürftig. Außerdem würden Patienten häufig in unzureichend qualifizierten Einrichtungen operiert, was wiederum zu Fehlversorgungen führe. Laut deutschem Sachverständigenrat gibt es weiters „hinreichend sichere Hinweise", dass Schmerzen bei vielen Krebskranken in Deutschland nicht ausreichend behandelt werden. Und das, obwohl die Ausgaben für schwere Schmerzmittel laufend steigen.

Vernichtende Ergebnisse

Nicht viel besser sind die Bilanzen beim Leiden Nummer Eins, den Herz-Kreislauf-Erkrankungen. „Trotz intensiver Anstrengungen in der Akutversorgung kardialer Ereignisse konnten bislang in Deutschland im Vergleich zu anderen westlichen Ländern nur mittelmäßige Erfolge hinsichtlich des Rückgangs der kardialen Mortalität erzielt werden", schreibt der deutsche Sachverständigenrat.[4] In Österreich sieht es ähnlich aus. 44 Prozent der Todesfälle entfielen 2007 auf Herz-Kreislauf-Erkrankungen. 1970 waren es gerade einmal 3,2 Prozentpunkte mehr – nämlich 47,2 Prozent. In den vergangenen fast 40 Jahren hat sich somit kaum etwas bewegt – trotz Milliardenausgaben für Therapien und präventive Arzneimittel. In Österreich zahlten etwa die Krankenkassen im Jahr 2006 für Medikamente gegen Herzkreislauferkrankungen 160 Millionen Euro – mehr als für jede andere Arzneimittelgruppe. Nicht eingerechnet sind dabei Cholesterinsenker, Antithrombosemittel und Blutdrucksenker, die es noch einmal auf 250 Millionen Euro bringen.[5]

Anders formuliert: In Summe bleiben damit rund 16 Prozent der gesamten Arzneimittelausgaben der Krankenkassen ohne nennenswertes Ergebnis. Angesichts derart vernichtender Bilanzen stellt sich die zentrale Frage des modernen Gesundheitswesens: wozu der ganze Aufwand, wenn er fast nichts bringt? Könnte man das viele Geld nicht sinnvoller und gesundheitsfördernder einsetzen? Die Antwort ist simpel: ja. Doch dazu müsste das System umgebaut werden. Müssten Gelder und damit auch Arbeitsplätze und Unternehmen umgeleitet werden. Weg von der kurativen Medizin hin zur Vorbeugung. Der Grund für die Probleme liegt nämlich in der Natur des Gesundheitswesens selbst, das sich primär als Krankenversorgungssystem versteht. Es lebt von den Kranken. Es verdient nicht daran, dass es Menschen gesund macht, sondern am Gegenteil. Also muss es uns möglichst lange krank halten.

Kapitel 3

Alternative Wege helfen sparen

Im Frühjahr 2007 brachte ein betagter Arzt bei einer Konferenz der österreichischen Krankenkassen das Problem des Medizinkomplexes auf den Punkt. Bei seinem letzten öffentlichen Auftritt sagte der ehemalige und drei Monate später verstorbene Gesundheitsminister Kurt Steyrer: „Für den Anstieg der Lebenserwartung in den vergangenen Jahrzehnten hat die Medizin den geringsten Beitrag geleistet." Er steht mit dieser Meinung nicht allein. Zahlreiche Experten schätzen den Beitrag der kurativen Medizin zur Gesamtgesundheit der Menschen eher gering ein. Der Grund: Dort, wo durch Therapie tatsächlich Leben verlängert werden kann, ist die Medizin mit schwer- und schwerstkranken Menschen konfrontiert. Sie verbessert sicherlich die Lebensqualität von akut und chronisch kranken Menschen. Da sie häufig aber keine heilende, sondern nur eine lebenserhaltende oder gar nur lindernde Wirkung hat, wird ihr Beitrag zur durchschnittlichen Lebenserwartung von manchen Experten mit nur 10 bis 15 Prozent angegeben.[6]

Wenn es aber nicht die Medizin ist, die einen zentralen Beitrag zu unserer Gesundheit leistet, was ist es dann? Es sind die Lebensumstände, es ist unser Umfeld, es ist unsere Umwelt. Und damit stellt sich wiederum die Frage, wie stark wir Umweltgiften und Stress ausgesetzt sind. Dies wiederum wird auch durch Faktoren wie Wohlstand, Bildung, Familie, Ernährung, unser Sozialsystem und viele andere Faktoren beeinflusst. Der schottische Epidemiologe Thomas McKeown hat bereits 1979 den Rückgang der Infektionskrankheiten in den Industriestaaten in den vergangenen 200 Jahren auf Hygiene, bessere Ernährung, Immunität und andere unspezifische Maßnahmen zurückgeführt. Auch der britische Experte Sir Michael Marmot, Leiter des Instituts für Gleichberechtigung im Gesundheitswesen in London, unterstrich im Sommer 2013 bei den Alpbacher Gesundheitsgesprächen im gleichnamigen Tiroler Bergtal, dass Gesundheit nicht einfach abhängig von der Technisierung des Gesundheitswesens oder der Höhe des investierten Geldes ist.

Vorbeugung stärken
Um den einzelnen Menschen gesund zu halten beziehungsweise wieder gesund zu machen, ist es daher nötig, nicht ausschließlich in die kurative Medizin zu investieren, sondern in andere Bereiche, die das Erhalten von Gesundheit fördern und vor Krankheit schützen. Das von den meisten europäischen Nationalstaaten als Handlungsmaxime anerkannte Rahmenkonzept „Gesundheit 21" der Weltgesundheitsorganisation WHO hat für

die europäischen Länder als oberstes Ziel definiert, für alle Menschen das volle gesundheitliche Potenzial zu erreichen. Die in diesem Gesundheits-konzept formulierten Ziele bilden einen Orientierungsrahmen zur Gestal-tung der Gesundheitspolitik in den einzelnen europäischen Ländern. Ein primäres, dort formuliertes Ziel legt die gesundheitliche Chancengleich-heit fest: Mehr Chancengleichheit, heißt es, führt zu einem Zugewinn an Gesundheit: „Menschen, die mit Unsicherheit und sozialer Ausgrenzung konfrontiert sind, sind vermehrt Krankheitsrisiken ausgesetzt. Die Finanz-, Sozial- und Bildungspolitik ist daher so zu gestalten, dass eine nachhaltige Reduzierung gesundheitlicher Chancenungleichheit erreicht wird."[7]

Die WHO stellte bereits 1998 fest: „Lebensbedingungen sind das Ergebnis von sozialen und ökonomischen Umständen und der physikalischen Um-welt – die alle Einfluss auf die Gesundheit haben können –, und sie liegen großteils außerhalb der direkten Kontrolle des Einzelnen." Die WHO tritt deshalb in verschiedenen Erklärungen und Programmen dafür ein, durch die Verringerung und Beseitigung sozialer Unterschiede eine allgemeine Chan-cengleichheit in Bezug auf Gesundheit zu erreichen. Tatsächlich passiert im Gesundheitswesen der meisten Industriestaaten derzeit aber genau das Ge-genteil. Die Entsolidarisierung nimmt unter dem Spardruck zu. Der Zugang zu Bildung wird erschwert, Sportstunden werden gekürzt, Schulfächer wie Ernährungslehre gestrichen, das soziale Netz wird zerrissen, die Zwei-Klas-sen-Medizin ausgedehnt, Billigjobs gefördert und die Umwelt zerstört.

Flüssigei aus dem Verbundkarton

Die Lebensmittelindustrie – um an dieser Stelle Verständnis aufzubrin-gen – muss in diesem Strom mitschwimmen. Wenn die Zahl der armutsge-fährdeten Menschen und jener mit niedrigen Einkommen steigt, müssen Nahrungsmittel vor allem eines sein: billig. Sie erfüllen dann primär einen simplen Zweck: Menschen möglichst günstig satt zu machen. Die Frage, ob das gesund ist, stellt sich dabei gar nicht, wenn man überlegen muss, wie man die Heizkosten finanziert. Immer mehr Menschen haben gesundheitli-che Probleme durch Fertiggerichte oder Kantinenessen, wo jede Soße eigent-lich nur angerührtes Pulver ist. Für die Produzenten und Kantinenbetreiber macht es aber einen Unterschied bei den Kosten, ob sie bei der Eierspeise für 200 Leute zwei Tetrapackungen Flüssigei nehmen oder 200 Eier aufschlagen.

Gleichzeitig wird aber nicht mehr die gemeinsame soziale Verantwor-tung groß geschrieben, sondern die Eigenverantwortung. „Wir versichern keine Dicken mehr", war der Titel einer Werbekampagne deutscher Betriebskrankenkassen vor ein paar Jahren. Sie wollten damit vor einer Entwicklung warnen, die droht, wenn die Entsolidarisierung im Gesundheitswesen weitergeht. Der im Frühjahr 2009 präsentierte Ernährungsbericht für Österreich bestätigt die Entwicklung: Die Bevölkerung wird dicker und dicker. Auf dem Speiseplan stehen zu viel Fett, Salz und Zucker. Wir essen aber nicht nur mehr, wie verbrennen auch immer weniger – sprich bewegen uns kaum. Das Paradoxe: Wir schaffen damit sogar noch einen weiteren Markt, dem wir sinnloserweise Geld in den Rachen werfen: die Diätbranche. Wir bezahlen unsere Ernährungsgewohnheiten also nicht nur mit häufigeren Erkrankungen und früherem Tod, wir zahlen auch noch Kuren gegen Fettleibigkeit.

Öffentliche Bremsen

Neben einem Umdenken jedes Einzelnen und auch des Gesundheitswesens als Ganzes fordern immer mehr Experten in vielen Ländern auch staatliche Eingriffe, um die Menschen vor Vergiftungen durch Lebensmittel zu schützen. Einige Experten sehen Pommes frites, Cola und Co. inzwischen in einer Reihe mit Tabak und Alkohol, sie fordern ein entschlossenes Eingreifen des Staates. Er solle seine Bürger vor ungesundem Essen schützen und gesunde Entscheidungen erleichtern. Etwa durch mehr Transparenz in Form von klareren Kennzeichnungen. Was ist wo enthalten und wie gesund ist es? Die sogenannte Ampelkennzeichnung (rot für schlechte Werte von Inhaltsstoffen, grün für gute) wurde bisher von der Industrie verhindert. Künftig können die Nährwert-Tabellen auf den Verpackungen sogar noch unübersichtlicher werden. Denn je nach Wunsch des Produzenten basieren die Energieangaben der Lebensmittel entweder auf einem angenommenen täglichen Bedarf eines erwachsenen Menschen. Oder auf von der Industrie festgelegten Portionsgrößen. Wie groß eine Portion dann ist, ist schwer zu sagen. Bei Chips wird eine Portion etwa als eine Handvoll angenommen. Doch wer isst schon nur eine Handvoll Chips?

Steuern auf ungesunde Lebensmittel
Amerikanische Wissenschaftler analysieren für das Fachjournal „PLoS Medicine" etwa auch Programme, die Getränkehersteller gestartet haben. Diese würden den Kampagnen der Tabakindustrie ähneln, so der Vorwurf, und zielten zu sehr auf die Eigenverantwortung der Verbraucher ab. Dazu gehöre etwa die Kampagne „Live Positively" von Coca-Cola in den USA. Durch

die Angaben von Kalorien solle es für die Verbraucher leichter sein, „Entscheidungen zu treffen, und ein gesundes, aktives Leben zu führen" – Zitat Coca-Cola.[8] Im Sommer forderte die UNO die globale Einführung von Sondersteuern auf Chips, Softdrinks und Junkfood als Strategie gegen die immer weiter verbreiteten Zivilisationskrankheiten. Gleichzeitig könnte dieser Weg zu mehr Ernährungsgerechtigkeit führen, meinen die Vereinten Nationen. In einigen Ländern gibt es parallel konkrete Bestrebungen Steuern auf ungesunde Lebensmittel einzuführen. Seit 2011 gibt es eine Fettsteuer in Dänemark auf verschiedene Lebensmittel und in Ungarn eine „Chipssteuer", die auf besonders salzige und süße Lebensmittel zielt. In Frankreich gibt es eine Steuer auf gezuckerte Getränke, auch Peru, Irland und andere Staaten denken über ähnliche Abgaben nach. Um die leeren Staatskassen aufzufüllen, will die italienische Regierung eine Steuer für Spirituosen und Junkfood einführen. Die mit der Steuer eingetriebene Summe soll zur Finanzierung neuer Krankenhäuser dienen.Damit sie wirken, müssten die Steuern allerdings sehr hoch sein. Das bestätigt auch eine Studie aus dem „British Medical Journal". Wenn man Junkfood, Softdrinks und ähnliches so besteuern will, dass es sich tatsächlich positiv auf die Gesundheit auswirkt, dann müssten es schon 20 Prozent sein. Denn erst ab 20 Prozent Verteuerung eines energiedichten Lebensmittels ist mit einem Rückgang der täglichen Kalorienzufuhr von zwischen 30 und 200 Kilojoule pro Person zu rechnen, berichten die Forscher. Idealerweise sollten diese Steuern mit Förderungen für gesunde Lebensmittel wie Obst und Gemüse kombiniert werden, schreiben Oliver Mytton und Kollegen von der British Heart Foundation.[9]

Kalorienrepublik Österreich

Österreich	3.819
USA	3.748
Griechenland	3.725
Italien	3.646
Deutschland	3.547
Frankreich	3.532
Schweiz	3.465
OECD-Schnitt	3.410
Niederlande	3.278
Spanien	3.272
Schweden	3.110
Japan	2.812

Die Zahlen geben die durchschnittliche tägliche Aufnahme von Kilokalorien pro Person in den jeweiligen Staaten an. *Quelle: OECD*

Werbeverbote für Fett, Zucker und Co.

Die Herausgeber von „PLoS Medicine" schlagen umgekehrt vor, dass sich gesetzliche Initiativen erstens gegen Werbemaßnahmen speziell für Kinder richten und zweitens auf bessere Ernährungsrichtlinien für Schulmahlzeiten abzielen sollten. Drittens sollten Steuern auf zuckerhaltige Getränke eingeführt werden. Die Weltgesundheitsorganisation (WHO) fordert ebenfalls strengere Maßnahmen zur Kontrolle von an Kinder gerichteter Werbung für Lebensmittel mit hohem Anteil an gesättigten Fetten, Transfettsäuren, Zucker und Salz. Nach einem neuen Bericht des WHO-Regionalbüros für Europa mit dem Titel „Vermarktung von fett-, salz- und zuckerreichen Lebensmitteln an Kinder" ist die Verschärfung von Werbebeschränkungen von zentraler Bedeutung. „Millionen von Kindern in allen Teilen der Europäischen Region sind inakzeptablen Werbepraktiken ausgesetzt. Die Politik hat Nachholbedarf und muss sich der Realität der Adipositas bei Kindern im 21. Jahrhundert stellen. Kinder sind heute von Werbebotschaften umgeben, in denen sie zum Konsum von Lebensmitteln mit hohem Fett-, Zucker- und Salzgehalt gedrängt werden, selbst wenn sie sich an Orten befinden, an denen sie davor geschützt sein sollten, etwa in Schulen oder in Sporteinrichtungen", kritisierte Zsuzsanna Jakab, WHO-Regionaldirektorin für Europa bei einer Konferenz im Sommer 2013 in Wien.

Anmerkungen und Quellen:

1	Klaus-Dietrich Runow: Krebs - eine Umweltkrankheit?: Risiko minimieren - Therapie optimieren, Südwest Verlag, 2013
2	Nicht zu verwechseln mit Gebärmutterhalskrebs, der stark rückläufig ist.
3	Statistik Austria: Krebsinzidenz und Krebsmortalität in Österreich, 2004, Wien
4	zitiert in: Rümmele/Feiertag: Zukunft Gesundheit, Orac-Verlag 2009
5	ebenda
6	Dür Wolfgang, „Gesundheitssystem korrekt: Visionen waren gestern", Vortrag IIR-Tagung, 2007
7	Europäische Schriftenreihe „Gesundheit für alle", Nr. 5, WHO 1998
8	Stuckler D, Nestle M (2012) Big Food, Food Systems, and Global Health. PLoS Med 9(6): e1001242. doi:10.1371/journal.pmed.1001242
9	www.bmj.com/content/344/bmj.e2931

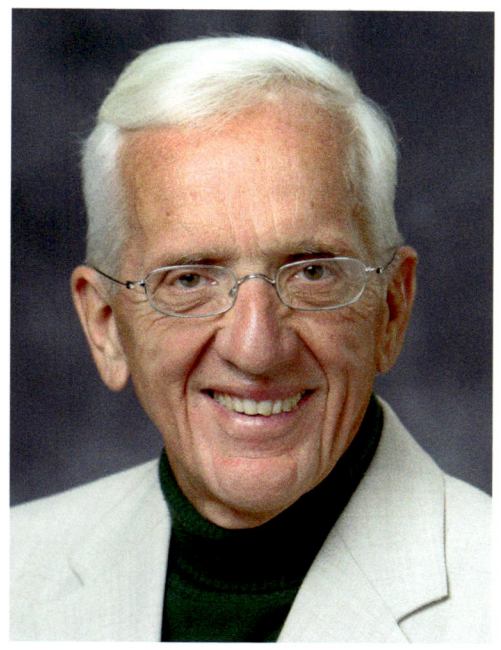

T. Colin Campbell wuchs auf einem Milchbauernhof auf und studierte zunächst Veterinärmedizin. Anschließend studierte er an der Cornell University Biochemie und Ernährungswissenschaften. Berühmt wurde er als wissenschaftlicher Leiter des „China-Cornell-Oxford Project", einer im ländlichen China der 1970er und 1980er Jahre durchgeführten Studie über Ernährung, Umwelt, Lebensweise und Erkrankungen der dortigen Bevölkerung. Hierzu veröffentlichte er unter dem Titel „The China Study" ein viel diskutiertes Sachbuch.

„Unsere Ernährung ist immer noch der beste Schutzschild"

Mit dem Bestseller „The China Study" hat der US-Wissenschaftler T. Colin Campbell für weltweites Aufsehen gesorgt. Sein Sachbuch gilt als „Ernährungs-Bibel für veganen Lebensstil". Der Biochemiker geht davon aus, dass tierische Produkte die meisten Giftstoffe enthalten und großen Anteil an der Entstehung von Krankheiten haben. Campbell ist überzeugt, dass eine pflanzliche Ernährungsweise auch für andere Umweltgifte, die wir nicht über die Nahrung aufnehmen, eine Art Puffer darstellt.

Wie wichtig ist Prävention für Sie?

Krebs, Diabetes und Fettleibigkeit nehmen massiv zu. Wenn wir dabei die Bedeutung der Ernährung nicht beachten, werden noch weitere Millionen Menschen ohne ihr Wissen Diabetes bekommen und die Konsequenzen dieser Erkrankung erleiden, die Erblindung, Amputationen, Herzgefäßerkrankungen, Nierenerkrankungen und den frühzeitigen Tod einschließen. Trotzdem gehören Fast-Food-Restaurants, die uns Fertiggerichte ohne Nährwert auftischen, zur fixen Einrichtung nahezu jeder Stadt. Wir essen öfter denn je auswärts, und Schnelligkeit ist heutzutage wichtiger als Qualität. Die Häufigkeit von Diabetes bei Menschen zwischen 30 und 40 hat in weniger als zehn Jahren um 70 Prozent zugenommen, die Anzahl der adipösen Menschen hat sich in den vergangenen 30 Jahren beinahe verdoppelt. Auch Herzerkrankungen nehmen stark zu. Während aber immer mehr Menschen Opfer von chronischen Erkrankungen werden, hoffen wir, dass unsere Krankenhäuser rund Ärzte alle denkbar Mögliche tun, um uns zu helfen. Tatsächlich ist aber die unzureichende medizinische Versorgung zum Normalfall geworden: Kunstfehler, Fehlbehandlungen, Infektionskrankheiten, die in Spitälern erworben werden und unerwünschte Nebenwirkungen von Medikamenten sind bereits die Todesursache Nummer Drei hinter Herzerkrankungen und Krebs.

Sie widmen sich in Ihrer Arbeit vor allem dem Thema Ernährung. In der nicht biologischen Fleischproduktion werden Medikamente und Wachstumsförderer eingesetzt. In der nicht biologischen Pflanzenproduktion kommen Chemikalien zum Einsatz, die über die Nahrung vom Menschen aufgenommen werden. In welchen Nahrungsmitteln sind Ihrer Meinung nach denn die meisten Gifte vorhanden, welche Produkte machen den Menschen am häufigsten krank?

Natürlich sollten Giftstoffe vermieden werden, und wenn man weiß, dass die meisten in tierischen Lebensmitteln vorkommen beziehungsweise generell in industriell hergestellten, weiß man auch, wie man sie am besten vermeidet. Es muss aber auch darauf hingewiesen werden, dass gewisse Giftstoffe in unserer Nahrung unvermeidbar sind und dies wohl auch bleiben. Zum Teil, weil sie in der Natur selbst vorkommen und zum Teil, weil man eben für die Produktion von extrem großen Mengen an Lebensmitteln für eine immer schneller wachsende Bevölkerung auf den Einsatz von Chemikalien nicht verzichten kann. Erwähnenswert dabei sind zum Beispiel Konservierungsstoffe. Dies ist zwar ein Dilemma, die Auswirkungen können jedoch mit einer Ernährung, die ganze Lebensmittel, also nicht industriell verarbeitete, auf pflanzlicher Basis in den Vordergrund stellt, abgeschwächt werden. Die Nährstoffzusammensetzung der Lebensmittel ist viel wichtiger als die in den Lebensmitteln möglicherweise vorhandenen Giftstoffe.

In welchen anderen Bereichen außer Lebensmitteln sehen Sie noch eine große Gesundheitsgefahr für den Menschen?
Die zunehmende Verschmutzung von Luft und Wasser bereitet mir zunehmend Sorgen. Aber auch hier gilt: Mit einer richtigen Ernährung werden im Organismus zahlreiche Reaktionen ausgelöst, welche die Auswirkungen von Umweltgiften zumindest abschwächen. Unsere Ernährung ist immer noch der beste Schutzschild.

> **„Mit einer richtigen Ernährung werden im Organismus zahlreiche Reaktionen ausgelöst, welche die Auswirkungen von Umweltgiften zumindest abschwächen."**

In Ihrem Bestseller „The China Study" haben Sie eine Beziehung zwischen dem Verzehr von tierischen Produkten und dem Auftreten von Krankheiten wie Krebs (Brust, Prostata, Enddarm), Diabetes, Herz-Kreislauferkrankungen, Fettleibigkeit, Autoimmunerkrankungen, Osteoporose und degenerativen Gehirnerkrankungen hergestellt. Warum?
Ich akzeptiere die Prämisse nicht, dass wir uns im Lauf der Evolution zu „Fleischfressern" entwickelt haben. Ich akzeptiere jedoch Beweise dafür, dass tierische Beikost über lange Zeit eine Rolle gespielt hat, aber ich bin nicht davon überzeugt, dass diese Rolle sehr groß war. Ich kenne auch überzeugende Argumente dafür, dass wir uns primär zu „Pflanzenfressern" entwickelt haben, basierend auf einer Betrachtung der anatomischen und morphologischen Gegebenheiten. Darüber hinaus habe ich sehr viel Zeit meiner Karriere in die experimentelle Erforschung der biochemischen Grundlagen des Zellstoffwechsels gesteckt, hier besonders in Bezug auf die Nährstoffe in unserem Essen. Es gibt dabei unzählige Reaktionen, die entweder zu Krankheiten oder zu einer Stärkung der Gesundheit führen. Und es ist völlig klar für mich, dass die positiven Reaktionen über pflanzenbasierte Komponenten katalysiert werden. Diesem Phänomen wurde fast keine Aufmerksamkeit geschenkt. Doch selbst wenn wir annehmen, dass erhebliche Mengen an tierischer Kost in der Geschichte der Menschwerdung verzehrt wurden – zeigt der Mensch über lange Zeiträume eine erhebliche Anpassung: Und neue Erkenntnisse zeigen nun, dass praktisch alle Menschen ihre Gesundheitswerte verbessern können, wenn sie ihren

Speiseplan auf eine pflanzliche Basis stellen. Wie könnten sie auf diese Weise reagieren, wenn ihr Körper auf tierische Nahrung ausgerichtet wäre?

Für „The China Study" wurden vor allem Forschungsdaten aus Asien verwendet. Nun gibt es zwar winzige aber dennoch existierende genetische Unterschiede zwischen Asiaten und Europäern, die sich auf den Stoffwechsel, also auf die Verdauung auswirken. Auch sind Lebensstil und Nahrungsangebot anders. Kann man die Ergebnisse aus Asien tatsächlich auf Europa umlegen?

Natürlich kann man das. Was auch immer die genetischen Unterschiede zwischen und auch unter den ethnischen Gruppen sind, welche Lebensmittelangebote und Lebensstile vorherrschen: Der Stoffwechsel der Menschen erfährt stets eine Veränderung in Richtung mehr Gesundheit, sobald mehr pflanzliche Kost auf dem Speiseplan steht. Manche Menschen erleben dabei enorme Veränderungen, vor allem, wenn sie generell mit einem hohen Gesundheitsrisiko leben oder in einem fortgeschrittenen Stadium einer Krankheit sind, andere reagieren etwas bescheiden, zum Beispiel, wenn sie bereits gesund sind. Und es gibt natürlich auch einige – das ist aber wirklich nur eine geringe Anzahl –, die behaupten, dass sie gar nicht gut auf pflanzliche Kost reagieren. In der Regel jedoch lassen diese Menschen ihrem Körper zu wenig Zeit dafür, sich von der Sucht nach raffinierten Industrieprodukten mit einem zu hohen Fett- und raffinierten Kohlenhydratanteil zu erholen.

Kommt es bei einer rein veganen Ernährung nicht zu Mangelerscheinungen? Reden wir beispielsweise über Carnitin, das primär über Fleisch aufgenommen wird und eine wichtige Rolle im Energiestoffwechsel spielt. Bei einer gemischten Kost werden täglich bis zu 300 Milligramm Carnitin durch die Nahrung aufgenommen, bei veganer Kost nur etwa 20 Milligramm. Den Rest müssen Veganer durch körpereigene Synthese abdecken, dies funktioniert aber nur, wann die essenziellen Kofaktoren Vitamin C, Vitamin B6, Niacin und Eisen in ausreichender Menge zur Verfügung stehen, was bei veganer Kost oft nicht der Fall ist.

Zunächst möchte ich betonen, dass ich hier nicht von einer veganen Ernährung spreche, die in den meisten Fällen einen viel zu hohen Anteil an Fetten und raffinierten Kohlenhydraten aufweist und einen viel zu niedrigen Anteil an komplexen, natürlichen Kohlenhydraten und Antioxidantien. Diese vegane Kombination kann ernsthaft jene positiven Effekte dämpfen, die eine pflanzenbasierte Ernährung, wie ich sie für ideal halte, bringt: Ich spreche von einer Ernährung, die ganze Lebensmittel, also nicht industriell verarbeitete, auf pflanzlicher Basis in den Vordergrund stellt. Der Begriff dafür ist Whole Food, Plant Based (WFPB). Nährstoffmangel kommt in einer solchen Diät nicht vor. Es mag zwar sein, dass in einigen Fällen bestimmte Nährstoffe als zu gering aufscheinen, dies ist aber deshalb der Fall, weil sich die empfohlenen Zufuhrmengen von Diäten abgeleitet wurden, die eine tierische Mischkost beinhalten. Solche Vergleiche sind nicht zulässig. Der einzige entscheidende Vergleich ist jener in Bezug auf Gesundheit und Krankheit – also ein Vergleich realer Ergebnisse. Und schließlich kenne ich keinen seriösen Beweis dafür, dass beispielsweise Carnitin, das tatsächlich primär im Fleisch vorkommt, tatsächlich eine wesentliche Rolle im Energiestoffwechsel spielen soll. Hierzu gibt es nur entsprechende Daten von jenen Firmen, die dieses Zeug verkaufen.

„Neue Erkenntnisse zeigen nun, dass praktisch alle Menschen ihre Gesundheit verbessern, wenn sie ihren Speiseplan auf eine pflanzliche Basis stellen."

Für die Produktion von pflanzlicher Nahrung werden in zunehmendem Maße chemische Düngemittel und Pflanzenschutzmittel eingesetzt, deren Giftstoffe sich in den Lebensmitteln teilweise anreichern. Stellt daher eine pflanzliche Ernährung nicht selbst ein Problem dar – sind solche über die Nahrung aufgenommenen Umweltgifte ebenfalls Auslöser für zahlreiche Krankheiten? Ist es nicht egal, mit welchen Nahrungsmitteln wir uns krank essen?

Nein, ganz und gar nicht! Nach einer Zusammenfassung der wichtigsten Studien, die von der US-Environmental Protection Agency durchgeführt wurden, und auch laut anderen Untersuchungen stammen mindestens 90 bis 95 Prozent der schwersten Umweltgifte, die der Mensch über die Nahrung aufnimmt, von tierischen Lebensmitteln. Gemeint sind hier besonders jene Schadstoffe, die fettlöslich sind und die nicht ohne weiteres von unserem Organismus selbst entgiftet werden können und sich dementsprechend in unserem Körper anreichern. Dieser Umstand wird durch das Konzept der Bio-Akkumulation und über den Fettgehalt in Lebensmitteln erklärt, die in tierischen Produkten am stärksten ausgeprägt sind. Ich kann das durch eigene Forschungen bestätigen, ich habe einen großen Teil meiner Karriere mit Toxikologie zugebracht – ich war unter anderem einer der beiden Gründer des Graduate Toxicology Program an der Cornell University. Natürlich bin ich besorgt über die giftigen chemischen Rückstände in unserer Nahrung, ich muss aber auch dazu sagen, dass die meisten der Bedenken der Öffentlichkeit über diese schädlichen

Stoffe auf Vermutungen und bewusst oder unbewusst geschürten Ängsten basieren und nicht auf verfügbaren wissenschaftlichen Erkenntnissen. Eines aber ist ganz klar: In meinem Labor verglichen wir die Wirkung der Ernährung, insbesondere jene einer proteinreichen Ernährung auf die Toxizität, also die auf die schädliche Wirkung der giftigsten aller chemischen Karzinogene und konnten zeigen, dass die Höhe der Proteinzufuhr über die Nahrung eine große Rolle dabei spielt, ob beziehungsweise wie stark sich die Toxizität von giftigen Chemikalien auf den Organismus auswirkt. Je mehr pflanzliche Proteine die Nahrung hat, desto höher die Schutzwirkung.

„Die Häufigkeit von Diabetes hat in zehn Jahren um 70 Prozent zugenommen, die Anzahl adipöser Menschen hat sich in den vergangenen 30 Jahren fast verdoppelt."

Die Produktion von biologischen Nahrungsmitteln für alle werde aufgrund fehlender Ackerflächen und Ressourcen niemals funktionieren, sagen Kritiker. Der Großteil der Menschheit werde auf industriell gefertigte Lebensmittel – egal, ob pflanzlichen oder tierischen Ursprungs – angewiesen bleiben. Wie kann man sich also vor industriellen Giftstoffen in der Nahrung schützen?

Das ist eine von den wahren Problemen ablenkende Prämisse, die auf völlig falschen Annahmen aufbaut. Es ist seit langem bekannt – und zwar schon seit den Tagen von Sokrates und Platon –, dass fünf- bis zehnmal so viel Land und Ressourcen erforderlich sind, um eine äquivalente Menge an tierischen Lebensmitteln herzustellen. Praktisch jeder in der Disziplin der Ernährungswissenschaft kennt diese Informationen. Es ist eine der größten Tragödien: Menschen müssen hungern, weil in gewissen Gegenden zu wenig Nahrungsmittel vorhanden sind, und wir verschwenden Flächen und Ressourcen für Tierzucht. Wir bedrohen unsere Existenz auf diesem Planeten mit dem Konsum von tierischen Lebensmitteln, egal ob diese in intensiver Landwirtschaft, in kommerzieller Weide- und Grünlandwirtschaft oder sogar biologisch hergestellt werden. Wir hätten genügend Ackerflächen, um genügend pflanzliche Lebensmittel für alle zu erzeugen und damit würde auch die Gesundheit der Menschen verbessert.

Wie ernähren Sie sich selbst und wo kaufen Sie ihre Lebensmittel ein?

Hier muss ich meiner Frau danken, die nun schon seit 51 Jahren aufbauend auf unseren ernährungswissenschaftlichen Erkenntnissen für die Familie kocht – wir haben fünf erwachsene Kinder, sieben Enkel und drei

Schwiegerkinder. Unsere Ernährung richtet sich streng nach Einhaltung der WFPB-Diät: pflanzliche Nahrungsmittel, Gemüse, Obst, Hülsenfrüchte, Vollkornprodukte und einige Nüsse. Meine Frau fügt dem Essen weder zusätzliche Fette oder Öle hinzu und geht auch mit raffinierten Kohlenhydraten sehr sparsam um, verwendet so gut wie keinen Industriezucker. Wir bekommen einige unserer Lebensmittel aus unserem eigenen Garten, einige von einem nahe gelegenen Bauernhof, etwas von einem lokalen Bauernmarkt und einiges von einem ausgezeichneten großen Lebensmittelgeschäft in unserer Gemeinde. Wir bekommen die Lebensmittel fast immer frisch oder gelegentlich als Tiefkühlware – unverarbeitet. Ich bin heute 79, meine Frau ist 73 Jahre alt und niemand von uns nimmt Medikamente oder Nahrungsergänzungsmittel – außer einer gelegentlichen Vitamin-B12-Tablette, aber ich glaube, die bräuchte es gar nicht.

3 Tipps zum Abschluss
Zum Ende ein paar Tipps, wie Sie für Ihre Gesundheit Sorge tragen können ...

• Reduzieren Sie den Kontakt mit Umweltgiften – etwa in der Ernährung und gönnen Sie Ihrem Körper möglichst vorbeugende Entlastungen.

• Nicht alles, was uns die Werbung verspricht, ist wirklich gesund. Nutzen Sie die Möglichkeiten kritischer Verbraucherorganisationen wie Greenpeace, foodwatch und Dr. Watson. Mehr Informationen unter www.greenpeace.org. ; www.foodwatch.de ; www.food-detektiv.de

• Helfen Sie anderen: Gesundheit wird durch viele Faktoren, wie Bildung, Einkommen, sozialer Status bestimmt. Einer alleinerziehenden Mutter einmal bei Kochen auszuhelfen oder einem Pensionisten beim Einkaufen, kann viel bewegen.

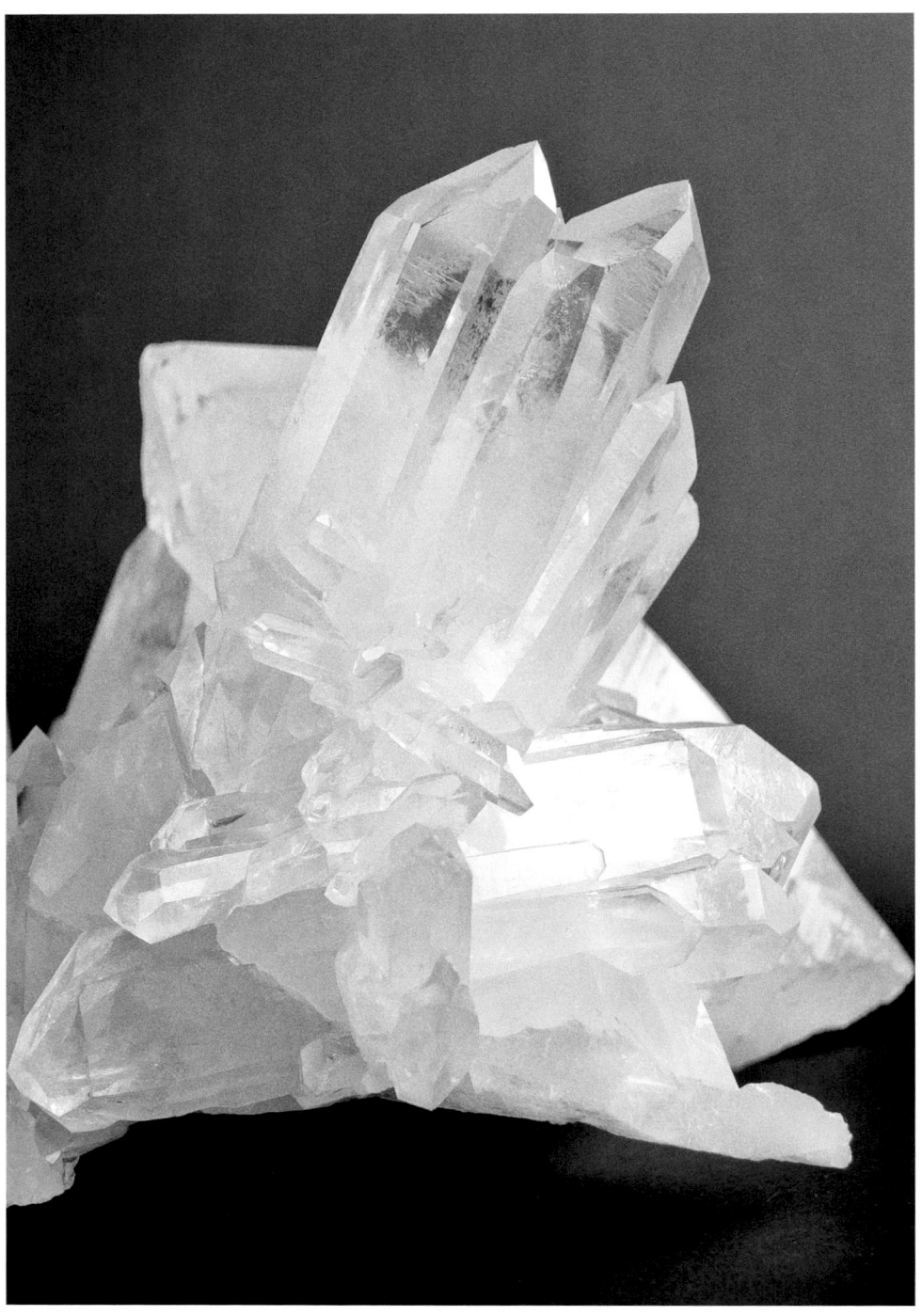

4. Alternativen aus der Natur
Minerale sind Grundbausteine für Gesundheit

Die Welt in der wir leben ist hoch komplex und ein System, das nur dann funktioniert, wenn alle Komponenten an ihrem richtigen Platz sind und auch harmonisch miteinander agieren. Die Natur ist – ohne menschlichen Eingriff – perfekt und so fein abgestimmt, dass jegliches Leben in einem symbiotischen Kreislauf zur Aufrechterhaltung der eigenen Art und gleichzeitig zur Bewahrung der Artenvielfalt beiträgt. Ein perfektes System also, von dem sich die Wissenschaft und Pharmaindustrie immer mehr abschauen. Einerseits, um Produkte zur Behandlung von Krankheiten zu entwickeln und in großen Mengen chemisch herzustellen, andererseits aber auch, um durch Patente möglichst hohe Gewinne zu erzielen: „Mimikry" und „Biosimilars" lauten einige entsprechende Begriffe aus den Chemielabors, „Nachmache" und „biologisch ähnliche Substanzen" könnte man sie auch locker übersetzen.

Doch kein anderes System, insbesondere kein von Menschen gemachtes, funktioniert so perfekt wie eben die Natur selbst. Das schönste Beispiel sind Obst- und Gemüsesorten, wie wir sie das ganz Jahr über verwenden: Je nach Saison wachsen nur jene Pflanzen zur Erntereife, die auch jene Vitamine und Mineralstoffe beinhalten, die der Mensch zu dieser Jahreszeit am nötigsten hat. Sich also mit saisonalen Nahrungsmitteln zu ernähren, ist eines der großen und gleichzeitig einfachsten Geheimnisse einer gesundheitsfördernden Küche. Gleichzeitig werden Transportwege verkürzt, weil saisonale Lebensmittel auch regional verfügbar sind.

So einfach, so effizient und so logisch ist es daher auch, sich die Heilkräfte und Schutzmechanismen der Natur zu eigen zu machen, jene natürlich vorkommenden Substanzen zu nutzen, die Basis für das System Natur sind. Dabei spielen, wie namhafte Wissenschafter erkennen, Siliziumverbindungen eine herausragende Rolle. Ohne Siliziumverbindungen gäbe es keine funktionierende Umwelt, ja sogar kein Leben und nicht zuletzt auch keinen modernen medizinisch-technischen Fortschritt, denn Silizium hat längst auch die Zivilisation erreicht. Heute aber nicht in den Industriehallen der Wirtschaft, sondern zunehmend auch in den Laboren der Gesundheitsforscher.

> *„Es ist keine Utopie anzunehmen, dass der Mensch des 21. Jahrhunderts so viele Ersatzorgane aus Kunststoff und anderen Materialien haben wird, dass man ihn mit einem reparierten Gebrauchtwagen vergleichen könnte."*

**Ray Hammond,
britischer Autor und Zukunftsforscher**

Gesunde Menschen, Betriebe und Versicherungen

Helfen kann uns vor allem ein Umdenken. Hin zu mehr Vorbeugung, damit wir überhaupt nicht krank werden. Quasi als Nebeneffekt verändert es auch unser Gesundheitssystem: Krankenkassen werden zu Gesundheitsversicherungen, unsere Lebenswelt wird auf krankmachende Faktoren analysiert und diese werden beseitigt, der demografische Wandel ist keine Bedrohung mehr – wer fürchtet sich schon vor fitten Alten, die auch gerne länger arbeiten?

Das wiederum verlangt aber auch ein steigendes Verständnis für jene Dinge, die uns gesund halten. Wie wichtig ist die Ernährung? Was passiert im Körper und welche Stoffe sind in Lebensmitteln? Wo begegnen uns Schadstoffe? Fragen, die nicht leicht zu beantworten sind, und eine Lösung ist schwer. Allein in der Ernährung gab und gibt es unzählige Trends. Einmal wurden wir als Konsumenten in die eine Richtung geschickt, dann wieder in die entgegengesetzte. Was also stimmt? Was sollen wir tun? Sollen wir nur noch biologische Lebensmittel kaufen, um Dünge- und Pflanzenschutzmitteln zu entgehen? Oder doch besser regionale Produkte, um die Transportwege zu verkürzen – immerhin finden auch schon Bioprodukte aus China den Weg in unsere Lebensmittelregale. Was aber ist mit biologischen Chips oder Biofleisch? Sind Energiesparlampen sinnvoll oder voll mit gefährlichem Quecksilber? Welche Füllung, die uns der Zahnarzt anbietet, ist die Beste? Obwohl Amalgam Quecksilber enthält und bei Kindern mit Milchzähnen verpönt ist, liegt der Anteil der giftigen Füllungen bei Kindern immer noch bei 30 Prozent. Sollen wir überhaupt noch Fleisch essen? Und wie ist das mit pflanzlichen Fetten? Sind Fette generell zu vermeiden, oder nur bestimmte? Und wenn ja, welche? Sollen wir die Lebensmittel überhaupt kochen oder noch besser vor allem rohes Obst und Gemüse essen? Wie sollen wir uns ernähren, um Herz-Kreislauferkrankungen zu vermeiden? Oder um die Entstehung von Krebs zu verhindern? Ist vegetarische Ernährung sinnvoll oder doch vegane? Sollen wir uns nach den 5-Elementen der Traditionellen Chinesischen Medizin ernähren oder nach Hildegard von Bingen? Brauchen wir Vitaminkapseln und Nahrungsergänzungsmittel oder reicht das, was sich in Lebensmitteln findet, aus?

Ernährung ist der Schlüssel

Wer die Formulierung „Gesunde Ernährung" durch die Internetsuchmaschine Google jagt, bekommt mehr als eine Million Treffer. Versucht man das Ganze noch einmal mit dem englischen Begriff, gibt es sogar mehr als 3,5 Millionen Treffer. Wie also soll man hier einen Überblick behalten? Woran soll man sich orientieren? Für nahezu jeden Weg und Tipp gibt es in der Zwischenzeit Studien, die eben die betreffende Aussage untermauern sollen. Und Studien, die sie widerlegen. Gesund ist eine Ernährung, die dem Organismus das gibt, was er braucht. Eine Ernährungsweise, mit der man – wenn man krank ist – gesund wird und – wenn man gesund ist – es auch dauerhaft bleibt. Doch was ist das? Der industriellen Lebensmittelproduktion zu entgehen ist heute so gut wie unmöglich. Ähnlich ist es mit Schadstoffen in der Umwelt und Nahrung.

In der gesamthaften Betrachtung von Gesundheit spielt Ernährung seit Tausenden von Jahren eine zentrale Rolle. Sei es in chinesischen, indischen oder auch europäischen Traditionen. In nahezu allen Weltreligionen sind Anleitungen für eine gesunde Ernährung enthalten, die sich je nach regionalen und klimatischen Gegebenheiten unterscheiden und primär an jenen Produkten orientieren, die vor Ort verfügbar sind. Ernährung also als Religion? Fast könnte man meinen, dass die moderne Gesundheitswissenschaft das Thema dazu hochstilisiert. Allerdings nicht zum Wohle der Menschen, sondern pervertiert. Traditionelle Systeme hingegen haben durchaus ihre zentralen Wahrheiten. Eine einfache ist, jene Nahrungsmittel zu konsumieren, die regional und damit auch jahreszeitlich verfügbar sind. Brauchen wir wirklich Erdbeeren im Jänner? Frische Äpfel im Frühjahr, die unreif gepflückt in Kühlschiffen aus dem Süden zu uns transportiert werden und während der Fahrt nachreifen? Unter Einsatz von Chemie natürlich, die dann auch verhindert, dass die reifen Früchte schlecht werden und faulen.

Obst reift am Baum, nicht im Container

Vitamin C beugt etwa Erkältungen vor, fördert die Aufnahme von Eisen und ist ein Radikalfänger. Es soll die Immunabwehr stärken und – bei vorbeugender Einnahme – helfen, die Dauer und Schwere von Erkältungen zu verkürzen. Da der Mensch Ascorbinsäure, so die wissenschaftlich korrekte Bezeichnung von Vitamin C, nicht selbstständig produziert, muss er seinen Bedarf komplett über die Nahrung abdecken. Zu finden ist es nicht nur in Südfrüchten, einige Obst- und Gemüsesorten haben noch einen weitaus größeren Vitamin-C-Anteil als Orangen und Co. Überraschenderweise kommen nicht nur viele von ihnen aus heimischem Anbau, sie wachsen auch genau dann, wenn wir sie brauchen – im Herbst. Kohlgemüse – etwa Brokkoli, Rosenkohl und Grünkohl – kann durchaus mit Zitrusfrüchten mithalten. Manche Sorten übertreffen sie sogar deutlich. Frischer Spinat enthält pro 100 Gramm rund 50 Milligramm Vitamin C. Damit ist der Anteil in etwa so groß wie bei einer Orange. Rosenkohl kommt sogar auf 110 Milligramm und Hagebutten sind mit bis zu 1200 Milligramm die absoluten Spitzenreiter.

Einen Großteil unseres Vitamin-D-Bedarfs decken wir wiederum durch Sonnenbestrahlung der Haut. Streng genommen ist Vitamin D gar kein Vitamin, sondern ein Prohormon – aber lassen wir das einmal beiseite. Der Bedarf an Vitamin D über die Nahrung wird umso größer, je kürzer die Zeit ist, die ein Mensch im direkten Tages- und Sonnenlicht verbringt. Und da zeigt sich, dass genau dann, wenn wir es brauchen, die Natur diese Dinge auch zur Verfügung stellt. Fette Fische etwa haben einen hohen Vitamin D-Anteil. Karpfen zum Beispiel, den wir traditionellerweise im Herbst abfischen und der im Winter und zu Weihnachten verzehrt wird.

Die Medizin denkt in Körperteilen

Die Lösungen sind also durchaus da. Es geht vor allem darum, wie wir die Probleme betrachten. Der menschliche Organismus ist ein hochkomplexes System, ein wunderbares in vielen Dingen und Zusammenhängen noch nicht gänzlich verstandenes System. „Der Mensch ist ein biopsychosoziales Wesen, das mit besonderen geistig-emotionalen Eigenschaften ausgestattet ist", sagt der deutsche Universitätsprofessor Karl Hecht im folgenden Interview. Doch sieht die Medizin uns so und behandelt sie uns so? Medizinkritiker – nicht selten selbst Ärzte – werfen dem System und vielen Menschen, die darin arbeiten, vor, abzustumpfen. Den Patienten aus dem Blick zu verlieren. Reden sie über ihn, wird er nicht selten statt sein Name seine Diagnose genannt: „Der Magen auf Zimmer 4" ist nicht zufällig der Titel eines entsprechend kritischen Buches des Ganzheitsmediziners Sieghard Wilhelmer.[1]

Spricht man mit Ärzten, kann – je nach Standpunkt – Medizin zweierlei sein: Naturwissenschaft aber auch Kunst. Die Naturwissenschaft ist von einem nach wie vor mechanistischem Weltbild geprägt. Ausgehend von den Gesetzen der Mechanik des Physikers Sir Isaac Newton. Er hat uns gepredigt, dass nur das wissenschaftlich anerkannt wird, was messbar ist. Tatsächlich hat dieser Zugang unsere Wissenschaft, unsere Gesellschaft und nicht zuletzt unsere Medizin weit gebracht. Überall dort, wo die Mechanik in der Medizin Erfolg verspricht, ist die Medizin erfolgreich. Es reicht aber nicht, den kranken Körperteil zu behandeln, ohne auch den gesamten Menschen zu betrachten und die Ursache für die Erkrankung zu suchen und zu beheben. Newton war nicht nur Naturforscher, sondern auch Verwaltungsbeamter und er lebte vor 300 Jahren. Doch noch immer arbeitet die medizinische Wissenschaft nach dem Konzept eines Verwaltungsbeamten. „Magengeschwüre können von übermäßigem Kaffeegenuss kommen oder von dauernder Kränkung", schreibt Wilhelmer. Für einen naturwissenschaftlichen Mediziner ist das egal – er will das Problem beheben und dafür gibt es klare Richtlinien, getestete Medikamente und nicht zuletzt auch Honorare. Wird aber das Problem bei der Wurzel gepackt? Wird die Ursache gesucht, um Lösungen zu finden, wie eine Wiedererkrankung verhindert werden kann?

Was macht den Menschen aus?
Wollen wir die Ursachen von Erkrankungen breiter betrachten, so müssen wir auch in der Prävention und der Therapie den Menschen ganzheitlich betrachten. Wie bei einem Kunstobjekt einen Schritt nach hinten machen, um das Gesamtbild zu verstehen und wirken zu lassen. Kaum jemand wird ein Bild betrachten, in dem er die chemische Zusammensetzung der Farbe analysiert. Das Medizinsystem arbeitet primär an der Behebung von Problemen – wie eine Autowerkstatt: Funktioniert die Bremse nicht, wird sie getauscht, ebenso die Kupplung. Ob der Fahrer kein besonders guter ist, oder nicht sorgsam mit Kupplung und Bremsen umgeht, interessiert den Mechaniker selten. Im Gegenteil: Lässt der Fahrer oft die Kupplung schleifen, kommt

er bald wieder. Auch das Gesundheitswesen ist ein mechanistisches System und löst die Probleme deshalb auch so: Wir leben im Zeitalter der teuren Apparatemedizin. Alles wird technisch getestet, im Labor analysiert.

Die US-amerikanische IT-Firma Qualcomm hat einen Wettbewerb ausgerufen und ein Preisgeld in der Höhe von zehn Millionen Dollar für jenen Techniker in Aussicht gestellt, der als erster einen funktionierenden Tricorder entwickelt. Was das ist, wissen Freunde der Science-Fiction-Serie Star Trek – im deutschsprachigen Raum besser bekannt unter dem Titel Raumschiff Enterprise: Der Serienarzt – interessanterweise hatte er den Namen „Pille" – hat ein kleines Gerät – nicht viel größer als ein heutiges Mobiltelefon, mit dem er einen Patienten komplett analysieren kann. Das Gerät liefert dann eine detaillierte Diagnose. So ein Gerät will die IT-Firma also entwickelt sehen und ortet dadurch einen Quantensprung in der Medizin.[2] Interessant dabei: Hier gibt eine Technikfirma den Weg vor.

Patente und die Grenzen der Medizin

Die Pharmaindustrie stößt mit dem mechanistischem Konzept derweil immer mehr an Grenzen. Obwohl Computer eingesetzt werden, um aus Millionen von Molekülen die richtigen für eine spezielle Erkrankung zu finden und die Entwicklung einer Arznei mehr als eine Milliarde Euro kostet, werden immer weniger neue und wirklich innovative Medikamente auf den Markt gebracht. Die scheinbare Lösung, die das System wählt, ist deshalb, noch genauer hinzusehen: Tiefer zu blicken und die Gene zu analysieren. Sie sind die kleinsten Bausteine und gleichzeitig tragen sie die Information, wie unsere Zellen und unser Körper arbeitet. Stimmt also etwas nicht, stimmt in den Genen etwas nicht und dann muss man sie eben reparieren. Ähnlich wie bei der Kupplung. Die Vision der Industrie heißt nun: personalisierte Medizin. Wer allerdings glaubt, dass damit ein Paradigmenwechsel angedacht ist, hin zu einer ganzheitlicheren Betrachtung des Patienten, irrt gewaltig. Das Ziel ist nur anhand der Gene eines Patienten genauer zu analysieren, welche Arzneien er braucht. Die Entwicklung ist also die Folge des Scheiterns der bisherigen Konzepte: Komm ich mit dem Kopf nicht durch die Wand, liegt das daran, dass ich vielleicht nicht fest genug dagegen anrenne. Die Industrie entwickelte ein Medikament und setzte es für alle Menschen mit den gleichen Symptomen ein. Das Problem dabei: Die Menschen sind vielleicht chemisch gleich zusammengesetzt, aber dennoch nicht gleich.

Ein solches Hauptproblem, das massive Auswirkungen auf die Wirksamkeit von Medikamenten hat, ist beispielsweise ein einziges Chromosom in den Genen. Jenes, das dafür verantwortlich ist, ob wir Männer oder Frauen sind. Die Geschlechter reagieren nämlich ganz unterschiedlich auf Medikamente. Wer allerdings nicht das Bild, sondern die Farbpunkte betrachtet, erkennt in vielen Fällen nicht einmal diesen Unterschied. Erster Schritt der „personalisierten Medizin" ist also zu unterscheiden, ob der Patient männlich oder weiblich, ein Kind oder ein Greis ist. Der Verwaltungsbeamte Newton lässt grüßen. Das Konzept der Industrie hat ein Ziel: Medikamente zu entwickeln, deren Erfindung man sich patentieren lassen kann. Ein Patent garantiert nämlich, dass man damit viel verdienen kann und keinen Konkurrenten fürchten muss. Weil die Entwicklung neuer Medikamente so langwierig und teuer ist, wurde der Industrie garantiert, dass es für Wirkstoffe einen zwanzigjährigen Patentschutz gibt. Was für die Unternehmen praktisch ist, ist es für das Gesundheitssystem nicht. Man hat es bei jedem Medikament – zumindest am Anfang – mit einem Monopolisten zu tun. Und der bestimmt den Preis.

Patente belasten die Krankenversicherungen

In modernen Gesundheitssystemen dürfen Krankenkassen zwar mitreden, haben aber wenig Spielraum. Meist wird analysiert, was ein Medikament an Neuerungen bringt, wie es sich von bestehenden Produkten unterscheidet, was diese kosten und wie viel die Neuerung den Krankenkassen nun wirklich wert ist. Dennoch steigen die Preise. Gerade bei jenen Produkten, die helfen, Leben zu retten. Produkte, die etwa bei schweren Erkrankungen wie Krebs eingesetzt werden. Die Folge: Die Gesundheitsausgaben für Krebsmedikamente explodieren. Selbst für jene Produkte, die einem Erkrankten eine Lebensverlängerung von ein paar Wochen versprechen.

Doch die Patente bröckeln. Vor allem, weil immer weniger neue nachkommen. Läuft ein Patent ab, darf das Produkt von jedem nachgemacht werden – zu einem wesentlich günstigeren Preis natürlich. Medikamente mit einem riesigen Umsatzvolumen werden in der Pharmabranche gern mit dem Beinamen Blockbuster geschmückt. Wer ein solches Medikament sein Eigen nennen darf, kann sich freuen. Denn Präparate wie Betaferon von Bayer oder Viagra von Pfizer stehen für Einnahmen in Milliardenhöhe. Zwischen 2012 und 2013 verloren aber Arzneimittel mit einem Jahresumsatz von weltweit mehr als 130 Milliarden US-Dollar ihren Patentschutz. Für die Industrie ein Desaster, das branchenintern „Pharmaklippe" bezeichnet wird und tausende Jobs kostet. Besonders heftig traf

Die Stärkung der Monopole

Nachdem die Europäische Union mit zahlreichen Verordnungen bereits Aussehen, Größe, Gewicht und teilweise sogar Krümmungsradien von Obst und Gemüse uniformiert hat, um damit die Produkte für Anbau, Verpackung, Transport und Handel zu vereinheitlichen und das System damit zu vereinfachen, wie es heißt, soll nun auch eine neue Verordnung für Saatgut beschlossen werden. Ebenfalls wieder zur „Vereinfachung und Modernisierung", wie der zuständige EU-Konsumentenschutz-Kommissar Tonio Borg betonte.

Kleinzüchter und Umweltschutzorganisationen hatten bereits den ersten Entwurf dieser EU-Saatgutverordnung vom Herbst 2012 kritisiert und zu Bedenken gegeben, dass damit alte und seltene Sorten in die Illegalität getrieben würden. Nach massiven Protesten von Züchtern und NGOs hat Brüssel Mitte 2013 den überarbeiteten Entwurf vorgelegt, der nun noch von den EU-Staaten gemeinsam mit dem Europaparlament beschlossen und danach von den Mitgliedstaaten in nationale Gesetzgebung implementiert werden muss. Die Kommission erwartet ein europaweites Inkrafttreten der neuen Regeln im Jahr 2016.

Grundsätzlich werden mit der neuen Verordnung vier statt bisher zwei Kategorien für die Zulassung geschaffen: Sorten mit offiziell anerkannter Beschreibung, sowie für Nischenmärkte bestimmte Produkte. Anders formuliert: Die EU definiert, welche Getreidesorten angebaut werden, und stärkt damit die Industrie, die diese herstellt. Ausgenommen von den EU-Vorschriften ist laut Kommission der Einsatz von Saatgut für private Zwecke. „So können Hobbygärtner weiterhin jede Art erwerben und ihr Saatgut in kleinen Mengen verkaufen. Ebenfalls keine Anwendung finden die vorgeschlagenen Vorschriften auf Saatgut, das zwischen Personen ausgetauscht wird, die keine Unternehmer sind (z.B. Hobbygärtner)", schreibt die Kommission.

Aber auch für Kleinunternehmen mit bis zu zehn Mitarbeitern und einem Jahresumsatz von maximal zwei Millionen Euro sollen nach dem Willen der EU-Kommission die Registrierungsvorschriften entfallen, wenn sie „Pflanzenvermehrungsmaterial jedes Typs" als „für Nischenmärkte bestimmtes Material" auf den Markt bringen. Die Mikrounternehmen sollen auch keine Registrierungsgebühren bezahlen. Mittelständische Unternehmen werden allerdings de facto ausgeschaltet, sagen Kritiker. Verloren geht aber auch die Wahlmöglichkeit der Konsumenten.

Sie werfen der EU vor, einen industrie-freundlichen Ansatz zu verfolgen und die Agrarkonzerne zu fördern, viele seltene und alte Sorten von Obst, Gemüse und Getreide seien vom Aussterben bedroht. Immerhin gingen aufgrund der zunehmenden Industrialisierung bereits in den vergangenen hundert Jahren weltweit etwa 75 Prozent der landwirtschaftlich genutzten Vielfalt verloren. Auf der anderen Seite jedoch hat sich gezeigt, dass alte und seltene Sorten Resistenzen gegen Schädlinge aufbauen können.

Eine Kernforderung vieler Kleinzüchter und Umweltschutzorganisationen ist daher seit langem die Aufhebung der verpflichtenden amtlichen Zulassung für Sorten. Dies wäre der direkte und unbürokratische Weg zur Förderung der Biodiversität, zur Entlastung kleiner Unternehmen und zur Sicherstellung der Wahlfreiheit der Konsumenten. Mit der neuen Saatgutverordnung werde die Produktivitätssteigerung und die Intensivierung einer auf den Export ausgerichteten industrialisierten Landwirtschaft gefördert. Wer nicht mit marktbekannten Sorten arbeitet und altes Saatgut verwendet, das aufgrund seiner biologischen Beschaffenheit nicht den marktkonformen Anforderungen entspricht, dem bleibt nach der neuen Verordnung nur der Weg in die Nische oder die private Weitergabe – vom größeren, rentablen Handel sind sie ausgeschlossen.

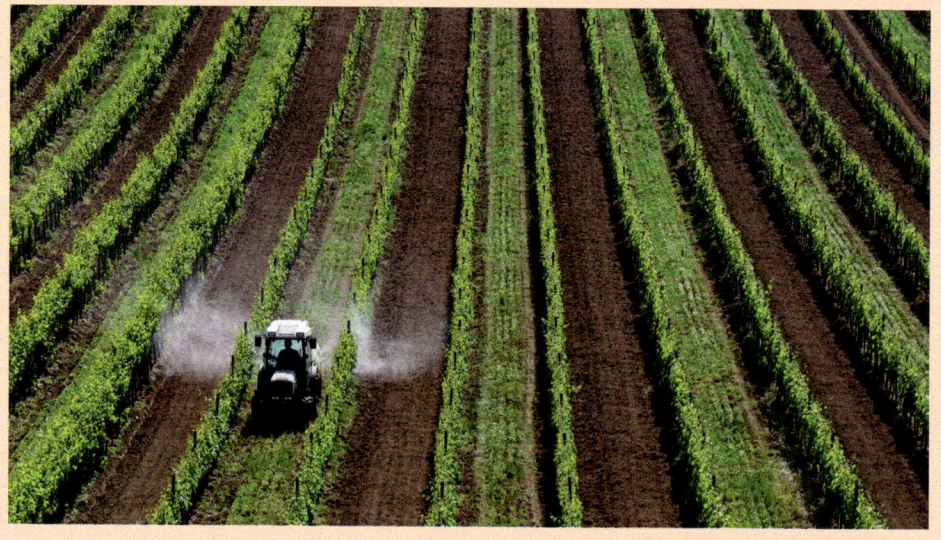

die Klippe ausgerechnet die langjährige Nummer Eins der lange Zeit erfolgsverwöhnten Branche, den US-Riesen Pfizer: Das Patent für das stärkste Medikament, den Cholesterinsenker Sortis/Lipitor, lief aus. Das Produkt war überhaupt das umsatzstärkste Medikament der Welt mit einem Jahresumsatz von zuletzt 9,5 Milliarden US-Dollar. Zum Vergleich: Der Gesamtumsatz des Pharmariesen Pfizer lag 2012 bei 67,4 Milliarden.

Industrie strebt nach Monopolen und Patenten

Viele Unternehmen – nicht zuletzt auch im Lebensmittelbereich – eifern allerdings dem Vorbild der Pharmaindustrie nach. Man erhofft sich hohe – und vor allem sichere – Gewinne durch die Schaffung von Monopolen. Entweder durch Patente oder auch die Übernahme von Konkurrenzunternehmen. Eine Folge zeigt sich in der Landwirtschaft: Etwa 25 Millionen Bauern produzieren den Kaffee, den 500 Millionen Konsumenten am anderen Ende der Kette trinken. „Nur drei Unternehmen rösten 40 Prozent der globalen Kaffee-Ernte und nur fünf Unternehmen handeln mit 55 Prozent des Kaffees. Nestlé kontrolliert bereits einen Teil des Kaffee-Pflanzgutes. In Mexiko, Thailand, auf den Philippinen und in Indonesien hat Nestlé schon 16 Millionen Kaffeepflanzen im Vertragsanbau", schreibt die Schweizer NGO Erklärung von Bern.[3] Beim Thema Patente ist die Situation heikler und auch kontroversieller. Patentschutz soll ein Marktversagen lösen, das sich daraus ergibt, dass es bei erfolgreicher Forschung immer auch Trittbrettfahrer gibt – also Anbieter, die ein Produkt nachmachen, ohne die hohen Entwicklungskosten dafür zu tragen. Die Folge wäre, dass kaum jemand forscht. Weil in der Regel der soziale Nutzen einer Erfindung deutlich über dem privaten Nutzen und damit auch über dem Gewinn liegt, steuern Staaten hier gegen. Entweder, indem sie Forschung fördern oder indem sie geistige Eigentumsrechte definieren und schützen.

Die in den 1960er und 1970er Jahren aufkommende moderne Molekularbiologie ermöglichte gänzlich neue Medikamente, Impfstoffe, Diagnostika und Pflanzenzüchtungsmethoden. Eine Grundsatzentscheidung des Obersten Gerichtshofes der Vereinigten Staaten im Jahr 1980 stellte einen Wendepunkt in der Geschichte des geistigen Eigentumsrechts im biotechnologischen Bereich dar. Seitdem konnten bestimmte, nicht natürlich vorkommende Organismen patentrechtlich geschützt werden, was einen stimulierenden Effekt auf die biotechnologische Industrie hatte. Allerdings auch zu zahlreichen Nebenwirkungen führte. Relaxin, ein Hormon, das die Gebärmutter während der Geburt entspannt, wurde im Jahr am Howard Florey Institute in Australien isoliert und in seiner chemischen Struktur beschrieben. Dabei wurde entdeckt, dass nur menschliches Relaxin sich für medizinische Zwecke am Menschen eignet. Um für die Forschung ausreichende Mengen des Hormons zu erhalten, musste es synthetisiert werden. Daher wurde die entsprechende Gensequenz mithilfe rekombinanter DNA-Techniken geklont. Das Howard Florey Institute argumentierte, seine Erfindung sei die neue, geklonte Gensequenz und deren synthetische Form.

Das patentierte Schnitzel wartet schon

Auch Agrar- und Lebensmittelriesen lassen sich ihre Entwicklungen immer öfters schützen. Umweltschützer und Landwirte fürchten Pflanzen-Monopole und die Verdrängung lokaler Pflanzensorten. Aber auch die Abhängigkeit der Bauern von den großen Konzernen. Kritiker befürchten, dass die Vielzahl an Patenten auf Nahrungsmittel zu einer Monopolisierung der Landwirtschaft führt, mit Folgen für die Artenvielfalt, die Lebensmittelversorgung – und letztlich auch für die Verbraucher. Für die Agrar-Konzerne sind die Patente auf Saatgut, Tiere, Züchtungsmethoden oder Nahrungsmittel ein wichtiges Instrument für den Geschäftserfolg. Sie argumentieren, dass es wie in der Medikamentenforschung viele Jahre dauere, bis aus einem Forschungsansatz ein Produkt wird. Wie weit das geht, zeigte der US-Konzern Monsanto, der 2009 den Versuch startete, das Fleisch von Schweinen, die mit gentechnisch veränderten Pflanzen des Konzerns gefüttert wurden, zum Patent anzumelden. Das Argument: Dank der Genpflanzen im Futter sei der Anteil ungesättigter Fettsäuren im Fleisch höher als bei gewöhnlichen Schweinen – und der Verzehr von Monsanto-Schnitzeln gesünder.[4]

Das Mineral Zeolith-Klinoptilolith als Ausweg

Die Medizin verändert sich ständig und entwickelt sich laufend. Immer wieder tauchen neue Erkenntnisse auf, werden neue Produkte entwickelt und neue Dinge und Methoden entdeckt, die alte über den Haufen werfen. Und immer wieder stoßen diese Entwicklungen auf Widerstand. Das passiert so häufig, dass es dazu sogar einen wissenschaftlichen Begriff gibt – den „Semmelweis-Reflex". Benannt ist er nach dem österreichisch-ungarischen Arzt Ignaz Semmelweis, der 1847 eine Studie veröffentlichte, die das damalige Gesundheitswesen und die Arbeit der Ärzte revolutionierte. In ersten Reaktionen deshalb wurde seine Arbeit von vielen abgelehnt. Semmelweis führte das damals häufige Auftreten von Kindbettfieber, das oft zum Tod der Mütter führte, auf mangelnde Hygiene bei Ärzten und Krankenhauspersonal zurück und bemühte sich, Hygienevorschriften einzuführen. Auch ein anderer Mediziner tat sich einige Jahre mit einer Entdeckung schwer: Robert Koch forschte an Bakterien und beschrieb erstmals die Rolle eines Krankheitserregers beim Entstehen einer Krankheit. 1882 entdeckte er den Erreger der Tuberkulose und entwickelte später ein vermeintliches Heilmittel. Das allerdings floppte und führte zu einem der ersten Arzneimittelskandale. Koch wurde von der Fachwelt zum Teil gemieden, erhielt aber später für seine Entdeckungen dennoch den Nobelpreis.

Medizin stößt an Grenzen

Auch die moderne Medizin stößt zunehmend an Grenzen und richtet nicht selten damit Schaden an. Experten schätzen, dass allein in Österreich der Spitalskeim Clostridium difficile, der gegen Antibiotika resistent ist, zu mehr als 1300 Todesfällen in Krankenhäusern führt. Pro Jahr. Bei Patienten, die mit anderen Erkrankungen in Krankenhaus gekommen sind – wohlgemerkt und sich dort infiziert haben. Jeder zehnte Krankenhauspatient in Europa wird Opfer eines Behandlungsfehlers oder einer vermeidbaren Infektion. Allein die Zahl der vermeidbaren Infektionen belaufe sich jährlich auf 4,1 Millionen, erklärte die EU-Kommission bereits im Jahr 2008. In Deutschland sind Schätzungen zufolge hunderttausende Patienten betroffen. Allein die Infektionen führten jährlich zu 37.000 Todesfällen in Deutschland. Trotz dieses Wissens steigen die Zahlen. Und dann gibt es da noch alte und hochbetagte Menschen, die oft bis zu zehn und mehr Medikamente gleichzeitig bekommen. Nicht selten welche, die die Neben- oder Wechselwirkung von anderen Produkten wieder aufheben sollen. In einer australischen Untersuchung wurde festgestellt, dass 30 Prozent aller Krankenhauseinweisungen bei über 75jährigen auf unerwünschte Arzneimittelereignisse zurückzuführen waren. Die moderne Medizin mit Chemie und Medizintechnik führt uns also recht weit, aber nicht zum Ziel. Und nicht selten ist sie sogar hinderlich.

Die Natur bietet Auswege

Was aber ist mit den Substanzen, die uns die Natur zur Verfügung stellt? Ähnlich wie sie jenes Gemüse mit Vitamin C dann anreichert, wann wir es eigentlich auch brauchen? Auch hier gibt es Erkenntnisse und interessante Entwicklungen. Oft werden sie allerdings zu wenig erforscht oder mit echten Studien belegt, um dann von Kritikern als Unfug abgetan zu werden. Zum einen, weil sie eventuell althergebrachte Überzeugungen und Methoden infrage stellen, zum anderen, weil die vorherrschende wirtschaftliche Struktur des Systems seine Erforschung verhindert. Wissenschaftliche Erkenntnisse im Bereich natürlicher Stoffe lassen sich nur schwer patentieren. Doch private Unternehmen investieren meist nur dann Geld, wenn sie die Sicherheit haben, dass dieses Investment geschützt wird und sie das ausgegebene Geld wieder zurückbekommen. Die Gesellschaft honoriert Dinge, die vielleicht der Allgemeinheit zugutekommen, kaum und unterstützt Forschung in diesem Bereich selten.

Ende 2012 präsentiert ein EU-gefördertes Forschungsnetzwerk für Komplementär- und Alternativmedizin (CAM) mit dem Namen Cambrella die Ergebnisse einer dreijährigen Forschungsarbeit. Das Ergebnis: Komplementär- und Alternativmedizin spielt eine wichtige Rolle in Europas Gesundheitswesen – aber es gibt zu wenig gesichertes Wissen darüber. Europa ist, verglichen mit den finanziellen und strukturellen CAM-Investitionen zur Forschungsförderung in den Vereinigten Staaten, Asien und Australien, im Hintertreffen. Eine zentrale und koordinierte Forschungsanstrengung ist daher dringend erforderlich, um das Wissen über dieses Medizingebiet zu verbessern, forderten die Experten.

Mineralien als Baustein des Lebens
Ganzheitliche Ansätze kennen zudem auch viele Möglichkeiten, Schadstoffe auszuleiten. Zentral sind meist Änderungen im Bereich der Ernährung und mehr Bewegung – etwa über die verschiedensten Kur- und Fastenmethoden. Neben pflanzlichen Stoffen, die bisher meist bei der Entwicklung von Arzneimitteln eine Rolle spielten, könnten aber auch Mineralien in Zukunft eine Rolle spielen. Silizium etwa ist nach Sauerstoff das zweitwichtigste Element unseres Planeten und neben Sauerstoff braucht der Mensch eben auch dieses. Tatsächlich ist Silizium eines der ältesten Heilmittel aber auch Pflegemittel der Geschichte. Verwendet wurden verschiedenste Tonarten. Insgesamt gibt es mehr als 800 verschiedene Siliziumverbindungen. Das Element kommt auch in Pflanzen vor und wird da ebenfalls seit langem medizinisch genutzt. Die bekannteste pflanzliche Medizinnutzung von Siliziumdioxid (SiO_2) ist jene des Schachtelhalms – besser bekannt als Zinnkraut. Es gilt als siliziumreichste Pflanze mit einem Anteil von 5-8 Prozent Kieselsäure (SiOH4). Empfohlen wird Tee aus Zinnkraut unter anderem zur Reinigung der Harnwege etwa bei kleinen Nierensteinen.

Zeolith-Klinoptilolith hilft beim Entgiften
Ursprünglich aus Osteuropa und Asien kommend hat sich in den vergangenen Jahren ein neuer Stoff verbreitet, der sehr reich an Siliziumdioxid ist und nicht nur präventiv Hilfe bieten soll. So genannte Zeolithe sind Urminerale vulkanischen Ursprungs und bieten – so zeigen zunehmend wis-

senschaftliche Studien – effektiven Schutz gegen Umwelt- und Nahrungsmittelgifte. Das sagt auch der emeritierte Medizinprofessor Karl Hecht, der an der Berliner Universitätsklinik Charitè lange zu diesem Thema geforscht hat (siehe nachfolgendes Interview). Eine spezielle Form – der Zeolith-Klinoptilolith kann helfen, Schwermetalle und andere Toxine gezielt aus dem Körper zu entfernen. Er ist in der inneren Struktur schwamm- beziehungsweise wabenförmig aufgebaut und kann nach dem Schlüssel-Schloss-Prinzip Schwermetalle und Toxine aufnehmen, binden und transportiert diese dann wieder vollständig durch den Verdauungstrakt. Die folgenden Kapitel sollen den Stand der Forschung und das Potenzial dieses Produktes beschreiben – im Hinblick auf Prävention und bei der Behandlung verschiedener Erkrankungen.

Anmerkungen und Quellen:

1   Sieghard Wilhelmer: Der Magen auf Zimmer 4: Warum kein Weg an einer ganzheitlichen Medizin vorbei führt, Santicum Medien Gmbh; 2011

2   www.qualcommtricorderxprize.org/

3   Erklärung von Bern (EvB): Dokumentation «Agropoly – Wenige Konzerne beherrschen die weltweite Lebensmittelproduktion» 01/2011 April, Zürich

4   www.welt.de/120963344

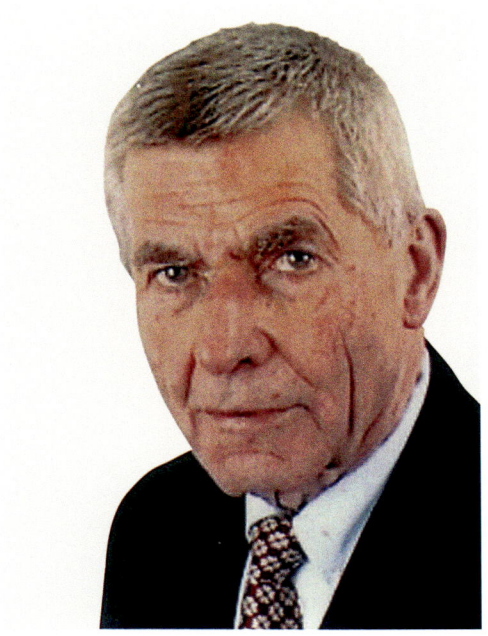

Karl Hecht ist emeritierter Professor für experimentelle und klinische pathologische Physiologie der Humboldt-Universität zu Berlin (Charité). Prof. Hecht ist Mitglied der Russischen Akademie der Medizinischen Wissenschaften und der Academy of Astronautic (Paris). Seine Forschungsschwerpunkte: Neurophysiologie, Chronobiologie, emotioneller Stress und Gesundheit, Schlafstörungen, Raumfahrtmedizin und Raumfahrtbiologie.

„Zeolith ist der Natur-Wirkstoff des 21. Jahrhunderts"

Der 89-jährige Arzt, Wissenschaftler und ehemalige Weltraummediziner Karl Hecht gilt als führender Forscher im Zusammenhang mit Mineralien und vor allem mit Zeolith. Er hat im Lauf seiner Karriere mehr als 800 wissenschaftliche Publikationen veröffentlicht. Er beobachtet, dass vor allem die westliche Medizin und Gesundheitswirtschaft sich nur wenig für natürliche Methoden interessieren – ganz im Gegensatz zu anderen Ländern.

Sie forschen seit Jahrzehnten über den Einsatz von Mineralen im medizinischen Bereich. Warum wird das Thema insgesamt im Gesundheitswesen noch so wenig eingesetzt?

Die großen Pharmaunternehmen verdienen mit ihrer Chemie ja noch so viel. Gleichzeitig werden auch die Menschen von Kindheit an auf Aspirin und Antibiotika geprägt. Das ist ja eine Manipulation einer ganzen Gesellschaft, dass nur die pharmazeutischen Arzneimittel funktionieren. Wenn man als Arzt einem Patienten sagt, dass er nichts nehmen soll, geht der zu einem anderen Arzt und holt sich dort die Medikamente. Einfach weil die Menschen so konditioniert sind und eben auch die Medikamente wollen. Viele besorgen sich heute sogar die Medikamente im Internet und interessieren sich gar nicht dafür, was da drin ist. Es gibt aber auch Pharmaunternehmen, die Abteilungen für Naturheilmittel haben. Mineralien und das Thema Zeolith sind aber noch nicht wirklich überall durchgedrungen. Ein Mediziner lernt zum Thema Mineralien so gut wie nichts. Wenn sie sich die Lehrbücher ansehen, die bringen nichts über Silizium. Wenn ein Mediziner Silizium hört, denkt er an Silikose. Etwas Neues durchzusetzen, ist also immer schwer.

Was können Minerale im Bereich der Medizin?

Silizium ist wie auch Zeolith-Klinoptilolith allein ein Heil-, Schönheits- und Verjüngungsmittel. Das wussten schon die alten Ägypter. Die Siegelerde war in der Antike mehr wert als Gold! Zeolith wiederum wird von vielen Wissenschaftern, die damit arbeiten, als Rohstoff des 21. Jahrhunderts bezeichnet. Wir fokussieren uns auf chemische Medizin. Da vergiften wir uns selbst. Ich habe aber immer versucht, den Menschen als Einheit zu sehen. Das Paradigma der klassischen Medizin besteht darin, dass der Mensch eine Maschine und der Arzt der Mechaniker ist. Das geht aber zunehmend nicht mehr. Die Medizin stößt so an ihre Grenzen. Aber diese Grundeinstellung ist noch immer das Maschinenparadigma und der Reparatur mittels Medikamenten.

Wie zeigt sich das konkret?

Nehmen wir beispielsweise den Bereich Blutdruck. Das ist ja eigentlich eine Stoffwechselkrankheit also mehr als nur eine kardiologische Erkrankung. Nur weil wir ein Symptom – eben den Blutdruck – messen können, wird diese Erkrankung als kardiologisch eingestuft. Wir sollten eigentlich keine Wirkstoffe haben, die Blutdruck erhöhen oder senken, sondern sollten die Regulation versuchen zu steuern. Durch solche Erkenntnisse habe ich mich immer mehr von der Pharmamedizin distanziert, weil ich immer mehr gesehen habe, dass die Physiologie des Menschen anders funktioniert. So bin ich auch zu den Mineralien gekommen. Mineralien sichern die Grundregulation alles Lebenden. Wenn Menschen oder Tiere verbrannt werden, bleibt Asche – das sind Mineralien. Experten sind der Auffassung, dass die Ursuppe, aus der das Leben auf unserem Planeten entstanden ist, siliziumhaltige Erden enthielt. Silizium findet sich sogar in unseren Genen. Generell wird aber das Thema Mineralien eben unterschätzt.

Wie sind Sie auf das Thema gestoßen?
Wir haben viele Forschungsarbeiten Ende der 90er Jahre durchgeführt. In Russland gab es schon länger Forschungen. Ich habe also Kontakt mit den Leuten aufgenommen und mir die entsprechende Literatur beschafft. Wir haben auch die veterinärmedizinischen Studien recherchiert, an der Lenin-Universität. In nur wenigen Jahren waren dort mehr als 20 Dissertationen zu dem Thema. So bin ich drauf gestoßen. Meine Frau, die Russin ist, hat mir viel beim Übersetzen geholfen. Es ist aber auch schwer, die wissenschaftlichen Publikationen in Russland zu bekommen. Die werden nicht einfach so rausgegeben. Was mir in Deutschland entgegenschlägt, wenn man mit was Neuem kommt, wusste ich nicht. Man sagt ja, dass es zwei Reaktionen gibt, wenn man mit etwas Neuem kommt: man wird für verrückt erklärt oder als Genie.

Warum hat Zeolith vor allem im Osten, in Japan und Russland, stärkere Beachtung gefunden, als in Mitteleuropa?
Das hat verschiedene Gründe. Die Russen haben ja auch eine stark entwickelte Volks- oder Naturmedizin. Echte Pharmaindustrie, wie wir sie kennen, gab es auch. Das kam aber stark erst nach der Wende auf. Zudem gibt es auch unendlich viele Zeolithvorkommen in Russland. Vor allem in Sibirien. Eine erste Studie zum Thema Ionenaustausch ist 1963 in einer deutschen Zeitschrift – aber auf Englisch erschienen. Der Autor hat später auch in Tschernobyl mitgearbeitet bei der Einsargung des Reaktors. Er hat mehr als 100 wissenschaftliche Arbeiten zu Zeolith publiziert. Eigentlich war er Mineraloge und kam dann zur Medizin. In mehr als 40 Kliniken in Sibirien wurden Studien durchgeführt und die Einsatzmöglichkeiten überall getestet. Die Russen hatten damals vor allem in Novosibirsk große Möglichkeiten – das war eine Wissenschaftsstadt. Im Lauf der Zeit hat sich dort viel verschlechtert. Wie es jetzt ist, weiß ich nicht genau. Es gab dort aber auch viele Konferenzen zu dem Thema. Generell waren aber die Prinzipien in der Forschung im Osten anders. Finanziert wurden die Stu-

dien in Russland öffentlich, da gibt es aber auch teilweise keine Studien wie im westlichen Sinn. Da bekommen die Menschen und Ärzte das und nutzen es.

Erste Veröffentlichungen gab es in Deutschland und dennoch erfolgte kein Durchbruch im Westen?
Es hat sich sehr wohl eine internationale Zeolithgesellschaft etabliert. Die letzte Tagung dazu war in Bulgarien mit rund 40 Staaten, die erste war in den USA. Zuletzt gab es 2013 eine in Moskau. Generell ist zu beobachten, dass vor allem dort geforscht wird, wo es Vorkommen gibt. In Russland, auch in Kuba, gibt es große Vorkommen.

Wie sieht es aktuell mit wissenschaftlichen Untersuchungen im Bereich der Medizin aus?
Wir haben das vor einigen Jahren einmal recherchiert: Von 1986 bis 2002 wurden 39 Patente im medizinischen und zahnmedizinischen Bereich angemeldet – da wurde und wird also viel geforscht. Die Hauptpatente waren in Japan. Die genauen Zahlen sind: Japan 13, Russland 11, USA 7, Ukraine 3, GB 2, Deutschland 2 plus ein Europapatent. In den folgenden Jahren ist sicherlich einiges dazu gekommen. Der Begriff Rohstoff des 21. Jahrhunderts ist also kein Werbespruch, sondern da ist Realität dahinter.

> **„Silizium ist allein ein Wundermittel. Das wussten schon die Ägypter. Die Siegelerde war in der Antike mehr wert als Gold."**

Aber ein Durchbruch in der Medizin fehlt noch?
Der Philosoph Arthur Schopenhauer hat gesagt, Neues durchläuft drei Stadien: Zuerst wird es belächelt, dann, wenn es ernst wird, wird es bekämpft und dann wird es stillschweigend angenommen. Das ist gerade in der Medizin oft so. Bei der Entdeckung der Herzkathedermethode etwa wurde der Arzt Werner Forßmann, der das gemacht hat, strafversetzt, weil er es im Alter von 25 Jahren im Selbstversuch probiert hat. Jahrelang nahm kaum jemand seine Ergebnisse zur Kenntnis und bald geriet er sogar fast in Vergessenheit. Etwa 30 Jahre später bekam er dann aber den Medizin-Nobelpreis dafür. Experten haben kritisiert, dass es etwa zum Zeolith-Einsatz in Tschernobyl keine klinischen Studien gegeben hat. Na, in einer Notsituation mach ich doch keine Studien, da gebe ich den Leuten die Sachen – Hauptsache das wirkt.

Sie haben erwähnt, dass siliziumhaltige Mineralien bereits früh in der Medizin verwendet worden sind.

Der berühmte Forscher Alexander von Humboldt hat schon von Erde essenden Stämmen in Südamerika berichtet, auch in anderen Regionen der Welt gibt es das. Lehm und Erde wurde teilweise in unseren Breiten früher als Bergmannsbutter bezeichnet, weil es die Leute zu sich genommen haben. Das will man heute aber nicht hören. In Notzeiten hat man den Menschen immer Silikate gegeben. Die Bedeutung von Mineralien kennt man ja auch aus der Landwirtschaft. Dort ist das gang und gäbe – im humanmedizinischen Bereich nicht. Dabei wissen wir umgekehrt, dass der Mangel an Mineralien vieles auslösen kann. Vor allem auch Magnesium. Im Zeolith ist im Verband alles verfügbar. Die Wirkung erfolgt über den Ionenaustausch und der ist ja selektiv, der Körper holt also, was er braucht.

„Ich nehme Zeolith seit 13 Jahren täglich und habe auch alle verschiedenen Arten ausprobiert. Wichtig ist für mich die Entgiftung."

Sie nehmen Zeolith auch selbst?

Ja natürlich. Ich nehme es seit 13 Jahren täglich und habe auch alle verschiedenen Arten ausprobiert. Wichtig ist für mich die Entgiftung. Alle Untersuchungen bei mir zeigen, dass körperlich trotz des Alters alles gut ist. Silizium zeigt ja auch eine Verjüngungstendenz (*lacht*). Ich bin jetzt fast 90 Jahre und ich denke, ich bin noch nicht alt. Seitdem ich Zeolith nehme, habe ich in all den Jahren keine Infektion mehr gehabt. Meine Haare waren grau, die sind nachgedunkelt, sagen Freunde. Spannend wären hier natürlich auch Langzeitstudien. Silizium nimmt ja mit zunehmendem Alter im Körper ab, man sollte also sicher im Alter mehr zuführen. Viele Labors können aber den Siliziumanteil auch gar nicht bestimmen.

Wie kann man sich als Konsument orientieren – welche Produkte soll man nehmen – es gibt viele verschiedene Angebote am Markt?

Ich würde mich daran orientieren, was ein zugelassenes Medizinprodukt ist. Es wird vieles angeboten, wo man sicher keinen Überblick haben kann. Bei einem Medizinprodukt ist sicher, dass es qualitativ hochwertig ist. Wenn Leute die Wirkung nicht spüren, sage ich: Messt einmal den Antioxidantien-Status, lasst den Siliziumanteil bestimmen und macht ein

Schlafprofil. Wenn ich Schmerzen habe und Schmerzmittel nehme, sehe ich die Wirkung. Wenn ich gesund bin, sehe ich es weniger. Die Abwesenheit von Krankheit tut ja nicht weh. Und Zeolith hilft gerade dabei, ein Schutzschild gegen Krankheiten aufzubauen. Wichtige Maßstäbe für mich sind die Selbstbestimmung im Alter. Wenn ich viel noch machen kann, ist das gut. Wichtig ist natürlich auch, Wasser zu trinken, weil Zeolith ja auch Wasser bindet. Das müssen keine großen zusätzlichen Mengen sein, aber es braucht schon etwas dazu. Damit es einfach nicht zu Verstopfungen kommt.

 Tipps zum Abschluss
Ein paar gesunde Tipps, wie sie sich selbst schützen können ...

• Die Natur bietet uns das meiste, was wir zum Leben und für die Gesundheit benötigen: Vitamine und Nährstoffe in Pflanzen, Mineralien als Bausteine des Lebens. Wer Pflanzen konsumiert, die aus seiner Region kommen, konsumiert jene Pflanzen, die gerade Saison haben und damit auch jene Inhaltstoffe, die unser Körper zu dieser Jahreszeit benötigt.

• Zeolith-Klinoptilolith bietet enorme Einsatzmöglichkeiten im Gesundheitsbereich – vor allem im Hinblick auf Entgiftung und Regulierung des Mineralhaushaltes.

• Die Bestimmung des Mineralienhaushaltes im Blut und im Körper kann Defizite aufzeigen und helfen Krankheiten vorzubeugen. Komplexe Stoffwechselprozesse bedingen aber, dass nicht einfach das Zuführen des fehlenden Minerals die Lösung ist. Es kann auch sein, dass andere Substanzen fehlen, die bei der Verstoffwechselung wichtige Funktionen erfüllen. Das sollte fachlich ausgetestet werden.

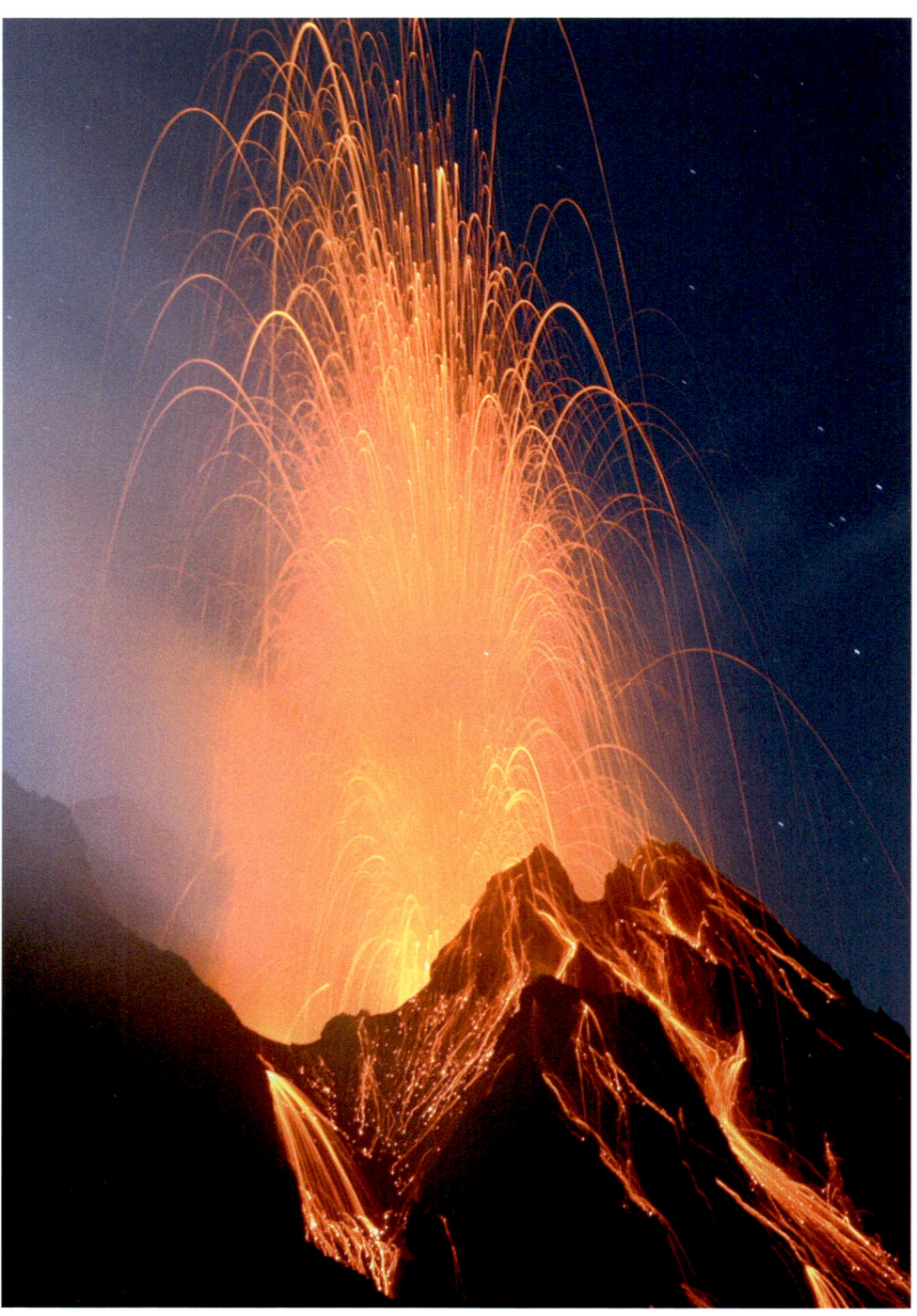

5. Der Wirkstoff der Zukunft

Zeolith-Klinoptilolith ist ein natürliches Mineral, das entgiftet

Das natürliche Mineral Zeolith-Klinoptilolith wirkt wie eine Art Löschblatt und kann aufgrund seiner Zusammensetzung und Oberflächenstruktur Umwelt- und Nahrungsmittel-Gifte, die in den Körper gelangt sind, quasi aufsaugen und aus dem Organismus abtransportieren. Noch lange bevor diese Gifte ihre schädliche Wirkung entfalten können, schildern Experten und Mediziner. Umgekehrt gibt es wichtige Mineralstoffe ab, die dem Körper fehlen. Das Mineral, das auf Silizium basiert und in Vulkangestein vorkommt, ist daher gleichermaßen zur Vorbeugung wie Behandlung geeignet. Und das Beste daran: Es sind keine Nebenwirkungen bekannt.

Wieder einmal zeigt sich dabei, dass die moderne Wissenschaft immer wieder Entdeckungen im traditionellen Heilwissen machen kann und die Natur Therapiemöglichkeiten zur Verfügung stellt, die sich der Mensch so nicht ausdenken kann. Zeolith-Klinoptilolith, wenngleich unter anderem Namen, wurde bereits seit der Antike für medizinische Zwecke eingesetzt: Von Hippokrates über Hildegard von Bingen bis hin zu Paracelsus, alle verwendeten entsprechende Erden und Lehme, um damit Schadstoffe aus dem Körper auszuleiten. Diese Weisen von damals wiederum schauten sich die Wirkungsweise aus der Natur ab: Zahlreiche Tiere nutzen bis heute die heilsamen Kräfte von Zeolith. Inzwischen gehen Experten davon aus, dass es sich bei diesem Mineral mit seiner Fülle an Anwendungsmöglichkeiten um den Wirkstoff des 21. Jahrhunderts handelt: Noch ist das gesamte Potenzial des natürlichen Stoffes unerforscht und immer wieder tauchen neue Heilwirkungen auf, die auch wissenschaftlich untermauert werden.

Die Aufbereitung von Zeolith-Klinoptilolith als zugelassenes Medizinprodukt für die individuelle Anwendung ist dabei nur der jüngste Teil einer langen Erfolgsgeschichte: Das Mineral kam sogar zur Entgiftung und dem Schutz von Menschen bei den Reaktorkatastrophen von Fukushima und Tschernobyl zum Einsatz. Eben weil es mit seinen vielfachen Eigenschaften wie ein Biokatalysator wirkt – sowohl im menschlichen Körper als auch in der Natur.

> *„Da nahm Gott, der Herr, Ton von der Erde,*
> *formte daraus den Menschen und*
> *blies ihm den Lebensatem in die Nase.*
> *So wurde der Mensch ein lebendes Wesen."*

Altes Testament,
1. Buch Mose, Genesis 2.7.

Ein Mineral, das Gifte ausleitet

Die Urkraft der Natur hat über Millionen von Jahren eine Gruppe von Mineralien hervorgebracht, die heute die Medizin revolutionieren könnten: Zeolithe. Zu Beginn der Erde und immer wieder danach ergoss sich flüssige Lava ins Urmeer, aus dem alles Leben entstanden ist. Das Wasser brachte die Lava zum Sieden und löste eine Vielzahl an chemischen Reaktionen aus. Asche und Lava erkalteten, das Urmeer zog sich zurück und an Land blieb das Zeolith-Gestein zurück: ein mikroporöses Mineral, in dessen extrem feinen Kanälchen sich bis zu 30 für den Körper wertvolle Minerale wie Kalzium, Magnesium, Kalium und viele andere befinden. Geschätzt wird der „Stein des Lebens", wie er bereits von Experten genannt wird, seit Jahrhunderten – wenn auch nicht unter dem heutigen Namen.

In der traditionellen Heilkunde nutzten bereits unsere Vorfahren Siliziumdioxid – ohne es als solches bewusst wahrzunehmen. Seit Menschengedenken ist Erde zu heilenden Zwecken verwendet worden. Berühmte Ärzte von Hippokrates über Hildegard von Bingen bis Paracelsus empfahlen sie. Lehm wird in der Form von Lehmwickeln eingesetzt. Er wirkt stark entfettend und soll ausleitend auf Flüssigkeiten wirken. Unmittelbar auf

Wunden gebracht, wirkt reiner Lehm reinigend und entgiftend. Es wird ihm eine krankheitserreger- und giftstoffbindende Wirkung zugeschrieben. Heilpfarrer Sebastian Kneipp bezeichnete vor rund 150 Jahren, Lehm als eines der besten Heilmittel und setzte ihn als Umschlag bei Venenentzündungen, Gelenkserkrankungen und Geschwüren ein. Im Bereich der Kurmedizin werden Lehm, Heilerde, Moorpackungen und in Regionen, die am Meer liegen, auch siliziumhaltige Algen verwendet. In Indien gilt Ton seit Jahrhunderten als Heilmittel – zur Behandlung von Hauterkrankungen und Verdauungsstörungen. In der russischen Volksmedizin spielt die Behandlung mit speziellem Ton bei Osteoporose und Muskelerkrankungen eine Rolle.[1]

Ein Löschblatt, das Giftstoffe aufsaugt

Russische Forscher schilderten, dass sich Wildtiere im Altai-Gebirge in Zentralasien an bestimmten Stellen trafen und Steine beleckten. Glaubte man zuerst an salzhaltige Steine, stellte sich später heraus, dass es sich um Zeolith-Klinoptilolith-Gestein handelte. Die Tiere knabberten das siliziumhaltige Gestein. Vor allem in der Brunftzeit nahmen sie laut Analysen große Mengen des Gesteins zu sich. Auch während der Tragzeit und nach der Geburt. Tatsache ist, dass Pflanzen- und Allesfresser ihren Bedarf an Mineralien dadurch decken, dass sie Steine, Erde und tonartige Stoffe essen. Da in Japan, Sibirien und dem Kaukasus große Vorkommen an Zeolithen entdeckt wurden, entwickelte sich dort auch früh eine entsprechende Forschungstätigkeit für die Humanmedizin. Nicht zuletzt, um der Frage nachzugehen, wie dieses Mineral wirklich wirkt und vor allen auch ob und wie es in der Medizin verwendet werden kann. Neueste Erkenntnisse zeigen nun, dass die Möglichkeiten enorm sein dürften, denn das Mineral wirkt aufgrund seines Aufbaues wie ein Löschblatt, das jede Menge Giftstoffe im Körper aufsaugen und abtransportieren kann.

Trotz all dieser Erfahrungen wird das Element in seinen medizinischen Möglichkeiten noch viel zu wenig erforscht. Wohl auch deshalb, weil es aufgrund der großen verfügbaren Menge wirtschaftlich kaum verwertbar wäre. Es lassen sich damit keine großen Gewinne für Unternehmen machen, wie dies in der Pharmaindustrie üblich ist, weil nur schwer Patente möglich sind. Das wiederum bietet die Chance, dass der Stoff frei verfügbar und damit auch erschwinglich bleibt. Je nach Herkunftsort weist Zeolith verschiedene Zusammensetzungen mit etwas unterschiedlichen Eigenschaften auf. Weltweit sind etwa 48 Gebirgszüge bekannt, in denen es Zeolith-Vorkommen gibt. Er weist zudem viele außergewöhnliche Fähigkeiten

Der „siedende Stein"

Seinen Namen bekam das Gestein Zeolith im Jahr 1756 vom schwedischen Mineralogen Freiherr Axel Frederick Cronstedt. Es ist ein Kunstwort aus den Begriffen „zeo" (griechisch: ich siede) und „lithos" (griechisch: Stein), was auf grundlegende Eigenschaften der Mineralgruppe hinweist. Zeolith ist ein natürliches mikroporöses Gestein, dessen Grundskelett ein Kristallgitter mit Hohlräumen ist. Die Hohlräume haben eine Größe von 4 Ångström – das sind 0,4 Nanometer. Zum Vergleich: Ein Grippevirus hat etwa die Größe von 130 Nanometern, oder anders gesagt: Wäre ein Gesteinsbrocken so groß wie die Sonne, hätten die Hohlräume gerade einmal einen Durchmesser von einem Meter.

Unter gewöhnlichen Bedingungen sind die Hohlräume mit uralten Wassermolekülen gefüllt. Bei Erwärmung werden diese dampfend ausgeschieden, die Kristallgitter bleiben. Das aus Vulkanen stammende Mineral enthält vor allem Siliziumverbindungen. Nach Vulkanausbrüchen vor Millionen von Jahren, bei denen alkalische und erdalkalische Metalle sowie sogenannte Alumosilikate als Vulkanasche in die Luft geblasen wurden, entstanden Ablagerungen aus Zeolith. Die vulkanische Asche lagerte sich auf der Erdoberfläche ab und bildete dicke Mineralschichten. In manchen Fällen fiel sie auf Gewässer, oder Wasser durchdrang die vulkanischen Ablagerungen.

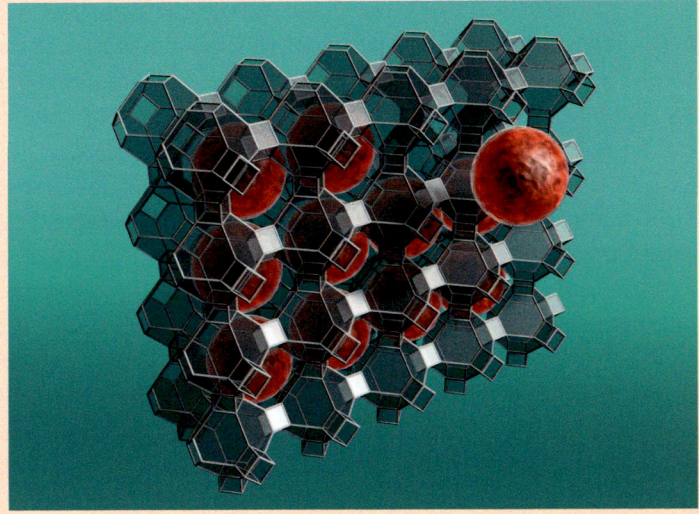

Bei beiden Umständen verursachte die Verbindung zwischen der vulkanischen Asche und dem natriumhaltigen Wasser eine chemische Reaktion, die letztendlich zur Entstehung von natürlichem Zeolith führte.

auf und darf – da sind sich Experten einig – zu den bedeutsamsten Natur-mineralien auf der Erde gerechnet werden. Zeolith-Klinoptilolith wird als der Wirkstoff des 21. Jahrhunderts bezeichnet.

Baustein des Lebens

Wie das funktioniert? Machen wir einmal einen Schritt zurück, um die Sache gesamthaft zu betrachten: Was haben ein Computerchip, eine CD, ein Berg-kristall, Steinzeitwerkzeuge und Baustoffe wie Lehm und Zement gemein-sam? Und vor allem: Was haben sie mit Zeolith-Klinoptilolith und der wie-derum mit Gesundheit zu tun? Des Rätsels Lösung ist das Element Silizium, das nicht nur in all diesen Stoffen oder Produkten enthalten ist, sondern auch einen zentralen Baustein des Lebens darstellt. Es ist nach Sauerstoff das zweithäufigste Element auf unserem Planeten und hat nach neuesten Erkenntnissen bei der Entstehung des Lebens eine zentrale Rolle gespielt.

Silizium ist häufiger Bestandteil vieler Minerale. Der Erdmantel setzt sich zu einem beträchtlichen Anteil aus siliziumhaltigen Gesteinsschmelzen zu-sammen, die Erdkruste besteht gewichtsmäßig zu etwa 26 Prozent aus Silizi-um. So besteht Sand vorwiegend aus Siliziumdioxid. Quarz ist reines Silizi-umdioxid. Viele Schmuck- und Halbedelsteine bestehen aus Siliziumdioxid und mehr oder weniger Beimengungen anderer Stoffe. Mit vielen Metallen bildet Silizium Salze, sogenannte Silikate, aus. Auch die Weltmeere stellen ein gewaltiges Reservoir an Silizium dar: In Form der niedermolekularen Kie-selsäure ist es in allen Ozeanen in großen Mengen gelöst. Insgesamt sind rund 800 verschiedene Siliziumverbindungen bekannt.

Zentrales Element

Ob die Autoren der Bibel wirklich wussten, welche weitreichende Be-deutung es hatte, als sie im Buch Genesis Gott den Menschen aus Ton – in manchen Übersetzungen auch Lehm – formen ließen, ist unklar. Durchaus interessant ist auch, dass es in diesem Zusammenhang in der jüdischen Tradition viel später noch Mythen und Geschichten gab, wonach Men-schen mittels Magie aus Ton lebende Wesen formten. Die bekannteste ist die Golem-Legende um den Prager Rabbiner und Philosophen Judah Löw (1525–1609). Die Version der Geschichte erschien, soweit bekannt ist, im Jahr 1836. Der Rabbi soll zum Schutz der jüdischen Gemeinde eben einen Golem aus Lehm geformt haben.

Reines, elementares Silizium ist in gebundener Form für den menschlichen Körper sogar wichtig. Es wird für Knochenbildung benötigt. Auch in der Haut ist es vorhanden. Zudem enthält der menschliche Körper etwa 20 Milligramm pro Kilogramm Körpergewicht.

Ein kleines Kraftwerk

In Zeolith haben Wissenschafter 34 verschiedene Mineralien nachgewiesen, die zum Teil nur in Spuren vorhanden sind. Vermutet wird sogar, dass überhaupt die meisten Elemente des periodischen Systems darin enthalten sind. Vor allem enthalten ist Siliziumdioxid. Natürlicher Zeolith-Klinoptilolith wirkt im menschlichen Organismus wie ein Bioregulator. Darunter verstehen Molekularbiologen und Mediziner unterschiedliche Wirkstoffe, die Abläufe der verschiedensten Körperfunktionen regulieren und sichern. Sie steuern dabei molekulare Prozesse und Kreisläufe biochemischer Reaktionen im Körper wie die Energieversorgung von Zellen beziehungsweise den Abtransport von Abfallstoffen, die bei der Energiegewinnung entstehen. Ähnlich wie bei einem Kraftwerk, das vollautomatisch in unserem Körper funktioniert und damit im Prinzip alle Lebensfunktionen aufrecht erhält. Manche dieser Prozesse in Zellen laufen mit Geschwindigkeiten von einem Milliardstel einer Sekunde ab, andere dauern Minuten. Dazu brauchen wir Enzyme, Hormone, Aminosäuren, Mineralien und Vitamine. Sie alle steuern, nähren oder reinigen die Kraftwerke des Lebens, die Zellen.

Schlechte Stoffe raus, gute rein

Zeolith-Klinoptilolith besitzt die Fähigkeit, die in seinen Hohlräumen enthaltenen elektrisch geladenen Atome (Ionen) gegen andere Substanzen, die positiv geladen sind – etwa Schadstoffe – auszutauschen. Gelangt Zeolith-Klinoptilolith in den Verdauungstrakt des Menschen, vermag er die im Körper befindlichen Schadstoffe, wie energieraubende „Schlacken" und Gifte, an sich zu binden und gibt gleichzeitig essenzielle Mineralien an den Körper ab, die die Zellen für ihre Arbeit benötigen. Zeolith-Klinoptilolith gehört zu den wenigen natürlichen Mineralien, die negativ geladen sind. Diese negative Ladung bewirkt, dass die schädlichen Stoffe und Metalle im menschlichen Körper, die in der Regel positiv geladen sind, aufgenommen, gebunden und abtransportiert werden. Forscher haben aber noch etwas herausgefunden: Zeolith-Klinoptilolith hat aufgrund seiner Struktur noch einen Vorteil: Die Hohlräume bieten eine enorme

Oberfläche und damit das Potenzial, dass sehr viele Stoffe gebunden werden können.

Zeolith-Klinoptilolith kann somit unterschiedliche Gase, Flüssigkeit, Chemikalien, Ammonium, Schwermetalle (wie Blei, Quecksilber und Kadmium), Umwelt- und Nahrungsmittel-Gifte, radioaktive Elemente, und Abfallstoffe aus den Zellen im Zuge eines Ionentausches in großen Mengen absorbieren, transportieren und aus dem Körper ausscheiden, bevor Vitalfunktionen beeinträchtigt werden. Die Wirkung beruht dabei auf dem rein physikalischen Bindungsvorgang der Absorption. Blut, Lymphe, Leber, Nieren, Verdauungstrakt, Bindegewebe werden aufgrund dieser Eigenschaften entlastet, entgiftet, gereinigt und die mit allen Energieräubern vollgesogenen Teilchen ausgeschieden. Die Entgiftungsorgane werden entlastet, Verdauungsprozesse laufen harmonischer ab, das Immunsystem wird gestärkt.

Zeolith ist nicht einfach Zeolith

Mehrere wissenschaftliche Untersuchungen haben klar bestätigt, dass Zeolith-Klinoptilolith selbst nicht schädigend für den Körper ist. Die natürlichen Siliziumverbindungen sind stabil und werden nach ihrer Anreicherung mit Giftstoffen komplett vom Körper ausgeschieden. Das Mineral selbst wirkt zudem nur im Verdauungstrakt und verlässt diesen selbst dann auch nicht, wenn es sehr klein gemahlen wird. Es wirkt damit rein physikalisch und wird nicht verstoffwechselt. Komplizierte und teure Zulassungsverfahren sowie die Einzigartigkeit von Zeolith-Klinoptilolith haben bisher allerdings weltweit verhindert, dass das Mineral als Arzneimittel- oder Nahrungsergänzungsmittel zugelassen werden konnte. Die chemisch und biotechnologisch orientierte Pharmaindustrie weiß sich seit Jahren gezielt gegenüber Mittel aus der Natur beziehungsweise dem komplementären Bereich mittels entsprechender Regulierungen zu schützen.

Dennoch wird weltweit an verschiedenen Universitäten seit Jahren immer stärker an dem Gestein geforscht. Die Ergebnisse lassen sogar besonders kritische Mediziner staunen. So bindet Zeolith-Klinoptilolith sogenannte „freie Radikale", die Zellschädigungen und sogar Krebs hervorrufen können, in uns abgelagerte Körper-Gifte und schädliche Schlackenstoffe und schleust diese auf natürliche Weise über den Magen-Darm-Trakt aus dem Körper. Andere Stoffe, wie etwa Vitamine oder Nährstoffe bleiben hingegen „unangetastet", weil sie andere elektronische Ladungen besitzen und ob ihrer Größe auch nicht in die feine Struktur des Zeolith passen. Auch auf Medikamente und deren Wirkung hat das Mineral keine Wirkung. In klinischen Studien wurden keine derartigen Effekte beobachtet. Selbst Antibiotika können ohne Gefahr gleichzeitig eingenommen werden.

Allerdings ist Zeolith nicht gleich Zeolith. Das Mineral wird in den verschiedensten Zusammensetzungen und für die unterschiedlichsten Bereiche zum Kauf angeboten. Für manche Bereiche, wie die Industrie, wird das Produkt sogar künstlich hergestellt – erreicht damit aber längst nicht jene Qualitäten der natürlichen Stoffe. So zeichnet sich Zeolith-Klinoptilolith im Vergleich zu künstlichem durch eine hohe Widerstandsfähigkeit gegenüber aggressiven Stoffen wie Säure aus. Zudem fungieren die im Labor nachgebauten Varianten als „Ionenräuber". Forscher, wie der Zeolith-Experte und Mediziner der Berliner Uniklinik Charité Karl Hecht *(siehe Interview Seite 98)* empfehlen deshalb in jedem Fall nur natürlichen Zeolith-Klinoptilolith zu nutzen, der wiederum als geprüftes Medizinprodukt zugelassen sein sollte und damit entsprechend sorgsam ausgewählt, sicher verarbeitet und vor allem zertifiziert wurde.

Verstärkt werden kann die Wirkung von Zeolith-Klinoptilolith durch unterschiedliche Mahlverfahren, die dazu führen, dass die Oberfläche, die Giftstoffe aufnehmen kann, vergrößert wird – ähnlich einem Löschblatt. Weil das allerdings sehr aufwendig und kostspielig ist, gibt es meist nur grob vermahlene Produkte. Bekannt ist auch eine Zerkleinerung der Zeolithe durch eine Spiralstrahlmühle. Dabei werden Zeolithkristalle teilweise auf Schallgeschwindigkeit beschleunigt und treffen aufeinander. Bei diesem Zusammenprall zertrümmern sich die Kristalle gegenseitig. Durch dieses Zerkleinerungsverfahren wird die Kristallstruktur aufgebrochen und die Oberflächenstruktur entscheidend vergrößert. Zudem erzeugt dieses Verfahren mehr negative Elektronen an der Oberfläche, als es die mechanische Zerkleinerung vermag. Das wiederum ermöglicht einen besseren Ionenaustausch.

Eine eigene Technologie hat das österreichische Unternehmen Panaceo entwickelt. Die internationalen Wissenschaftler des Unternehmens beschäftigen sich seit vielen Jahren mit der Forschung und Optimierung dieses Naturwirkstoffes. Dabei wurde die sogenannte PMA-Technologie (Panaceo-Mikro-Aktivierung) entwickelt und patentiert (siehe Interview

Was ein Medizinprodukt sein muss

Als Medizinprodukt bezeichnet man einen Stoff oder Gegenstand, der zu medizinisch therapeutischen oder diagnostischen Zwecken für Menschen verwendet wird, wobei die bestimmungsgemäße Hauptwirkung im Unterschied zu Arzneimitteln primär nicht pharmakologisch, metabolisch oder immunologisch, sondern physikalisch oder physikochemisch erfolgt, definiert die EU.

Medizinprodukte im Sinne der EU-Richtlinie 93/42/EWG sind alle „einzeln oder miteinander verbunden verwendeten Instrumente, Apparate, Vorrichtungen, Software, Stoffe oder anderen Gegenstände, einschließlich der vom Hersteller speziell zur Anwendung für diagnostische und/oder therapeutische Zwecke bestimmten und für ein einwandfreies Funktionieren des Medizinprodukts eingesetzten Software, die zur Anwendung für Menschen für folgende Zwecke bestimmt sind:

- Erkennung, Verhütung, Überwachung, Behandlung oder Linderung von Krankheiten;
- Erkennung, Überwachung, Behandlung, Linderung oder Kompensierung von Verletzungen oder Behinderungen;
- Untersuchung, Ersatz oder Veränderung des anatomischen Aufbaus oder eines physiologischen Vorgangs;
- Empfängnisregelung

und deren bestimmungsgemäße Hauptwirkung im oder am menschlichen Körper weder durch pharmakologische oder immunologische Mittel noch metabolisch erreicht wird, deren Wirkungsweise aber durch solche Mittel unterstützt werden kann", heißt es in der Richtlinie wörtlich.[2] Die Bezeichnung garantiert somit auch klare Bedingungen und Herstellungen.

Die Produktion von Medizinprodukten etwa unterliegt der Pflicht zur Validierung. Das bedeutet, dass alle hergestellten Teile einer Charge auf die dem Kunden zugesicherten Eigenschaften überprüft worden sind. Alternativ wird der gesamte Produktionsprozess geprüft. In der Regel erfolgt dies in einem zertifizierten Qualitätsmanagementsystem nach der Norm DIN EN ISO 1348. Aber auch Kombinationen von Produkt- und Systemprüfungen sind möglich.

im Anhang). Die biophysikalischen Eigenschaften des Vulkanminerals werden dabei durch eine zusätzliche Modifikation des Kristallgittergerüstes vervielfacht. „Bei dem Mikronisierungsverfahren erfolgt eine gesteuerte Kollision der Zeolithpartikel unter Einwirkung hoher kinetischer Energien", teilt das Unternehmen mit. Sowohl das Adsorptionspotenzial von oberflächenbehandeltem Zeolith-Klinoptilolith als auch vor allem die schadstoffanziehende Wirkung sei signifikant höher als bei unbehandeltem Zeolith.

Zeolith als Helfer in der Not

Welch enormes, entgiftendes Potenzial Zeolith hat, zeigte sich an einigen traurigen Gegebenheiten der Geschichte: Am 11. März 2011 bebte um 14 Uhr 46 Ortszeit der Meeresgrund vor der Sanriku-Küste der japanischen Region Tohoku. Fast 16.000 Menschen starben in der Folge, mehrere Tausend gelten noch immer als vermisst. 470.000 Menschen mussten in den folgenden Tagen in Notunterkünften untergebracht werden. 375.000 Gebäude wurden vollständig oder teilweise zerstört. Darunter auch vier von sechs Reaktorblöcken des Atomkraftwerkes Fukushima. In Block 1 und 3 kam es zu Kernschmelzen und in der Folge zur Freisetzung von großen Mengen an radioaktivem Material. Etwas mehr als einen Monat später berichteten das deutsche Nachrichtenmagazin „Der Spiegel" und die deutsche Ärztezeitung nahezu gleichlautend von Lösungsversuchen in Japan für das Problem des stark radioaktiv verseuchten Kühlwassers: Ein Chemiker von der Universität in Kanazawa erklärte mit einem japanischen Pharmaunternehmen ein Pulver entwickelt zu haben, das in der Lage sein soll, radioaktive Substanzen aus Flüssigkeiten zu absorbieren.[3] Bei dem Pulver handele es sich um eine Substanz aus verschiedenen Chemikalien sowie dem Natur-Mineral Zeolith, schrieben die deutschen Medien und überschlugen sich in begeisterten Aussagen. Das Pulver soll radioaktive Isotope wie Jod, Cäsium und Strontium binden können.

Allerdings war die Idee nicht neu: Zeolithe werden schon wesentlich länger verwendet, um vor Radioaktivität zu schützen. Ihre Besonderheit ist ihr Aufbau. „Die Moleküle ordnen sich so an, dass sie eine Art Schwammgerüst bilden, das im Gegensatz zu einem Schwamm aber hochsymmetrisch aufgebaut ist. Sobald die Kristallkäfige aus Zeolith mit radioaktiven Nukliden gesättigt sind, kann man das Mineral vom Wasser trennen und die Zeolithe dann als radioaktiven Müll entsorgen", schrieb der Spiegel.[4] Schon 2001 erbrachten Forscher von der Universität Bern den Nachweis, dass Zeolith-Kristalle das radioaktive Isotop Jod 129 binden können.

Zeolith-Kekse schützen Kinder in Tschernobyl

Tatsächlich wurden bereits 1945 nach den Atombombenabwürfen in Hiroshima und Nagasaki, Menschen gegen die Folgen der radioaktiven Verstrahlung mit dem speziellen Zeolith-Klinoptilolith behandelt. Später auch die in Tschernobyl radioaktiv verstrahlten Arbeiter. Kinder erhielten mit Zeolith angereicherte Kekse, die helfen sollten, sie vor Strahlungsschäden zu schützen, berichtet der Mediziner Karl Hecht. Auch Gemüse wurde in Gewächshäusern angebaut, in denen die Erde mit Zeolith angereichert war, wodurch sich die Konzentration von Cäsium und in den Pflanzen um bis zu 70 Prozent verringerte. Dem Viehfutter wurde das Mineral beigemischt, die Konzentration von Radionukliden verringerte sich dadurch im Fleisch um bis zu 70 Prozent, in der Milch sogar um bis zu 85 Prozent, analysierten später Experten im renommierten Wissenschaftsmagazin „Science".[5]

Anmerkungen und Quellen:

1   Karl Hecht, Elena Hecht-Savoley:Siliziummineralien und Gesundheit, Spurbuchverlag, 2011

2   http://eur-lex.europa.eu/LexUriServ/LexUriServ.do?uri=CELEX:32007L0047:DE:NOT

3   www.aerztezeitung.de/panorama/article/650520/erdbeben-rund-tokio-fukushima-zeolith-verseuchtes-wasser.html

4   www.spiegel.de/wissenschaft/technik/fukushima-mineralschwaemme-sollen-radioaktive-teilchen-aufsaugen-a-758141.html

5   Structure of the Polycrystalline Zeolite Catalyst IM-5 Solved by Enhanced Charge Flipping C. Baerlocher, et al., Science 2007, 315, 1113-1116. DOI: 10.1126/science.1137920

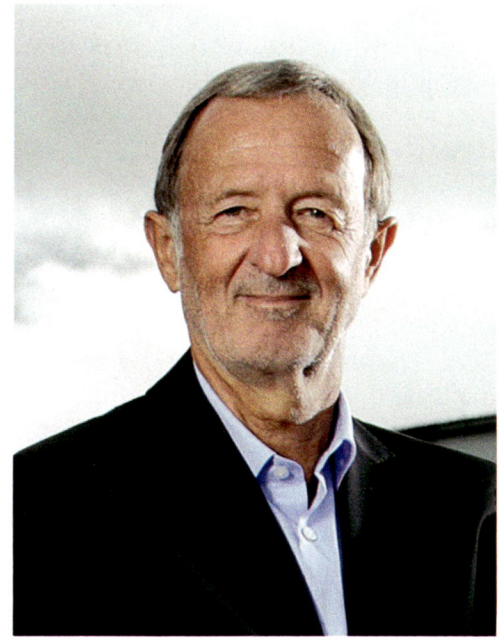

Jakob Hraschan ist Gründer des Medizin-produkte-Herstellers Panaceo. Seine persönliche Begeisterung für das Potenzial des Minerals ließ ihn eine Firma gründen, mit der er das Mineral nicht nur speziell aufbereitet, sondern wo er vor allem viel in die medizinische Forschung investiert, um die Wirkung und die Wirkweise zu untermauern.

„Ein einzigartiges und faszinierendes Mittel"

Zeolith-Klinoptilolith gilt unter Experten bereits als „Stein des Lebens" und zentrales Mittel zur Ausleitung von Schadstoffen wie Umwelt- und Lebensmittelgiften. Das Mineral kommt zumindest an 48 Stellen unserer Erde in Gebirgsstöcken vor. Doch nicht jeder Stein ist gleich, sagt der Unternehmer Jakob Hraschan, dessen persönliche Begeisterung für das Potenzial des Minerals ihn eine Firma gründen ließ.

Wie sind Sie auf das Thema Zeolith gestoßen?

Wenn man Unternehmer ist, muss man voll fit sein, ein Leben lang. Ein Unternehmer braucht Energie für täglich mehr als zehn bis zwölf Stunden. Mir wurde schon früh klar, dass diese Energie nur ein gesunder Körper bringen kann. Darüber hinaus konnte ich auch in meinem Umfeld beobachten, dass gestresste Menschen, egal ob in Beruf oder Sport, welche öfters an oder über Ihre Grenzen gehen, deutlich anfälliger sind und öfters mit Verkühlungen und anderen Krankheiten zu kämpfen haben. Ich habe mich, auch aus Eigeninteresse, immer gefragt, wie ich meinen Körper gegen die gegebenen äußeren Umstände besser schützen kann. Aus diesem Grund habe ich mich tief mit naturmedizinischen Themen beschäftigt. Ich habe versucht, alles zu studieren von Paracelsus bis Hildegard von Bingen bis zu neuesten Unterlagen. Dieses Wissen ist dann so gewachsen, dass ich auch dementsprechend meine Ernährung umgestellt habe und viel mit Komplementär-Medizinern und Naturheilpraktikern gearbeitet habe. Und da hat mich dann auch plötzlich ein Freund auf Zeolith-Klinoptilolith aufmerksam gemacht.

Was weckte das Interesse des Unternehmers?

Ja, ich begann daraufhin mich intensiv mit dem Thema zu beschäftigen. Wir haben die ersten drei bis vier Jahre Grundlagenforschungen betrieben, lernten, dass sowohl der verwendete Rohstoff als auch die Art und Weise der Verarbeitung einen Einfluss auf die Wirkweise haben, und stellten mittels einer kompletten OECD-konformen Toxikologie auch die Unbedenklichkeit des von uns aufbereiteten Materials sicher. Vor acht Jahren wurde dann die Firma Panaceo gegründet. Die Zeit war reif, diesen einzigartigen Natur-Wirkstoff der Menschheit zugänglich zu machen. Inzwischen wurde Zeolith-Klinoptilolith auch von einem Mittel, das frei verkäuflich war in Europa, durch eine neue EU-Verordnung praktisch stark eingeschränkt. Da ich jedes Problem als Chance zur Verbesserung sehe, haben wir einen neuen Weg eingeschlagen und die Zertifizierung als Medizinprodukt angestrebt, um den vom Gesetzgeber vorgeschriebenen äußerst hohen und strengen Qualitätsstandards für dieses Naturprodukt gerecht zu werden.

Hinzugehen und zu sagen, „da machen wir jetzt ein Unternehmen draus, da stecken wir sehr viel Geld hinein", das ist ein enormes Risiko. Da muss ja dann auch eine Begeisterung für das Thema da sein oder hatten Sie die Sicherheit, dass das auch was Tragfähiges sein kann?

Die Hauptmotivation und die Zuversicht, dass hier auch ein großes

Projekt entstehen kann, waren eigentlich von Anfang an die Rückmeldungen der Menschen, denen mit unseren Produkten geholfen werden, konnte. Basierend auf der bereits erfolgten Grundlagenforschung wurden unsere Natur-Medizinprodukte zu Beginn vor allem zur Reduktion von chemotherapeutisch verursachten Vergiftungssymptomen mit großem Erfolg eingesetzt. Mein spezieller Dank gilt an dieser Stelle einigen lieben Freunden, Ärzten sowie wissenschaftlich interessierten Persönlichkeiten aus dem ärztlichen Umfeld, ohne deren Unterstützung die ersten Studien nicht möglich gewesen wären. Bald wurde mir klar, dass unser PMA-Zeolith das Potenzial besitzt, um einen nachhaltigen Beitrag zur Gesunderhaltung vieler Menschen zu leisten, indem er den Organismus selektiv von krankmachenden und energieraubenden Schadstoffen befreit, welche leider unvermeidbarer Teil unserer Lebensweise geworden sind.

„Die Hauptmotivation waren eigentlich von Anfang an die Rückmeldungen der Menschen, denen geholfen werden konnte."

Wie sahen diese Rückmeldungen aus?
Ärzte haben uns berichtet, dass ihre Patienten mit deutlich weniger Übelkeit und Magen-Darm-Problemen zu kämpfen hatten und dass sich sowohl deren Blutwerte als auch deren Leberwerte deutlich verbesserten. Patienten fühlten sich einfach wohler in ihrer Haut, gewannen wieder an Lebensqualität und haben das auch mit Freude ihren behandelnden Ärzten und Therapeuten mitgeteilt. Offensichtlich hat die Entgiftungskapazität des PMA-Zeolith durchwegs positive Auswirkungen auf den gesamten Organismus und damit auch auf das Immunsystem. Viele Menschen, die unsere Produkte präventiv gegenüber den Folgen der steigenden Umwelt- und Nahrungsmittel-Gifte verwendeten, berichteten uns, dass sie seit der Einnahme von PMA-Zeolith viel weniger infektanfällig waren. Auch die schon verloren geglaubte schwindende Lebenskraft kam durch den hohen Entgiftungseffekt zurück. Und das mit 100 Prozent Natur und ohne Nebenwirkungen. Zahlreiche Konsumenten haben es sich nicht nehmen lassen, uns ihre Erfahrungen mit unserem PMA-Zeolith persönlich mitzuteilen. Ich erinnere mich noch an den Besuch einer Mutter aus Wien, deren Tochter trotz hochstehender medizinischer Versorgung schon seit Jahren an Magen-Darm-Problemen mit dauerhaften Durchfallerscheinungen gelitten hatte und der durch die Einnahme unserer Produkte geholfen werden konnte. Rückmeldungen wie diese sind Belohnungen und tragen stetig zur

Motivation bei, das unglaubliche Entgiftungs- und Entlastungspotenzial des Zeolith-Klinoptilolith weiter zu erforschen und im Sinne einer rechtzeitigen Vorsorge in einer immer schädlicher werdenden Umwelt einer möglichst breiten Gruppe zugänglich zu machen.

Sie forschen mit Universitäten und selbst?
Wir forschen derzeit an vier Universitäten parallel, um dieses Projekt weiter voranzutreiben. Inzwischen sind wir allein hier am Standort im Süden Österreichs über 30 Mitarbeiter und die Forschungs-Koordination erfolgt auch im Hause. Hier haben wir eine ISO-zertifizierte Pharma-Produktion nach höchsten Standards zusammen mit modernen Bürokomplexen eingerichtet. Es ist mein erklärtes Ziel, vom Qualitätsstandort Österreich aus organisch weiter zu wachsen.

Was wäre, wenn jetzt ein Medizinkonzern kommt und sagt, das was Sie machen ist toll, wir bieten ihnen die Summe X und kaufen Ihnen das alles ab? Wir wissen ja Pharmaunternehmen und Medizinproduktekonzerne arbeiten ähnlich wie Fußballkonzerne. Die haben überall ihre Spione unterwegs, die schauen, was es gibt, was interessant ist, was passt und kaufen sich das. Was würden Sie tun, wenn ein Angebot kommt, Panaceo zu verkaufen?
Bei Panaceo geht es mir vor allem darum, in Österreich, nahe der Grenze zu Italien und Slowenien, viele hochqualifizierte Arbeitsplätze zu schaffen und das Projekt zum Wohle möglichst vieler Konsumenten international weiter zu entwickeln. Anfragen kommen bereits aus über 16 Länder. Aber: So ein Projekt wie Panaceo kann man, wenn man es weltweit umsetzen will, nicht mehr ganz alleine machen. Das muss einem auch klar sein.

„Wir forschen derzeit an vier Universitäten parallel, um dieses Projekt voranzutreiben.“

Panaceo ist nicht das einzige Unternehmen, das Zeolith vermarktet. Es gibt auch andere Unternehmen am Markt, die mit Zeolith arbeiten. Was unterscheidet sie?
Es unterscheidet uns sowohl die wissenschaftlich fundierte Herangehensweise an das Projekt als auch das Wissen einer speziellen Vermahlungstechnologie, mit welcher der Natur-Rohstoff studienbelegt eine deutlich höhere Wirkung erzielt. Wir nennen diese Methode PMA-Technologie. Das kann vereinfacht als berührungsloses Mahlen des vorbehandelten Zeolith-Klinoptiloliths umschrieben werden, bei welcher hochtechnische

Spezialmühlen die einzelnen Zeolith-Partikel mit hoher kinetischer Energie aufeinander schießen, um damit die bio-physikalischen Filtereigenschaften des Natur-Zeolith-Klinoptilolith in ihrer Wirkung signifikant zu optimieren. Die messbar bessere Wirkung des PMA-Zeolith ist durch mehrere Studien renommierter universitärer Institute und Professoren belegt. Darüber hinaus konnten wir in mehreren interessanten medizinischen Anwendungsbereichen Patentschutz erreichen.

Wie muss man sich das vorstellen?
Man hat das auf atomarer Ebene untersucht. Durch gezieltes Einwirken definierter hoher kinetischer Energien kommt es zu einer Ladungsverschiebung der sonst sehr stabilen Kristallgitterstruktur des Zeolith-Klinoptilolith. Durch diese Modifikation kann der PMA-Zeolith Schadstoffe noch besser anziehen, gegen essenzielle Mineralstoffe austauschen und über den Stuhl entsorgen. Sowohl in-vitro als auch in-vivo Versuche haben nachgewiesen, dass unser PMA-Zeolith besser wirkt als normal behandelter Zeolith. Die Grundtechnologie kam aus Russland und wurde von uns auf modernster Maschinenbautechnik weiter verbessert und verändert. Dieses Mahlverfahren wurde im eigenen Haus und im eigenen Maschinenbau in dreizehn Jahren weiterentwickelt, sodass wir heute auf einem sehr hohen, einzigartigen Stand der Technik sind.

„Alle Versuche haben gezeigt, dass unser PMA-Zeolith messbar besser wirkt. Das Mahlverfahren ist einzigartig und vergrößert die Oberfläche und damit die Wirkung.“

Was ist das Ziel, was ist die Vision, die sie selbst haben und damit verfolgen?
Meine Vision ist, den Entgiftungseffekt, den Panaceo hat, mit all seinen positiven und vor allem speziell heute mehr denn je wertvollen präventiven Auswirkungen auf unseren immer stärker belasteten Organismus der Menschheit zugänglich zu machen. Mein Ziel ist, diese Vision auch umzusetzen und gemeinsam mit einem renommierten internationalen Partner sowie meinen Mitarbeitern auch in Zukunft die Geschicke des Projektes mit Herz und Verstand mit zu bestimmen.

Was tun sie selber auch für ihre Gesundheit beziehungsweise auch für die Gesundheit ihrer Mitarbeiter?
Natürlich ergibt sich aus dem Interesse an diesen Themen einiges - nicht nur für mich, sondern auch für meine Mitarbeiter. Ich entwickle mich auch

selbst in Ernährungsfragen immer weiter und versuche diese auch meinen Mitarbeitern weiter zu vermitteln. So werden meine Mitarbeiter nicht nur mit vielen interessanten Büchern, sondern auch täglich mit frisch gemixten grünen Smoothies versorgt, welche leicht verdaulich und reich an natürlichen Vitalstoffen sind. Da im Unternehmerleben Fokussierung und Konsequenz doch einige der wichtigsten Dinge sind, will ich auch im Bereich Gesundheit konsequent sein und versuchen, so gesund wie möglich in dieser Umwelt zu leben und auch einen Beitrag für andere zu leisten. Und einen kleinen Teil auch die Welt zu verbessern, mit Hilfe unseres PMA Zeolith-Klinoptilolith.

 Tipps zum Abschluss
Zum Ende auch hier ein paar gesunde Tipps, was Sie beim Einsatz von Zeolith-Klinoptilolith beachten sollten ...

• Je technologisch qualitativer Zeolith-Klinoptilolith vermahlen ist, umso besser ist die Wirkung, weil dadurch die schadstoff-bindende Oberfläche vergrößert wird.

• Nimmt man Zeolith ein, sollte es sich um reines Natur-Zeolith handeln, das als Medizinprodukt zugelassen ist. Nur so ist eine entsprechend Qualität gesichert.

• Zeolith-Klinoptilolith bietet vor allem vorbeugend durch seine entgiftende Wirkung viele gesundheitliche Vorteile. Die Abgabe von Mineralien aus dem Kristallgitter kann wiederum leistungssteigernd wirken. Im Fall eines therapeutischen Einsatzes sollten Beschwerden zuvor ärztlich abgeklärt werden.

Kapitel 6

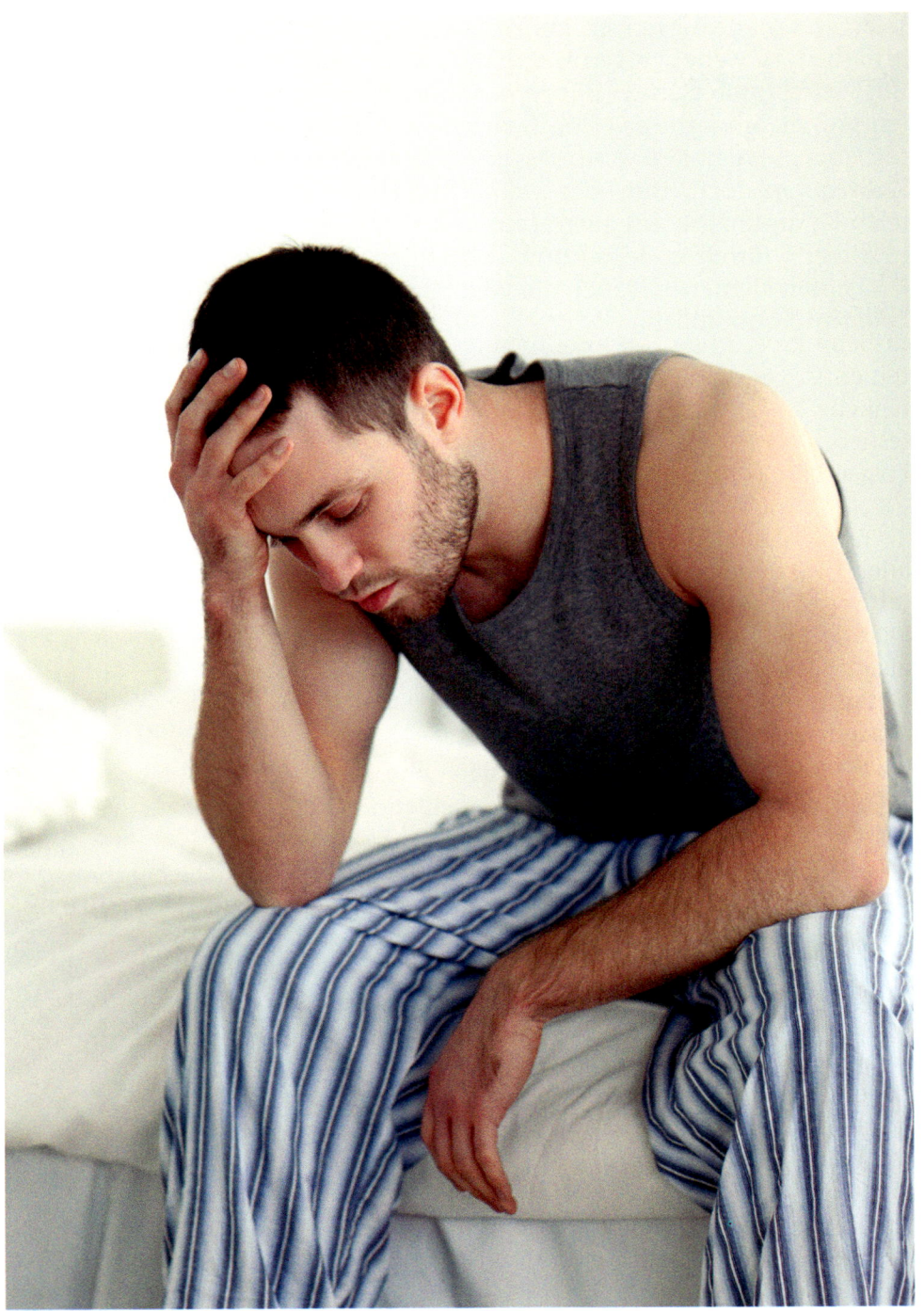

6. Natürlicher Kreislauf ist gestört
Dem körpereigenen Reinigungsprozess helfen

Es stellt sich dar wie ein fataler Kreislauf: Die natürliche Abwehrkraft des Körpers versagt angesichts der Fülle an schädlichen Stoffen, denen der Organismus ausgesetzt ist, was letztlich dazu führt, dass noch mehr von diesen schädlichen Stoffen ihr krankmachendes Unwesen im Körper treiben können, ohne vom eigenen Immunsystem aufgehalten zu werden. Der natürliche Prozess von Verunreinigung und Reinigung ist gestört: Krankheiten entstehen, Leiden brechen aus und Unverträglichkeiten erschweren das tägliche Leben. Das Tragische daran: Hat sich einmal eine Krankheit manifestiert, so gesellen sich zu dieser ganz schnell andere Leiden in Form von Folgeerkrankungen – die Wissenschaft spricht von Komorbidität.

Tatsächlich haben Untersuchungen in Spitälern ergeben, dass bei fast allen Patienten ab 60 Jahren eine solche Komorbidität vorliegt, ab etwa 80 Jahren leiden Patienten meist an drei bis vier Erkrankungen gleichzeitig. Dies ist vor allem deshalb der Fall, weil das körpereigene Immunsystem, also die Reinigungsmaschine des Organismus, ebenso wie der Mensch im Gesamten einem Alterungsprozess unterworfen sind und die körpereigene Abwehrkraft mit zunehmenden Lebensjahren abnimmt. Umso wichtiger ist es, seinen Körper schon von jungen Jahren an und durchgehend bis ins hohe Alter entsprechend zu pflegen und das Immunsystem zu hegen. Dies geschieht am besten mit einem entsprechenden Lebensstil, mit gesunder Ernährung und viel Bewegung. Doch dies alles kann, angesichts der zahlreichen Umweltgifte, denen der Mensch permanent ausgesetzt ist, lediglich das Risiko für die Entstehung von Krankheiten reduzieren.

Umso wichtiger erscheint es daher, zusätzlich zu den Lebens- und Essgewohnheiten noch weitere Vorsorge zu treffen, auch mit natürlichen Substanzen, die den Körper nicht anderweitig belasten und keine Nebenwirkungen haben können. Mit Substanzen aus der Natur, die den natürlichen Kreislauf der Reinigung unterstützen. Zeolith-Klinoptilolith erscheint in diesem Zusammenhang ein probates Mittel zur Wiederherstellung oder aber zur Aufrechterhaltung dieses Kreislaufs zu sein. Denn eines muss uns allen klar sein: Krankheit ist immer ein Ausdruck des Körpers dafür, dass ein natürlicher Regelmechanismus nicht mehr funktioniert wie er soll. Nur die Symptome zu beheben, bringt noch lange keine Heilung.

„Alles steht zum besten mit dir, auch wenn schier alles zu misslingen scheint, solange du nur mit dir selber im reinen bist. Umgekehrt stimmt nichts mit dir, selbst wenn es äußerlich gut zu gehen scheint, solange du nicht mit dir selber im reinen bist."

Mahatma Gandhi, indischer Rechtsanwalt, Widerstandskämpfer, Morallehrer und Pazifist. (1869 - 1948)

Was uns vergiftet

In der Medizin gibt es viele vermeintliche Wahrheiten. Auch solche, die wissenschaftlich abgesichert sind. Und viele widersprechen sich. Andere entpuppen sich bei genauerem Hinsehen als statistische Tricks, die meist aus Marketinggründen angewandt werden, um aus einem durchschnittlichen Produkt ein sensationelles zu machen. Ein beliebter Trick ist das Spiel mit Häufigkeitsangaben: Angenommen es gibt eine Krankheit an der vier von 100 Menschen erkranken. Und angenommen es gibt nun eine Impfung, die bei einer dieser vier Personen verhindert, dass sie erkrankt. Wäre das eine Sensation? Nimmt man die Gesamtzahl und setzt diese in Bezug zum Impferfolg zeigt sich, dass gerade einmal bei einem Prozent der Menschen Erkrankungen verhindert werden. Das ließe sich kaum gut vermarken. Doch was ist, wenn wir den Impferfolg in Bezug zur Zahl der Erkrankten setzen? Dann kann die Impfung plötzlich ein Viertel aller Erkrankungen, oder noch besser, jeden vierten Menschen vor einer Erkrankung schützen. Das klingt als wäre jeder Vierte bedroht und könnte eben mittels dieser Impfung geschützt werden. Eine Sensation für die Medien. In Wirklichkeit sind vier von Hundert bedroht und einem kann geholfen werden.

Als Gesundheitsjournalist habe ich über viele Jahre eine natürliche Skepsis entwickelt, wenn mir sensationelle Neuerungen präsentiert wurden. Einerseits, weil sich immer wieder vermeintliche Wunder als Werbegag herausstellten, andererseits, weil auch immer wieder Produkte floppten – oft zum Leid vieler Betroffener. Die Zulassung eines Medikamentes durch die Behörden bedeutet nicht, dass das Medikament besser wäre als andere, die bereits auf dem Markt sind. Ob es wirksamer ist, wird gar nicht erst geprüft. Dazu kommt, dass neu zugelassene Medikamente nicht immer unbedenklich sind, wie es den Eindruck erwecken mag, denn meist sind sie nur an einigen Tausend Patienten erprobt worden. Seltene, aber gravierende Nebenwirkungen fallen deshalb erst Jahre nach der Zulassung auf. Wenn sie den Behörden überhaupt gemeldet werden, was nicht immer der Fall ist. Für sie ist die Gefahr inzwischen so offensichtlich, dass in der EU neu zugelassene Medikamente mit einem schwarzen Dreieck als Warnsymbol gekennzeichnet werden müssen. „Denn mit der Zulassung eines Präparats beginnt nichts anderes als ein großer Feldversuch an Patienten", warnte das Ö1-Wissenschaftsmagazin Dimensionen in einer Analyse.[1] Am 8. August 2001 stoppte der deutsche Pharmakonzern Bayer die Vermarktung des Cholesterinsenkers Lipobay nach mehreren bekannt gewordenen Todesfällen. Später berichtete das Nachrichtenmagazin „Der Spiegel", dass es Lipobay nicht zuletzt dank aggressivem Marketing in kurzer Zeit auf Platz drei der Verkaufstatistik geschafft hatte. Denn als das Produkt 1997 auf den Markt kam, gab es bereits ähnliche, wirksamere Produkte. 2007 berichteten Medien, dass Bayer noch immer mit den Folgen des Lipobay-Skandals kämpft, über 1,2 Milliarden Dollar hatte der Konzern bis dahin für Vergleiche gezahlt. Insgesamt waren mehr als hundert Todesfälle bekannt geworden.[2]

2004 wiederum hatte der Pharmakonzern Merck & Co. das Schmerzmittel Vioxx vom Markt genommen, nachdem es bei Langzeitpatienten zu Herz-Kreislauferkrankungen gekommen war. In der Folge nahm auch die damalige Nummer eins der Branche, Pfizer, das Schmerzmittel Bextra vom Markt. Ein Jahr später wurde Merck im ersten von Tausenden Prozessen zu einer Straf- und Schmerzensgeldzahlung in der Höhe von 253,5 Millionen US-Dollar verurteilt. Medien berichteten, dass schon 1997 (zwei Jahre vor Markteinführung) eine Merck-Forscherin vor den Nebenwirkungen gewarnt hatte. Zu dieser Zeit machte der Schweizer Pharmakonzern Roche mit einem Grippemittel einen eher mageren Jahresumsatz von 240 Millionen Schweizer Franken. Das Konkurrenzprodukt eines anderen Pharmaherstellers war aufgrund der geringen Nachfrage überhaupt nicht mehr verfügbar. Doch dann passierte etwas, das alle überraschte: Die Weltgesundheitsorganisation warnte in einer bis dahin einzigartigen Kampagne vor einer eventuell drohenden weltweiten Epidemie, die das Leben von Millionen Menschen gefährdet. Als Schutz vor der sogenannten Vogelgrippe empfahl die WHO das Roche-Produkt Tamiflu zur Vorsorge zu kaufen. Ganze Regierungen bunkerten die Produkte, auch nachdem es bereits Kritik von Experten an der vermeintlichen Panik gab. Ein Jahr später meldete Roche eine Versechsfachung des Tamiflu-Umsatzes auf rund 1,6 Milliarden Franken.

Ganzheitliche Alternative statt Pharmachemie

Vor einiger Zeit begegnete mir bei einer Fernsehdiskussion über die Rolle der Pharmaindustrie in der modernen Krebstherapie und die enormen Ausgaben für neue Medikamente erstmals das Mineral Zeolith-Klinoptilolith. Ein natürliches Produkt, das angeblich vor allem in der Prävention aber auch in der Therapie einige sensationelle Ergebnisse vorweisen kann. Ausgestattet mit der Erfahrung wie neue Produkte und Methoden vermarktet werden, machte mich die Debatte zumindest neugierig. In der Folge bestätigten mir anerkannte Universitätsprofessoren, zu denen ein schon über mehrere Jahre enger Kontakt besteht, diese positiven Meldungen. Die Rückmeldungen waren durchwegs so ermunternd, dass ich begann, mich intensiver mit dem Thema zu beschäftigten. Das wiederum führte auch zur Frage, welche Rolle eigentlich Umwelt- und Nahrungsmittel-Gifte bei der Entstehung von Krankheiten genau spielen. Und die Ergebnisse dieser Recherchen wiederum waren Basis für dieses Buch, das den aktuellen Stand der Wissenschaft einer breiteren Öffentlichkeit bekannt machen soll. Denn neben der biotechnologischen Reparaturmedizin und deren millionenteuren Medikamenten gibt es durchaus auch ganzheitlichere und nachhaltigere Alternativen, wie etwa auch der ehemalige Leiter des auf Genforschung spezialisierten deutschen Max-Planck-Instituts für experimentelle Medizin Friedrich Cramer erkannte, als er formulierte: „Wir sind heute an dem Punkt, an dem wir das Leben als Ganzes studieren müssen, wenn wir ein gültiges Bild von unserer Welt haben wollen. Das können wir mit den gegenwärtigen Methoden nicht leisten. Die Verantwortung vor dem Lebendigen, vor den leidenden Patienten, verbietet die Übertragung des Kausalschemas aus der Physik, der bisherigen Leitwissenschaft. Lebenswissenschaft kann niemals partikular sein. Sie ist immer ganzheitlich. Mag sein, dass sie dann von den so genannten exakten Wissenschaften belächelt und nicht für voll genommen wird. Das müssen wir auf uns nehmen, denn wir haben es mit Lebendigem zu tun, für das wir Verantwortung tragen." Cramer hatte unter anderem in den 50er Jahren an der Universität Cambridge bei den Entdeckern der DNA-Struktur und späteren Nobelpreisträgern gearbeitet.

Gifte und wie sie uns schädigen

Der Überblick, welche Gifte uns wo begegnen und wie sie uns belasten, ist schwierig. Im Jahr 2001 wurden als „Dreckiges Dutzend" bekannte zwölf Giftstoffe (u. a. Pflanzenschutzmittel, Industriechemikalien und Nebenprodukte von Verbrennungsprozessen) durch die Stockholmer Konvention weltweit verboten. Das UNO-Abkommen trat 2004 in Kraft und wurde seither von 178 Staaten in deren Recht übernommen. Alle zwölf Giftstoffe sind organische Chlorverbindungen und stehen im starken Verdacht, erbgutverändernd, krebserzeugend zu wirken und die Fehlbildungen beim Embryo auszulösen. Ab 2009 sind zwölf weitere Stoffe in die Stockholmer Konvention aufgenommen worden. Doch das allein gibt keine Sicherheit. Die Europäische Chemikalienagentur (ECHA) etwa stellt Informationen über Chemikalien zur Verfügung und nimmt besorgniserregende Chemikalien ins Visier. Auf ihrer Website sind derzeit 144 Chemikalien aufgelistet – und hier handelt es wohlgemerkt nur um Chemikalien. Andere Stoffe werden nicht berücksichtigt.[3]

Lebensmittelzusatzstoffe
Die Liste der ungesunden E-Nummern ist lang. Ihre negativen Folgen ebenfalls. Sie reichen von A wie abführend (E410 – Johannisbrotkernmehl, E420 – Sorbit, E966 – Lactit), allergieauslösend über B wie blutdruckerhöhend, Diabetes verursachend, Störung der Geschlechtsfunktionen bis zu Knochenschwund, Nierenschäden bis zu Z wie zellschädigend (E133 Brillantblau, E306 – Vitamin E). Entscheidend ist immer die Menge der konsumierten Zusatzstoffe, doch die kann man als Konsument kaum nachvollziehen.

Künstliche Süßstoffe wie die Aminosäure Aspartam begünstigen u.a. die Kalziumaufnahme der Nervenzellen, was zu vermehrtem oxidativen Stress und sogar zum Absterben von Zellen führen kann. Eine genaue Liste über die Wirkungen von Lebensmittelzusatzstoffen findet sich im Buch „Chemie im Essen" von Hans-Ulrich Grimm (Kraus-Verlag) sowie auf dessen Internetseite www.food-detektiv.de Sein Fazit: „Die Nahrungsindustrie braucht Chemie. Der Mensch nicht. Ihn macht sie krank."

Schwermetalle
Manche Schwermetalle sind in geringen Mengen lebenswichtig für den Menschen, sie werden dann als Spurenelemente bezeichnet. Dazu gehören:

Chrom, Eisen, Kobalt, Kupfer, Mangan, Nickel, Vanadium, Zink und Zinn. Allerdings nehmen wir in Lebensmitteln und durch unsere Umwelt größere Mengen dieser Elemente auf, als uns gut tun. Oft werden sie im Fall von Zusatzstoffen oder Pestiziden als nicht gefährlich eingestuft, weil ja die Dosis das Gift macht, aber nicht die Substanz selbst. Glaubt man Schwermetallexperten, sind Giftstoffe in Zahnfüllungen und Zahnersatz für eine Vielzahl an Erkrankungen verantwortlich. Die quecksilberhaltige Amalgam-Füllung ist bei weitem die gefährlichste. Allerdings warnen Zahnmediziner auch davor, sich entsprechende Füllungen einfach ausbohren zu lassen – die Giftstoffe werden dadurch erst recht im Mund und Körper verteilt, wenn sie nicht vorsichtig und fachmännisch entfernt werden. Metallisches Quecksilber kann als Dampf über die Lunge aufgenommen werden. Es reizt die Atem- und Verdauungswege, kann zu Erbrechen führen und sogar Schäden an den Nieren und am Zentralnervensystem hervorrufen.

Noch schlechter sieht es mit Schwermetallen wie Blei aus, weil der Körper sie kaum abbauen kann, sondern in die Knochen einlagert. Blei wirkt schon in geringen Spuren als chronisches Gift. Es reichert sich auch in Zähnen und im Gehirn an und beeinträchtigt die Funktionsfähigkeit des Nervensystems. Blei begegnet uns etwa in medizinischen Geräten, in Überwachungs- und Kontrollinstrumenten. Blei, Kadmium und Nickel finden sich auch in aufladbaren Batterien, Kabelummantelungen, Farben, Legierungen sowie beim 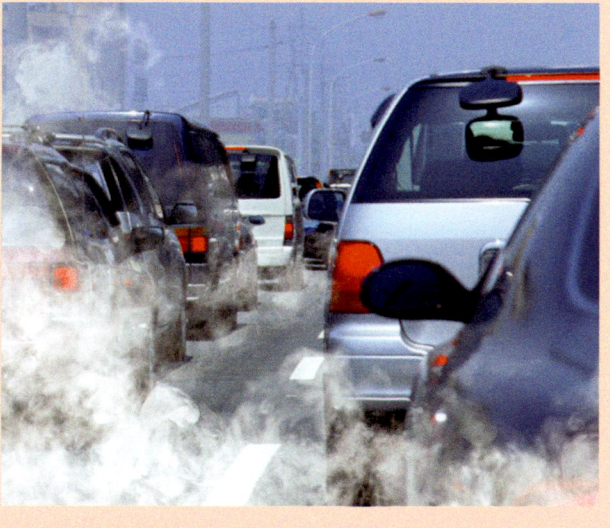 Strahlenschutz. Viele Schwermetalle werden auch über Abgase von Straßenverkehr und Industrie in die Luft gebracht und weiter transportiert, bevor sie auf die Erdoberfläche niedergehen. In den Boden gelangen sie auch über Düngemittel und Klärschlamm und reichern sich dort an oder sie sickern in tiefere Schichten bis ins Grundwasser.

Besonders betroffen:
- all jene, die stark dem Verkehr ausgesetzt sind wie Anrainer und Berufskraftfahrer
- Landwirte, Obst- und Gemüsebauern über Düngemittel und Pestizide
- Vertreter medizinischer Berufe u.a. Zahnärzte
- Menschen, die beruflich mit Farben, Lacken und Reinigungsmitteln zu tun haben

Freie Radikale

Durch die Stoffwechselprozesse in unserem Körper, für die meist Sauerstoff nötig ist, entstehen in Zellen sogenannte freie Radikale. Einfacher formuliert, werden die Nährstoffe im Körper mittels Sauerstoff verbrannt und es wird Energie frei, die der Körper benötigt. Dabei entstehen dann auch andere Sauerstoffverbindungen – eben freie Radikale. Diese kurzlebigen Molekülstücke spielen bei einer Reihe von zellbiologischen Prozessen eine wichtige Rolle. Mit ihrer Freisetzung schädigen die freien Radikale für die Funktion der Zelle wichtige Moleküle und eine Vielzahl von Eiweißen und Fetten.

Freie Radikale entstehen vor allem, wenn wir an Infektionen leiden, durch radioaktive Strahlung, Luftverunreinigungen, Zigarettenrauch, Pestizide, einige Arzneimittel und nicht zuletzt psychischen Stress. Der Körper verfügt allerdings auch über einen Schutzmechanismus durch Enzyme und Wirkstoffe sogenannte Antioxidantien, die freie Radikale binden und neutralisieren. Ist das System aber gestört und werden die freien Radikale nicht ausreichend neutralisiert kann es zu einer Reihe von Krankheiten führen wie Krebs, Diabetes, Parkinson oder Alzheimer.

Besonders betroffen:
- Menschen, die Stressbelastungen ausgesetzt sind – u.a. Schichtarbeiter
- all jene, die stark dem Verkehr ausgesetzt sind wie Anrainer und Berufskraftfahrer

Luftschadstoffe

Viele Holzschutzmittel und Bodenbeläge werden wegen vieler Giftstoffe, die langsam ausdampfen, besonders kritisiert. Dazu kommen krebserregende und hormonstörende Weichmacher. Laut WHO stellt gerade die Luftverschmutzung ein beträchtliches Gesundheitsrisiko für die Bevölkerung dar. Feinstaub und Stickstoffdioxid (NO2) gehören dabei zu den wichtigsten Schadstoffen. Gerade verkehrsbedingten Feinstaub führt die WHO allein in Österreich als Ursache von bis zu 40.000 Asthmaanfällen bei Erwachsenen und bis zu 2.400 Todesfällen durch Herz- und Lungenerkrankungen bei Erwachsenen über 30 Jahren an.

Besonders betroffen:
- **Weichmacher finden sind in Kosmetika und teilweise auch noch in Kinderspielzeug**
- **all jene, die stark dem Verkehr ausgesetzt sind wie Anrainer und Berufskraftfahrer**
- **in alten Möbeln und Bodenbelägen vor allem aus den 60er- und 70er Jahren finden sich Weichmacher und giftige Lösungsmittel**

Kosmetik-Inhaltsstoffe
In Kosmetika, Wasch- und Reinigungsmittel findet sich eine Vielzahl von Giftstoffen und Schwermetallen. Dazu gehören etwa Adstringenzien wie Aluminiumsalze, die Schweißdrüsen verschließen und in Deos verwendet werden, Konservierungsstoffe, Lösungsmittel, Oxidationsmittel, Treibgase und Weichmacher. Letztere finden sich etwa auch in Haarwaschmittel. In Sonnencremen sind etwa sogenannte Benzophenone enthalten, die als UV-Filter wirken sollen. Sie sind in Verdacht geraten, wie das weibliche Hormon Östrogen zu wirken. Diese UV-Filter konnten in der Zwischenzeit in der Muttermilch und in Fischen nachgewiesen werden. Zur genaueren Information sei hier das Buch „Kosmetik-Inhaltsstoffe von A-Z von Heinz Knieriemen empfohlen (AT Verlag).

Der Bund für Umwelt und Naturschutz Deutschland hat in einer Studie mehr als 60.000 Pflege- und Kosmetikprodukte darauf hin ausgewertet ob Giftstoffe enthalten sind. Insgesamt wurden die Produkte auf 15 verschiedene Chemikalien untersucht, die von der EU als hormonell wirksame Stoffe mit der höchsten Priorität belegt worden waren. Sie werden mit Krankheiten in Verbindung gebracht, die seit den vergangenen Jahrzehnten weltweit verstärkt auftreten. Dazu gehören der Rückgang der Spermienqualität, bestimmte hormonbedingte Krebsarten wie Brust-, Prostata- und Hodenkrebs sowie eine verfrühte Pubertät bei Mädchen. Auch Embryos im Mutterleib, Kleinkinder und Pubertierende sind durch hormonell wirksame Chemikalien gefährdet. Laut der Studie sind 30

Prozent aller untersuchten Kosmetikprodukte hormonell belastet. Jedes fünfte Produkt enthält mehrere hormonell wirksame Stoffe. Der Anteil der belasteten Artikel bei den Marktführern L'Oréal und Beiersdorf (u.a. Nivea) liegt bei 45 bzw. 46 Prozent. Die größten Unternehmen ohne belastete Produkte sind alva Naturkosmetik, Annemarie Börlind, Dr. Hauschka, Laverana Naturkosmetik, Logocos Naturkosmetik, Martina Gebhardt Naturkosmetik und Weleda Naturkosmetik.

Besonders betroffen:
* **Friseurinnen und Personen, die oft Kosmetika verwenden**

Elektrosmog und Mobilfunkstrahlung

Die Wissenschaft über die Auswirkungen der Handystrahlung ist noch jung. Die Studien dazu werden in drei Gruppen eingeteilt: zelluläre Studien, in denen beobachtet wird, ob es zu Veränderungen des Erbgutes (DNS) kommt, Tierstudien und epidemiologische Vergleichsstudien, bei denen Handynutzer mit Nicht-Handynutzern verglichen werden. Die internationale Krebsagentur IARC kam in der Zwischenzeit zum Schluss, dass Mobil-Telefonie „möglicherweise krebserregend" ist. Ein endgültiger wissenschaftlicher Beweis, dass Strahlung Krebs verursacht, sei das laut Weltgesundheitsorganisation (WHO) freilich nicht, doch intensive Handynutzer hätten ein höheres Risiko, an einem Gliom (einer seltenen Form des Gehirntumors) zu erkranken.

An der REFLEX-Studie wiederum zur Erforschung möglicher Schädigungen des Erbguts durch hochfrequente elektromagnetische Felder waren zwölf Forscherteams aus sieben Nationen beteiligt. Studienbeginn war im Jahr 2000, im Mai 2004 wurde die Studie abgeschlossen. Das Ergebnis: In mehreren Zellverbänden kam es zu einfachen und doppelten Brüchen von DNS-Strängen (DNS ist Trägerin der Erbinformation). Solche Schäden können das Krebsrisiko erhöhen und das Erbgut schädigen. Andere Studien haben gezeigt, dass etwa verstärkter Elektrosmog durch Fernseher, Funknetze und Mobiltelefone Kopfschmerzen und Konzentrationsstörungen auslösen kann. Sicher ist jedenfalls, dass Handys nicht zufällig in Krankenhäusern und Intensivstationen verboten sind.

Besonders betroffen:
* **Jugendliche und Kinder, die Handys auch in engen Räumen wie Schulklassen nutzen**
* **Menschen, die viel und ohne Freisprecheinrichtung telefonieren**

Den Körper reinigen

Krankheit beginnt in dem Augenblick, wo unser Körper nicht mehr in der Lage ist, Störungen durch die normalen Regulationsmechanismen, die ihm zur Verfügung stehen, zu beseitigen. Wichtig für unsere Gesundheit in einer giftigen Umwelt ist, dass der Körper diese Gifte auch wieder los werden kann. Dazu hat er eigentlich verschiedenste Funktionskreisläufe wie zelluläre Prozesse, durch die das Zell-Milieu geregelt wird, Lymphgefäße und Lymphorgane und nicht zuletzt die Verdauungsorgane. Schon Sebastian Kneipp hat auf die Frage nach den drei wichtigsten Therapieverfahren geantwortet: „Erstens Entgiftung, zweitens Entgiftung und drittens Entgiftung." Schleichende Vergiftung und eine ständige Überforderung der körpereigenen Reinigungssys-

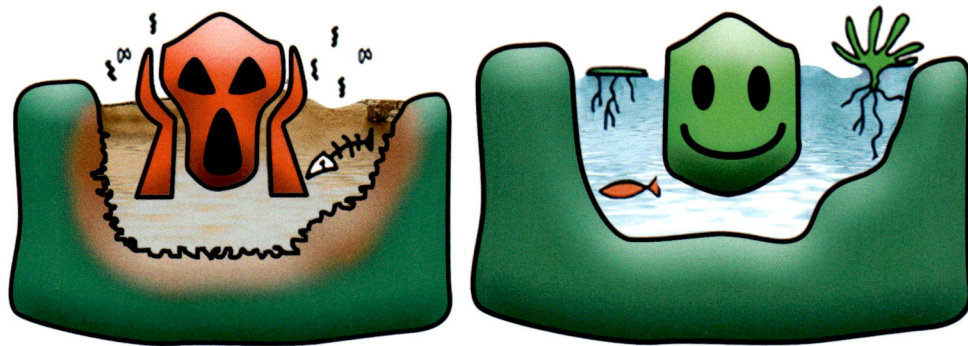

Verunreinigte Zellen: Viele Erkrankungen beginnen auf der Zellebene. Dort werden die Nährstoffe benötigt und verarbeitet. Was nicht gebraucht wird, wird ausgeschieden und abtransportiert. Funktioniert das nicht oder ist die Zelle durch Umweltgifte belastet, funktioniert die Selbstregulation nicht mehr. Experten sprechen von einem verunreinigten Zelle-Milieu: Die extrazelluläre Flüssigkeit transportiert Nährstoffe inklusive Sauerstoff zur Zelle, die diese wiederum verarbeitet und Abfallstoffe in das Zelle-Millieu zurück gibt.

Kommt dieses Nährstoffmillieu bereits verunreinigt zur Zelle, schädigt es sie. Die Zelle versucht zu überleben, was dann zur Entstehung von Krankheiten führt. Ist die Zelle zu sehr mit Schadstoffen belastet, kommt es sogar zur Stagnation, belastet den Organismus und führt binnen kurzer Zeit zum Tod. Dabei geht es nicht nur um den biochemischen Bereich, sondern auch um den Elektrobereich. Eine Zelle ist wie eine Minibatterie mit 80 Millivolt. Ist sie geschädigt, sackt die Leistung auf 40 Millivolt ab, entartet die Zelle oder stirbt ab.

teme sind die eigentlichen Ursachen für viele chronische Erkrankungen und sogar Krebs. Das beginnt bereits auf der Zellebene. Dort werden die Nährstoffe benötigt und verarbeitet. Was nicht gebraucht wird, wird ausgeschieden und abtransportiert. Eine langsame, kaum merkbare Vergiftung des Körpers kann auch durch normale Stoffwechselprozesse entstehen. Mediziner sprechen dann von Selbstvergiftung. Im Körper entstehende Gifte werden aber erst dann zur Krankheitsursache, wenn die körpereigenen Ausscheidungsorgane überlastet sind, oder die Ausscheidungsvorgänge nicht mehr ausreichend funktionieren. Zu solchen Stoffwechselentgleisungen kommt heute eben eine Vielzahl an Giftstoffen aus der Umwelt hinzu, die uns belasten. Bei manchen Menschen funktionieren hier die Reinigungsprozesse besser, bei anderen weniger – sie werden krank. Nicht selten blockieren die Giftstoffe auch die Selbstreinigungs- und damit Selbstheilungskräfte des Körpers.

Was Zeolith-Klinoptilolith leistet

Zeolith-Klinoptilolith wirkt, wie beschrieben, wie ein Löschblatt. In zermahlenem Zustand vermag das Mineral die Aufnahmefläche für den Abtransport von Giftstoffen im Körper massiv zu vergrößern. Rein technisch funktioniert das im Verdauungstrakt über einen sogenannten Ionenaustausch in der Art und Weise, dass Schadstoffe (Ammoniumionen, Schwermetallionen und andere), die eine große Affinität zu den Kristallgittern des Zeoliths haben, von diesem angezogen werden. Umgekehrt werden im Kristallgitter gespeicherte essenzielle Mineralien wie Magnesium, Kalzium, Kalium an den Körper abgegeben. Weiters wirken Zeolithe wie ein Molekularsieb und adsorbieren niedrigmolekulare Verbindungen wie Kohlenwasserstoffe, Schwefeldioxid und Stickoxide. Bei Zeolith steht damit die Adsorption von Ammoniumionen, Gär- und Verdauungsgasen sowie unterschiedlicher Toxine, Schwermetallbelastungen und radioaktiver Nuklide (Cäsium und Strontium) im Vordergrund. Anders formuliert: Blei, Quecksilber, Kadmium und Cäsium werden im Magen-Darm-Trakt aufgenommen und aus dem Körper ausgeleitet. Darüber hinaus wird durch die gute Bindung von Ammonium die Leber stark entlastet. Diese Eigenschaft ist der Fähigkeit des Minerals zum Ionenaustausch und zur Adsorption zu verdanken.

Natur-Zeolith-Klinoptilolith besitzt zudem die außergewöhnliche Fähigkeit, die Neubildung von freien Radikalen im Magen-Darm-Trakt um bis zu 50 Prozent zu reduzieren, noch bevor Angriffe auf Zellen des Organismus stattfinden können. Damit ist er ein hochwirksames Antioxidantium. Der natürliche Entlastungs- und Reinigungseffekt führt zudem, wie Studien belegen, zu einer schnelleren Regeneration, unterstützt die Zellen durch Verminderung von oxidativem Stress und entgiftet den Körper nach längerer Medikamenteneinnahme oder sogar nach einer Strahlentherapie. Gleichzeitig wirkt Zeolith-Klinoptilolith rein physikalisch und wird nicht verstoffwechselt. Er wird innerhalb von 24 Stunden wie ein Magnet mit Schadstoffen und Toxinen beladen, vollständig wieder ausgeschieden. Studien mittels Isotopenmarkierung haben gezeigt, dass der aktivierte Zeolith-Klinoptilolith nur im und über den Magen-Darm-Trakt wirkt und nicht ins Blut gelangt. Weitere Anwendungsgebiete des Radikalfängers sind neurodegenerative Erkrankungen (wie Alzheimer, Parkinson und Multiple Sklerose), Arteriosklerose, Diabetes und Schädigung der Gelenke, da einer massiven Zellmembranschädigungen (über Lipidperoxidation) entgegen gewirkt werden kann. Durch Fehlernährung, Übertraining im Sport oder schweren Erkrankungen kommt es leicht zu einer Übersäuerung des Organismus. Zeolith-Klinoptilolith kann hier das Zell-Milieu, das Grundregulationssystem und somit einen ausgeglichenen Säurehaushalt wieder herstellen. Der aktivierte Zeolith-Klinoptilolith kann über den Ionentausch auch der Übersäuerung entgegen wirken. Spannend dabei ist, dass Zeolith-Klinoptilolith nur dann aktiv wird, wenn es nötig ist. Dem Körper werden also benötigte Minerale nicht entzogen. „Im lebenden Organismus sind Ionen der nicht organischen Stoffe (Mineralien) fester in den Stoffwechsel eingebunden, als die Kationen im Kristallgitter von Zeolith", schreibt Professor Hecht von der Universitätsklinik Charité in Berlin.[4] Das bedeutet, dass bei einem optimalen Niveau und „Verhältnis der Mikro- und Makroelemente im Körper es dem Zeolith-Klinoptilolith nicht möglich ist, nichtorganische Stoffe zu erfassen und auszuscheiden. Er wird, ohne aktiv zu werden, wieder ausgeschieden."

Wissenschaft beschreibt Lösungen

Vor allem in Europa kommt immer mehr Bewegung in der weiteren Erforschung der Einsatzmöglichkeiten von Zeolith-Klinoptilolith. Studien laufen in Berlin, Mailand und Brescia in Italien, Kroatien aber auch in Wien und Graz. Umgekehrt sind wissenschaftliche Studien seit vielen Jahren in Russland, Japan aber auch den USA und Australien gemacht worden. Parallel arbeitet eine wachsende Zahl von Ärzten und Universitätskliniken mit Zeolith-Klinoptilolith und sammelt spannende Anwendungsbeobachtungen.

Doch dabei bleibt es längst nicht mehr. Es folgen Zellstudien und Studien, die belegen, dass das Mineral für den Körper nicht giftig ist. Wissenschafter sprechen hier von sogenannten Toxikologiestudien. Ebenso wurden die Wirkmechanismen bereits ausreichend untersucht und bestätigt. In einer klinischen Studie mit 22 Probanden wurde auch der Effekt einer Zeolith-Behandlung auf chronische Krankheiten, die auf eine Schwermetallvergiftung zurück zuführen sind, getestet. Während der Behandlung mit Zeolith-Klinoptilolith wurden sowohl Urinproben als auch Blutserum entnommen und auf Schwermetalle und Elektrolyte untersucht. In dieser Studie konnte gezeigt werden, dass die tägliche Einnahme eines aktivierten Zeolith-Klinoptilolith, sicher und effektiv giftige Schwermetalle aus dem Körper über die Urinausscheidung entfernen konnte. „Während bei klassischen Ausleitungsverfahren die Gefahr groß ist, die physiologisch wichtigen Elektrolyte aus dem Serum mit auszuleiten, konnte dies bei der Zeolith-Therapie nicht beobachtet werden", schreiben die Autoren.[5] In einer anderen Studie wurde die Adsorptionsfähigkeit des Zeolith-Klinoptilolith in einem Modellsystem des Magens und des Darms unter Echtzeitbedingungen getestet. Es konnte gezeigt werden, dass der Zeolith-Klinoptilolith, auch bei einem im Magen vorherrschenden sauren pH-Wert von 1.5, seine Bindungskraft für Schwermetalle beibehält und stabil bleibt.[6]

Längst ist belegt, wie wichtig Mineralien für den Körper sind. „Kein Enzym, kein Hormon und kein Vitamin würde in unserem Körper wirken können, wenn sie nicht regulativ von den systemischen Funktionen der Mineralien gesteuert werden würden", schreibt Hecht.[7] Haben wir zu wenig dieser Mineralien, entstehen Krankheiten. Haben wir zu viele davon, dann kommt es zu Vergiftungen und Störungen des Gleichgewichts. In vielen Studien konnten vor allem deshalb die Vorteile von Zeolith-Klinoptilolith im Kampf gegen Schwermetalle, innere Gifte und freie Radikale gezeigt werden.

Anmerkungen und Quellen:

1	http://oe1.orf.at/programm/356352
2	Martin Rümmele/Andreas Feiertag: Zukunft Gesundheit, Orac-Verlag, 2009
3	http://echa.europa.eu/de/candidate-list-table
4	Karl Hecht, Elena Hecht-Savoley: Naturmineralien, Regulation, Gesundheit Schibri-Verlag, 2008
5	Flowers J
6	Martin
7	Karl Hecht, Elena Hecht-Savoley: Naturmineralien, Regulation, Gesundheit Schibri-Verlag, 2008

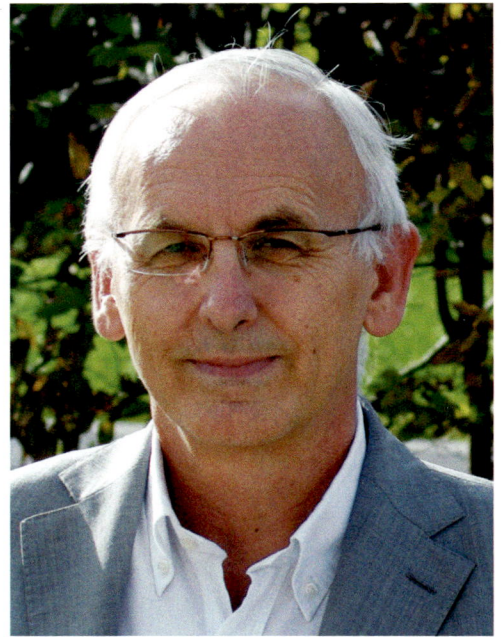

Kresimir Pavelic ist Generalsekretär der European Molecular Biology Organization (EMBO) sowie Leiter des Nationalen Krebsforschungsprogramms der Republik Kroatien. Dr. Pavelic ist Professor für Molekularbiologie an der Universität Zagreb, Abteilung Pharmazie und Biochemie. Seine Forschungsinteressen umfassen Molekularmedizin, insbesondere erblich bedingte Krebserkrankungen. Seit etlichen Jahren beforscht er mit seinem Team in Zagreb auch mögliche medizinische Anwendungen von Zeolith-Klinoptilolith.

„Ich glaube daran, dass Zeolith teure Medikamente ersetzt"

Für den renommierten Molekularbiologen und Krebsforscher Kresimir Pavelic steht fest, dass Zeolith-Klinoptilolith zu einer Revolution in der Medizin führen wird. Schon heute beforscht der Wissenschafter zahlreiche mögliche Anwendungen des Minerals für den klinischen Alltag – dabei stehen die vielfältigen Eigenschaften der natürlichen Substanz im Mittelpunkt seiner Forschungsarbeiten.

Welche Rolle nehmen Naturwirkstoffe in der klassischen Therapie ein?
Lassen Sie mich zunächst definieren, was wir als natürliche Wirkstoffe
betrachten: Sie müssen aus einer Ressource in der Natur kommen und
absolut frei von synthetischen Verbindungen sein. Das sind Stoffe aus
Fauna, Flora und Mineralien, die mehr oder weniger biologische Eigenschaften haben, die aber oft wichtig sind für unser Leben. Neben Mineralien und Vitaminen gibt es noch zahlreiche natürliche Verbindungen, die
vorteilhaft für unsere Gesundheit sind, beispielsweise Polyphenole aus
Wein oder Öl sowie Flavonoide aus Gemüse. Naturprodukte haben immer
schon eine zentrale Rolle in der traditionellen Medizin in jeder Kultur
gespielt. Weniger bekannt ist die Tatsache, dass natürliche Produkte Ins-
piration und Basis für die Mehrheit aller von der US-amerikanischen Food
and Drug Administration zugelassenen Medikamente sind. Meiner Meinung nach müssten Verbindungen aus natürlichen Quellen viel intensiver beforscht werden und in zunehmendem Maße als Produkte zugelassen werden. Sie sind meist auch kostengünstiger als Medikamente, haben
eine bessere Bioverfügbarkeit und sind frei von schweren Nebenwirkungen. Würde in diesem Bereich mehr geforscht und entwickelt, würde das
der gesamten Medizin ein besseres Image einbringen und vor allem den
Menschen eine oft bessere Versorgung sichern. Es gibt nämlich noch sehr
viele unerforschte natürliche Substanzen, die wahrscheinlich gegen eine
Vielzahl von Krankheiten helfen könnten.

**„Zeolith-Klinoptilolith ist erforscht, als unbedenklich
klassifiziert und weißt keine Nebenwirkungen auf. Er kann
effizient in der Präventivmedizin eingesetzt werden."**

*Sie sprechen Minerale an: Reden wir über Zeolithe. Was sind das eigentlich
genau für Minerale?*
Zeolithe sind hydrierte mikroporöse Kristalle mit definierten Strukturen
und haben die Fähigkeit der Gas- und Wasseraufnahme und des Ionenaus-
tausches. Da viele biochemische Prozesse auf Ionenaustausch, Absorption
und Katalyse beruhen, kann man annehmen, dass Zeolithe einen wesentlichen Beitrag zur Medizin in der nahen Zukunft darstellen werden. Unter
den verschiedenen Zeolithen ist Klinoptilolith derjenige, der für medizinische Zwecke am besten verwendet werden kann. Er ist toxikologisch erforscht und als unbedenklich klassifiziert. Ich glaube sogar fest daran, dass
einige Zeolithe, insbesondere Klinoptilolith, bald teure und manchmal
schädliche Medikamente ersetzen werden.

In welchem Stadium befindet sich die Forschung an diesem Mineral?
Wissenschaftler arbeiten derzeit an einer breiten Palette von Forschungsprojekten zu verschiedenen Aspekten von Zeolith-Klinoptilolith. Die Entgiftungsfähigkeit von Zeolith-Klinoptilolith ist erwiesenermaßen enorm stark. Eine Doppelblindstudie aus den USA zeigt positive Effekte bei der Therapie von Schwermetallvergiftungen. Meine Forschungen belegen wiederum, dass Zeolith-Klinoptilolith das Immunsystem stark stimuliert.

Was ist aus Sicht der Wissenschaft von Zeolith-Klinoptilolith in der Medizin der Zukunft zu erwarten?
Heute gibt es bereits genügend Beweise für die verschiedenen positiven biologischen Aktivitäten von Zeolith-Klinoptilolith. Ermutigend ist vor allem, dass die zunehmende Veröffentlichung von entsprechenden Studien die Verwendung in der Medizin und im Alltag erhöht, weil immer mehr Experten und Ärzte erfahren, was möglich ist. Da Klinoptilolith Ionenaustausch-Eigenschaften hat und die Fähigkeit besitzt, Ionen überhaupt zu absorbieren, kann es effizient in der Präventivmedizin eingesetzt werden.

Inwiefern?
Unser Körper hat zwar ausgezeichnete Abwehrmechanismen gegen Toxine und freie Radikale, einschließlich der Leber als zentrales Entgiftungsorgan, aber wenn diese Systeme durch Umweltverschmutzung, Krankheit oder Stress dauerhaft herausgefordert sind, ist ihre Wirksamkeit ernsthaft behindert. Darüber hinaus gibt es zunehmend chemische Stoffe und Schwermetalle, die der Mensch unbewusst zu sich nimmt. Klinoptilolith kann dazu beitragen, den Organismus von diesen Schadstoffen zu reinigen und auch einen antioxidativen Schutz bieten. Wenn man alles Schädliche aus dem Körper ausleitet, werden Krankheiten vermieden.

„Die Entgiftungsfähigkeit ist enorm stark. Eine Doppelblindstudie zeigt positive Effekte bei der Therapie von Schwermetallvergiftungen."

Stichwort Umwelt: Immer mehr Wissenschafter sind der Ansicht, dass die zunehmenden Umwelt- und Nahrungsmittel-Gifte Auslöser der explodierenden Zivilisationskrankheiten wie Krebs und Diabetes darstellen. Was sagen Sie dazu?
Das ist ein wichtiger Punkt. Das Konzept der Umweltmedizin ist ziemlich neu und wurde zunehmend durch unser Bewusstsein über die Um-

weltauswirkungen auf die Gesundheit und das Wohlbefinden geprägt. Heute weiß man, dass unsere Gesundheit dramatisch durch Umweltgifte beeinträchtigt wird. Dies ist ein globales Problem erster Ordnung, das nicht einfach gelöst werden kann. Sicher ist, dass ein nicht-toxisches und stark entgiftendes Mittel wie Zeolith-Klinoptilolith eine Art Erste-Hilfe-Lösung darstellen kann, bis die weltweiten Bemühungen zur Lösung dieses Problems greifen.

„In China besteht großes Interesse an Zeolith in Zusammenhang mit Präventivmedizin, insbesondere wegen der zunehmenden Luftverschmutzung.“

Zu welchen Ergebnissen kommt Ihre Forschung mit Zeolith-Klinoptilolith?
Meine erste wissenschaftliche Begegnung hatte ich vor 13 Jahren mit einem Experten für Zeolith, der die industrielle Anwendung beforschte. Wir hatten interessante Gespräche über die Möglichkeit, Zeolith in der Medizin zu nutzen. Danach veröffentliche ich eine meiner ersten wissenschaftlichen Arbeiten über die medizinischen Wirkungen von Zeolith im Journal of Molecular Medicine. Das war aus heutiger Sicht ein Durchbruch, weil mich gleich darauf der amerikanische Top-Geologe Fred Mumpton kontaktiert hat. Er war beeindruckt von unseren Ergebnissen und bot mir an, einen Vortrag auf Zeolith-Konferenzen in Frankreich, Griechenland und Bulgarien zu halten. Dann korrespondierte ich mit Dimiter Tchernev vom Massachusetts Institute of Technology (MIT), weiters mit mehreren Wissenschaftern aus Australien, Deutschland und Kroatien. Diese Tatsache zeigt das Interesse der wissenschaftlichen Gemeinschaft für die medizinische Verwendung von Zeolith. Meine jüngsten Kontakte schließlich mündeten in Einladungen von Wissenschaftern aus China – dort besteht großes Interesse an Zeolith in Zusammenhang mit Präventivmedizin, insbesondere wegen der zunehmenden Luftverschmutzung in großen chinesischen Städten.

Zeolith-Klinoptilolith wird von manchen Experten sogar hinsichtlich Krebsvorsorge als mögliches, wirksames Mittel genannt. Sie haben dazu bereits erste klinischen Studien gemacht. Was ist da dran?
Meine ersten Studien über medizinische Wirkungen von Klinoptilolith betrafen Anti-Krebs-Mechanismen. Die Ergebnisse waren sehr interessant und unterstützten die Annahme, dass Zeolith antikanzerogene Wirkung hat. Diese Ergebnisse wurden in renommierten wissenschaftlichen Zeitschriften veröffentlicht. Zum Beispiel haben wir gezeigt, dass Klinoptilo-

lith-Behandlungen von Mäusen und Hunden mit verschiedenen Tumorarten ihren Gesamtstatus verbesserten, ihr Leben verlängerten und zu einer Abnahme der Tumorgröße führte. Ebenso reduzierte die lokale Anwendung von Klinoptilolith bei Hautkrebs von Hunden das Wachstum von bösartigen Zellen. Die gewaltigen Fortschritte in Wissenschaft und Medizin machen es heute zwar möglich, immer häufiger maßgeschneiderte und effizientere Therapien für Krebskranke zu entwickeln, doch endgültig heilen können wir Krebs nicht.

„Es hat sich in Forschungen gezeigt, dass Gene, die für die Ausbreitung von Krebszellen verantwortlich sind, von Zeolith-Klinoptilolith positiv verändert werden."

Zu welchen Ergebnissen kommen Ihre Studien?

Meine Forschung konzentriert sich auf die Anwendung von Klinoptilolith, insbesondere als begleitende Therapie. Hier beobachten wir einen positiven Einfluss von Zeolith-Klinoptilolith auf Nebenwirkungen nach Chemo- und Strahlentherapie, was wiederum die Lebensqualität der Patienten stark verbessert. Denn Chemo- und Strahlentherapien erzeugen toxische Moleküle im Körper, freie Radikale, die eine direkte Schädigung von Zellen und Zellstrukturen verursachen. Die Einnahme von Zeolith-Klinoptilolith reinigt den Organismus von diesen toxischen Substanzen und freien Radikalen und verbessert gleichzeitig das Immunsystem. Es hat sich zudem in Forschungen gezeigt, dass Gene, die für die Ausbreitung von Krebszellen verantwortlich sind, von Zeolith-Klinoptilolith positiv verändert werden. Das Naturmineral erhöht die Reparaturfähigkeit der DNA, die krankhaft verändert war, und regelt Anti-Stress-Gene regelrecht hoch. Es hat sich auch gezeigt, dass Zeolith interessante Auswirkungen bei der Entstehung von Metastasen hat.

Zeolithe kommen weltweit vor. Welche Faktoren sind Ihrer langjährigen Erfahrung nach für die Wirksamkeit entscheidend?

Eine Reihe von wissenschaftlichen Arbeiten sowie etliche Produzenten und Unternehmen weltweit berichten über die ausgezeichnete biologische Wirkung einiger Zeolithe. Es werden auch zahlreiche Zeolith-basierte Produkte rund um den Globus verkauft. Doch die Qualität der Zeolithe, die zur Herstellung von Produkten verwendet wird, ist von zentraler Bedeutung und Verbraucher sollten hier zunächst auf Sicherheit und Rückverfolgbarkeit des Materials achten. Alle Zeolithe sind natürliche Mineralien, die in den verschiedenen Regionen zu finden sind, aber nicht alle von ihnen eignen sich für den medizinischen Gebrauch oder auch nur für den Konsum durch Menschen. Daher müssen einige Standard-Tests vor der Produktion durchgeführt werden. Die Produkte müssen ordnungsgemäß registriert werden und für den Verzehr sicher sein. Weiters muss beachtet werden, dass die Aktivität der Zeolithe stark von ihrer aktiven Oberfläche abhängt und nicht alle Zeolithe, einschließlich Klinoptilolith, dieselbe Wirkung haben. Je unterschiedlicher die Partikelgröße, desto verschiedener die Wirkung. Ziel dabei ist es, die Partikel so klein wie möglich zu halten, um die aktive Oberfläche zu vergrößern, gleichzeitig aber im Mikrometermaßstab zu bleiben. Schließlich haben unsere Studien gezeigt, dass spezielle Aktivierungsverfahren die Zeolith-Struktur verändern, was zu einem höheren Sauerstoffgehalt und höherem Gehalt an negativer Ladung führt. Diese Modifikationen erhöhen deutlich die positiven biologischen Effekte, die insbesondere für Klinoptilolith sichtbar waren.

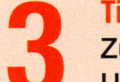 **Tipps zum Abschluss**
Zum Ende ein paar gesunde Tipps, wie Sie den Körper vor Umweltgiften und Schadstoffen schützen können ...

• Krankheit beginnt, wo unser Körper nicht mehr in der Lage ist, Störungen und Belastungen zu beseitigen. Kann man diesen nicht ausweichen – etwa durch bewusste Ernährung – können Entgiftungskuren aber auch Hilfsmittel wie Zeolith-Klinoptilolith helfen.

• Durch Fehlernährung, Übertraining im Sport oder schweren Erkrankungen kommt es leicht zu einer Übersäuerung des Organismus. Hier sollte man rechtzeitig gegensteuern.

• Zeolith-Klinoptilolith wirkt wie ein Löschblatt und kann viele Giftstoffe aufnehmen, binden und abtransportieren.

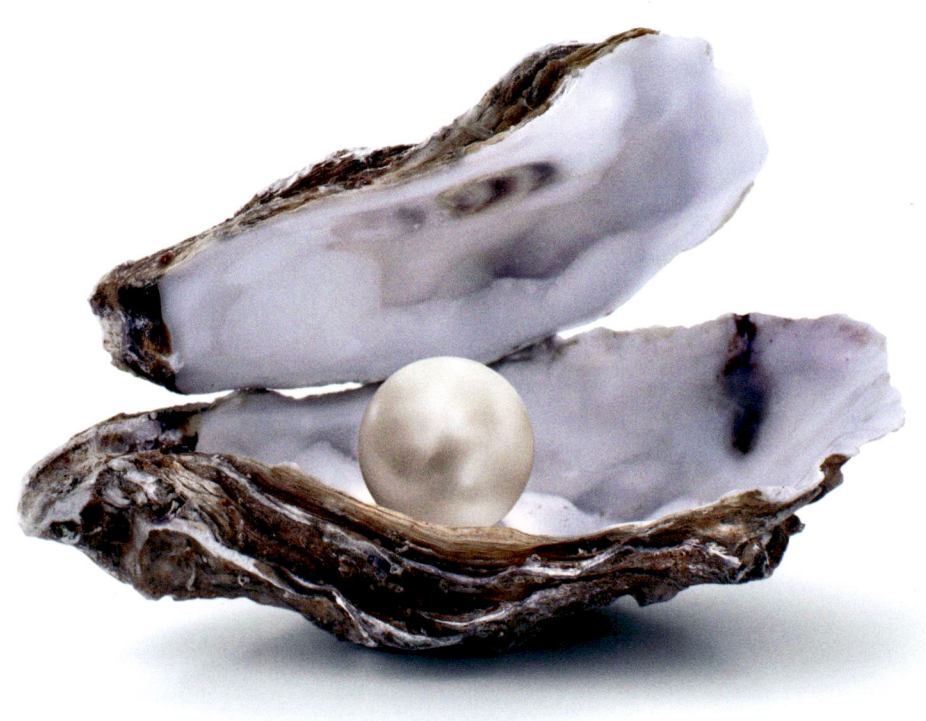

7. Gesundheit ist wertvoll
Innere Reinigung als Schutz vor Umweltgiften

In Zeiten von Globalisierung, Zeit- und Ressourcenknappheit hat der Begriff Luxus eine neue Bedeutung erhalten. Trotz Wirtschaftskrise gehören die Staaten Mitteleuropas zu den reichsten der Welt. Doch Wirtschaftswachstum und Wohlstand verlieren den Glanz, wenn gleichzeitig die Gesundheit ruiniert wird. Unser Lebensstil geht immer öfter auf Kosten unserer Gesundheit und so wird diese plötzlich zu einem wahren Luxusgut, für das Krankenversicherungen und jeder Einzelne viel Geld ausgeben muss und auch will. Doch wie sieht es mit der Vorbeugung vor Krankheiten aus? Durch gesunde Lebensmittel und Zeit zur Erholung vom Arbeitsdruck und Stress? Ist heute derjenige in einer glücklichen Situation, der es sich leisten kann, auf seine Gesundheit zu achten?

Denn das Entscheidende am wahren Luxus ist heute offenbar nicht mehr, was er kostet, sondern ob man ihn sich leisten kann – wobei sich die Leistbarkeit keineswegs mehr auf die finanziellen Möglichkeiten allein beschränkt. Luxus ist, was einem fehlt. Im Fall von Krankheit steht an oberster Stelle dann die Gesundheit. Und sie ist dann nicht nur im übertragenen Sinn kostspielig, ihre Wiederherstellung belastet den Einzelnen und die Gesellschaft als Gesamtes. Milliarden geben wir inzwischen privat für Gesundheitsvorsorge aus, Milliarden investieren die Unternehmen in betriebliche Gesundheitsfürsorge ihrer Beschäftigten und noch viel mehr geben die Krankenkassen aus, um die Gesundheit ihrer kranken Versicherten wieder herzustellen. Für Medizintechnik, Arzneimittel und Krankenhäuser werden bereits mehr als zehn Prozent der gesamten Wirtschaftsleistung ausgegeben.

Gesundheit ist wertvoll und nicht zuletzt deshalb sollte sie auch wertgeschätzt werden. Allerdings gibt es auch genau deshalb eine breite Masse an Angeboten, die uns Gesundheit versprechen. Während wir oft Lebensumstände wie die Arbeitswelt, Einkommen, Bildung und Umwelt nur schwer beeinflussen können, haben wir es doch in der Hand, selbst einen Beitrag für unsere Gesundheit zu leisten. Und hier gilt: Eine weite Reise beginnt mit dem ersten Schritt. Nicht selten ist sogar Bewegung ein wichtiger Schlüssel.

*„Die Menschen erbitten sich Gesundheit von den
Göttern; dass sie selbst Gewalt über ihre
Gesundheit haben, wissen sie nicht."*

**Demokrit,
griechischer Philosoph (460 - 370 v. Chr)**

Warum wir gesund bleiben wollen

916 Euro pro Jahr oder 76,4 Euro pro Monat gaben die Menschen in Österreich privat für ihre Gesundheit aus. In Form von rezeptfreien Arzneimitteln, Selbstbehalten aber auch für Zusatzkrankenversicherungen, Wellness-
angebote und Gesundheitstourismus sowie freiwillige ärztliche Leistungen.
In Summe waren das im Jahr 2011 knapp 7,7 Milliarden Euro. Rechnet man
noch Ausgaben für Naturkosmetik, Biolebensmittel und Sportgeräte dazu
steigen die privaten Pro-Kopf-Ausgaben sogar auf 1.600 Euro hat eine Studie der Wirtschaftskammer ergeben. In Summe also knapp 13,5 Milliarden
Euro. Gesundheit ist uns also auch im übertragenen Sinne wertvoll. Zum
Vergleich: Die öffentlichen Gesundheitsausgaben für Arzneimittel, Krankenhäuser, ärztliche Leistungen und Pflege beliefen sich auf 24,7 Milliarden
Euro oder eben 2.940 Euro pro Kopf.

Ähnliche Werte gibt es in Deutschland. Die „Financial Times Deutschland" bezifferte bereits vor fünf Jahren allein den Wellnessmarkt in Deutschland (von Kosmetika über Reisen, Thermen bis zu Fitness und Ernährung)
auf 75 Milliarden Euro mit Wachstumsraten von mehr als sechs Prozent
pro Jahr. Österreich und Deutschland gehören zu den reichsten Ländern

der Welt und Gesundheit ist – auch wenn es vielleicht überraschend klingen mag – ein Luxusgut, das mit zunehmendem Einkommen überproportional stark gefragt ist. Wirtschaftsexperten analysieren das so: Wenn sich jemand drei oder mehr Autos leisten kann, ist der Nutzen des vierten Autos nicht mehr besonders hoch, der Nutzen zusätzlich gewonnener Lebensjahre aber schon. Nun kann sich der Großteil der Bevölkerung natürlich keine vier Autos leisten, dennoch zeigen die Zahlen, dass Gesundheit wichtig ist. Nicht zuletzt, weil wir alle länger und gesünder leben wollen. Doch erreichen wir das auch trotz steigender Umwelt- und Nahrungsmittel-Gifte? Analysen zeigen, dass zwar die Lebenserwartung steigt, nicht aber die Zahl der gesunden Lebensjahre.

Sport als Gesundheitsmotor

Gesundheit hängt von vielen verschiedener Faktoren ab. „Lebensstil, Umweltbedingungen und soziale Beziehungen sind von entscheidender Bedeutung für die psychische und physische Gesundheit eines Individuums", analysiert die Statistik Austria. Diese Faktoren können wir auch selber beeinflussen und damit der Entstehung von Krankheiten vorbeugen. „Die positive Auswirkung von körperlicher Aktivität und einer ausgeglichenen Ernährung auf die Gesundheit ist unumstritten. Epidemiologische Studien zeigen, dass gesundheitsbewusstes Verhalten das Risiko von Übergewicht, Osteoporose, koronaren Herzerkrankungen, Diabetes oder Bluthochdruck reduziert", schreiben die Statistiker. Laut ihren Analysen bewegen wir uns aber vor allem viel zu wenig: Nur die Hälfte der österreichischen Bevölkerung ab 15 Jahren kommt zumindest einmal pro Woche in ihrer Freizeit durch körperliche Betätigung ins Schwitzen. Als körperlich „aktiv" eingestuft werden Personen, die an zumindest drei Tagen pro Woche durch Radfahren, schnelles Laufen oder Aerobic ins Schwitzen kommen. Nach diesem Kriterium sind etwa ein Drittel der Männer und nahezu ein Viertel der Frauen in ihrer Freizeit aktiv.

Die Statistiker fragten aber auch nach dem Gesundheitszustand und vor allem den persönlichen Befindlichkeiten. Demnach sind drei von vier Menschen ab 15 Jahren (genau 75,5 Prozent) mit ihrem allgemeinen Gesundheitszustand zufrieden. Nur sechs Prozent der Bevölkerung beurteilen umgekehrt ihre Gesundheit mit „schlecht" beziehungsweise „sehr schlecht". Frauen wiederum schätzen ihre Gesundheit im Vergleich zu Männern schlechter ein. Verglichen mit Ergebnissen von gleichlautenden Untersuchungen in den Jahren 1991 und 1999 ist hinsichtlich des subjektiv empfundenen Gesundheitszustandes insgesamt ein positiver Trend festzustellen.

Entgiftung als Prävention

„Alle Dinge sind Gift, und nichts ist ohne Gift; allein die Dosis machts, dass ein Ding kein Gift ist", sagte der spätmittelalterliche Arzt, Alchemist, Mystiker und Philosoph Philippus Aureolus Theophrastus Bombast von Hohenheim – besser bekannt als Paracelsus. So verhält es sich auch mit dem bereits beschriebenen oxidativen Stress. Ein gewisses Maß ist normal und sogar lebensnotwendig. Doch die Schadstoffbelastung um uns nimmt immer mehr zu. Gleichzeitig wachsen die Belastungen in der Arbeitswelt. Laut einer Befragung von Managern in Österreich im Jahr 2013 waren bereits 54 Prozent mit Burnoutfällen von Mitarbeitern in ihren Unternehmen konfrontiert. All das führt wiederum im Körper dazu, dass zu viele freie Radikale entstehen, die von unserem Organismus nicht mehr verarbeitet werden können.

Eine vermehrte Freisetzung von freien Radikalen ist bedingt durch sogenannte Umweltnoxen (Luftschadstoffe, Schwermetalle, Pestizide), UV-Strahlung, fettreiche Ernährung, Genussmittel (Tabak, Alkohol), inadäquates körperliches Training oder aber auch durch die Verstoffwechselung verschiedener Medikamente. Sie können unter anderem zu Gen-Mutationen, die Tumorentstehung verursachen können, führen. Auch vorzeitiges Altern, Alzheimer, Parkinson, Lungenemphysem speziell bei Rauchern, massive Zellmembranschädigung durch Lipidperoxidation, wie es bei der Arteriosklerose der Fall ist, Schädigung der Gelenke durch negativen Einfluss auf die Gelenkschmiere und vieles mehr können die unerwünschten Folgen sein. Oxidativer Stress des Organismus ist im Labor und auch mit der Herzfrequenzvariabilität messbar. Darunter verstehen Mediziner die Fähigkeit des menschlichen Körpers, die Frequenz des Herzrhythmus zu verändern. Unser Organismus passt die Herzschlagrate ständig den gerade nötigen Erfordernissen an. Körperliche Beanspruchung oder psychische Belastung haben eine Erhöhung der Herzfrequenz zur Folge, die bei Entlastung und Entspannung normalerweise wieder zurückgeht. Bei einem gesunden Organismus zeigt sich eine höhere Anpassungsfähigkeit an Belastungen in einer größeren Variabilität der Herzfrequenz. Unter chronischer Stressbelastung wird die Bandbreite der Herzfrequenz geringer. Die Anspannung und damit auch die Herzfrequenz bleiben auch im Ruhezustand oder Schlaf hoch.

Schlaflosigkeit, Konzentrationsschwächen, Verdauungsprobleme
Menschen mit zu hohen Stresswerten leiden deshalb an Schlaflosigkeit, Unkonzentriertheit, fühlen sich ausgelaugt, gehetzt. Ihr Körper läuft stän-

dig auf Hochtouren. Letztendlich kann dieser Zustand zur totalen Erschöpfung führen, bis hin zum Zusammenbruch, wie man es bei Patienten mit jahrelanger Chemotherapie oder auch bei hochtrainierten Sportlern erleben kann. Die Ruhephasen für den Körper fehlen – selbst wenn wir glauben ausreichend Schlaf zu finden, findet ihn der Organismus nicht. Oxidativer Stress bedeutet eine Dysbalance zwischen der Belastung durch freie Radikale und dem Schutz durch antioxidative Mechanismen und ist ein Cofaktor in der Entstehung einer Reihe von Erkrankungen wie Arteriosklerose (damit in weiterer Folge auch Herzinfarkt und Schlaganfall), Diabetes mellitus, Katarakt, rheumatischen Erkrankungen, vorzeitige Alterung, neurodegenerativen Erkrankungen bis hin zu malignen Tumoren und vielen weiteren.

Studien belegen, dass Zeolith-Klinoptilolith hier präventiv wirken kann: Er wirkt wie beschreiben ausschließlich im Magen-Darm-Trakt, da Zeolith-Klinoptilolith nicht resorbiert wird. Durch seine mikroporöse Struktur und Kationenbindungskapazität verhindert er auf physikalische Weise oxidative Schädigungen durch freie Radikale. Aktivierter Zeolith-Klinoptilolith ist – so belegen Analysen – ein hoch hochwirksames nicht enzymatisches Antioxidans, das durch die Neutralisierung von Stress auslösenden Katalysatoren die Neubildung von freien Radikalen reduziert und den Organismus so vor Folgeschäden der oxidativen Kettenreaktion schützt. In Studien über die Wirkung des aktivierten Zeolith-Klinoptilolith konnten seine antioxidativen Eigenschaften im Reagenzglas an Zellen getestet werden.[1] Auch andere Umwelt- und Lebensmittelgifte, die den Körper schädigen sowie Gifte, die das natürliche Zelle-Milieu verschmutzen, können ausgeleitet werden.

Kuren und entgiften

Entgiften und reinigen des Körpers hat in allen Kulturen einen hohen Stellenwert. In allen traditionellen Medizinsystemen finden sich Fastenanleitungen und in vielen Religionen sogar Fastenzeremonien. Dazu muss man allerdings gar nicht in traditionelle asiatische Systeme gehen, auch im europäischen Kulturkreis sind sie tief verankert. Tradiert durch die katholische Kirche werden nicht nur Fastenrituale und religiöse Beispiele wie den 40tägigen Gang durch die Wüste oder die Reinigungszeremonie von Mose, bevor er die Zehn Gebote bekam. Besonders wichtig sind die Fastenzeiten vor Ostern oder vor Weihnachten. Im Islam wiederum gibt es den Fastenmonat Ramadan mit genau vorgegebenen Ritualen. Das Fest des

„Erfolgreiches Abnehmen ist nur mit gleichzeitigem Entgiften möglich"

*Beschäftigt man sich mit Entgiftung, kommt man an Entschlackungs-
und Fastenkuren nicht vorbei. Sie werden immer beliebter und gelten
auch als ideale Vorbeugung vor Erkrankungen. Gibt es da etwas zu
beachten?*

Stephan Schimpf: Im Gegensatz zu dem medialen Mainstream sehe ich in
zeitlich begrenzten Fastenkuren nur bedingt ein prophylaktisches Potenzial. Die
viel wichtigere Zeit, unsere Gesundheit durch optimale Ernährung und regelmäßige Bewegung aktiv zu unterstützen, ist doch genau die Periode, die zwischen
den Fastenkuren liegt. Was nutzt schon eine Woche des strengen Kasteiens,
wenn darauf wieder 51 sündige Wochen folgen. Genau darauf konzentriere ich
mich in meinen therapeutischen Maßnahmen. Und speziell hier kann auch das
Naturmineral Zeolith-Klinoptilolith sehr gut helfen.

Was kann Zeolith-Klinoptilolith genau beitragen?

Schimpf: Zeolithe können zum einen die bei der Verarbeitung von ungesunden
Nahrungsmitteln, Suchtgiften und auch Arzneimitteln anfallenden Ammoniakverbindungen reduzieren und zum anderen unseren Körper von Schwermetallen
und verschiedenen anderen Toxinen befreien, denen wir immer mehr ausgesetzt

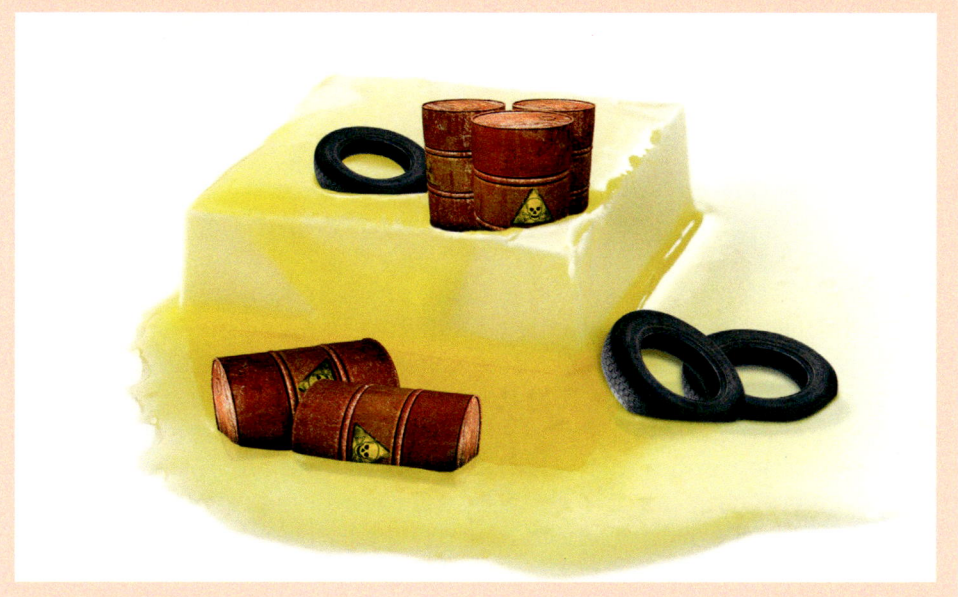

sind. Beide Gruppen also sowohl Ammoniak als auch die Toxine können einer nachhaltigen Gewichtsreduktion durch die Belastung von Leber und Matrix massiv im Weg stehen. Gerade Ammoniakverbindungen können bei Diät- und Fastenkuren für zahlreiche und sehr häufig auftretende Symptome wie Kopfschmerzen, Schlaflosigkeit und Stimmungsschwankungen mitverantwortlich sein.

Wie muss man sich das vorstellen und was kann man hier tun?

Schimpf: Stellen Sie sich einfach einen am Ende des Winters dahinschmelzenden Schneemann vor, der mitten im Straßenverkehr steht. Was bleibt von ihm übrig? Ein Häuflein von dunklem und stinkendem Schmutz und Ruß aus Autoabgasen und weiteren Umwelt-Giften. Genauso ist es beim Schmelzen unseres Fettgewebes, denn dort sind mehr Giftstoffe eingelagert, als es uns recht sein kann. Deshalb haben die früheren Fastenärzte parallel zum Abnehmen immer eine gleichzeitige Entgiftung des Körpers über den Darm gefordert. Hier kommt unterstützend das ultrafein vermahlene und aktivierte Natur-Mineral Zeolith-Klinoptilolith zum Einsatz. Vergleichbar mit der Eigenschaft von Mikrofiltern können die Zeolithe in unserem Darm Schadstoffe aufnehmen, binden und auf natürliche Weise über den Darm-Trakt auch wieder abtransportieren.

Welche Rolle spielen die Entgiftungsorgane?

Schimpf: Da sollten wir uns zuerst fragen, welche das sind. Neben Leber und Nieren sind auch die Haut, die Lungen sowie unser Immunsystem zu nennen. Und all diese Organe beziehungsweise Funktionseinheiten werden vom Bindegewebe - auch Matrix genannt - mit Sauerstoff und Nährstoffen versorgt, die Zellen werden zusammengehalten und auch von Giftstoffen befreit. Gerade an der Matrix zeigen sich die Folgen von Ernährung - positiv wie negativ - am besten. Hier muss Ernährung grundsätzlich ansetzten.

Das magische Dreieck der Prophylaxe besteht also aus gesunder Ernährung, regelmäßiger Bewegung und permanenter nachhaltiger Entgiftung, da wir ja den Umwelt- und Nahrungsmittel-Giften auch laufend ausgesetzt sind. Abnehmen kann deswegen nur mit gleichzeitigem Entgiften erfolgreich sein.

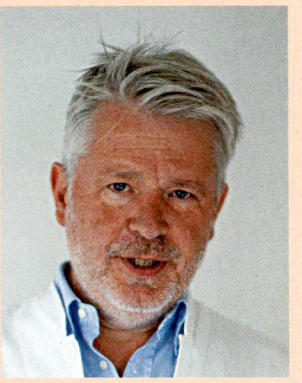

Dr. med. univ. Stephan Schimpf
ist ärztlicher Leiter von Salomed. Das von ihm entwickelte Salomed-System ist eine moderne Lebensstil-Methode mit mehr Genuss an der Ernährung und viel Freude an der Bewegung. www.salomed.com

Fastenbrechens am Ende des Ramadans ist nach dem Opferfest der höchste islamische Feiertag. Vor allem ein gesunder Darm ist die Voraussetzung für die Heilung aber auch für die Verhinderung von Krankheiten. Nicht zuletzt deshalb raten Experten dazu, in regelmäßigen Abständen den Darm gründlich zu säubern und von Giftstoffen und „Schlacken" zu befreien. Dafür wurde auch eine Vielzahl an Entgiftungskuren entwickelt.

Schadstoffe ausleiten

Zentral dabei ist aber auch immer wichtig, dass die gelösten Giftstoffe aus dem Körper abtransportiert werden. Wird etwa Fett abgebaut, werden die darin enthaltenen Giftstoffe gleichzeitig freigesetzt, sie werden aber noch nicht automatisch aus dem Körper abtransportiert. Vor allem deshalb gehen die meisten Kuren auch mit der Aufforderung zu viel Bewegung einher. Einen wichtigen Stellenwert haben auch Massagen, die auch das Ziel haben, gelösten „Schlacken" beim Abtransport zu helfen (etwa Lymphdrainage). Eine besondere Reinigung findet beim sogenannten Basenfasten statt, das eigentlich kein Fasten im klassischen Sinn ist, sondern eher eine Heildiät. Wissenschaftliche Untersuchungen im engeren Sinne gibt es zu diesem Thema zwar nicht, grundlegende positive Erkenntnisse hat aber bereits 1953 der deutsche Arzt Friedrich F. Sander in seinem Buch „Der Säure-Basen-Haushalt des menschlichen Organismus" beschrieben. Im Normalfall kann es eine Übersäuerung gar nicht geben, weil der Körper selbst für einen optimalen Ausgleich sorgt. Das ist aber auch das Problem: durch Giftstoffe, Stress und falsche Ernährung kann dieser Ausgleich gestört werden. Voraussetzung, dass die billionenfachen Stoffwechselvorgänge im Körper reibungslos funktionieren können, ist ein konstantes Verhältnis von Säuren und Basen im Blut. Die perfekt abgestimmten Regulationssysteme der Leber, Niere und Lunge sorgen dafür, dass der pH-Wert des Blutes normalerweise in engen Grenzen bleibt. Um zu verhindern, dass der pH-Wert des Blutes in den sauren Bereich abrutscht, zieht der Körper die Notbremse. Er holt sich Mineralstoffe aus den Knochen, um die überschüssigen Säuren abzupuffern. Dieser Zustand wird auch als latente Übersäuerung bezeichnet und laugt uns sprichwörtlich aus.

Der Idealzustand, bei dem das Blut im idealen Säure-Basen-Gleichgewicht fließt, besteht heutzutage eigentlich nur noch beim frisch geborenen Säugling. Kommt es zu einem starken Ungleichgewicht des Säure-Basen-Haushaltes, kann sich eine Azidose entwickeln. Der ständige Anstieg der Säurekonzentration führt dann zu Schäden im Gewebe und somit zahlreichen Organschäden. Durch die entgiftende Wirkung des aktivierten Zeolith-Klinoptilolith und dem Eingriff in die Oxidationsprozesse des

Stoffwechsels kommt es zu einer harmonisierenden Wirkung des Säure-Basenhaushaltes und damit schützt Zeolith-Klinoptilolith auch den gesamten Organismus vor den Folgeschäden einer Übersäuerung.

Bewegung, Sport und Leistungssteigerung

Bei der Ernährung entscheidet, wie bei vielen anderen Dingen, vor allem die Dosis, ob sie gesundheitsschädigende Wirkungen haben oder nicht. In der Entwicklungsgeschichte hatten die Menschen stets zu wenig Nahrung. So entwickelten sie einen Organismus, der mit wenig Energie große Leistungen erbringt. Bis vor etwa 50 Jahren hat das auch gepasst. Heute gibt es in der industrialisierten Welt einen gewaltigen Nahrungsüberschuss. Wir nehmen wesentlich mehr Kalorien zu uns. Nicht, weil wir soviel mehr essen, sondern weil unsere Nahrungsmittel viel kalorienreicher sind. Auf der anderen Seite hat aufgrund wirtschaftlicher und technischer Entwicklungen die körperliche Aktivität abgenommen. Ein allgemeingültiges Rezept für die optimale Ernährung gibt es aber nicht. Ein Schwerarbeiter, der 6.000 Kilokalorien pro Tag verbrennt, kann sich ohne große finanzielle Zusatzkosten kaum anders ernähren als mit großen Fleischmengen und anderen konzentrierten Energielieferanten. Die durchschnittliche Kalorienzufuhr für eine heute primär körperlich inaktiv berufstätige Bevölkerung liegt laut Ernährungswissenschaft aber bei 2.000 Kilokalorien für Frauen und 2.500 für Männer. Das Entscheidende ist das Verhältnis von zugeführten und verbrannten Kalorien. Und hier ist körperliche Bewegung entscheidend. Um die Energiemenge von 2.500 Kilokalorien zu verbrennen, muss ein erwachsener Mensch mit etwa 73 Kilo Körpergewicht drei Stunden lang joggen.[2] Wir nehmen mehr Energie zu uns, als wir verbrauchen. Durch zusätzliche körperliche Aktivität kann also jeder Mensch Gesundheit gewinnen. Die WHO empfiehlt fünf Mal in der Woche wenigstens eine Stunde Bewegung.

Hilfe für Profis und Freizeitsportler
Aber allein damit ist es nicht getan. Es braucht auch die richtige Art der Bewegung, dass der Körper zusätzlich zum Kampf gegen Umweltgifte nicht überfordert wird. Und wie schaffen wir positive Folgen von Bewegung und verhindern negative? Sportler kennen das, der Körper erreicht irgendwann den Punkt, wo etwa die Energie in den Muskeln knapp wird, sie zu schmerzen beginnen und auch der Herzkreislauf belastet ist. Nicht selten ist das auch einer der Gründe, warum wir mit regelmäßiger Bewegung aufhören

und in der Folge sinkt auch die Immunabwehr. Der Alltag belastet uns bereits so, dass keine Energie für zusätzliche Bewegung vorhanden ist. Mit der Einnahme von Zeolith-Klinoptilolith bei regelmäßiger Bewegung wird der Körper von Energie raubenden Stoffen, die ihn bremsen, befreit, zeigt eine Untersuchung. Und diese Befreiung von Schadstoffen und somit die Entlastung des Körpers hat eine logische Folge: mehr Leistung. Nicht nur für intensiveres Training, sondern auch für regelmäßige zusätzliche Bewegung, die einen entscheidenden Faktor für die Gesundheit darstellt.

Durch die selektive Bindung und Ausleitung von Energie raubenden Substanzen, sowie der Verminderung von freien Radikalen im Blut, wirkt sich Zeolith-Klinoptilolith positiv auf das Immunsystem von Sportlern aus. Der bereits erwähnte PMA-aktivierte Zeolith-Klinoptilolith wurde etwa jahrelang von Top-Athleten getestet und ist im Leistungssport seit Jahren etabliert. Jonathan Wyatt, siebenfacher Berglauf-Weltmeister aus Neuseeland, schwört darauf: „Das Mineral ist 100 Prozent natürlich, hilft mir gesund zu bleiben und auch viel schneller zu regenerieren. Dadurch kann ich mehr und intensiver trainieren und meine Leistung laufend steigern." Für Hobbysportler ist die Entlastung des Körpers mindestens gleich wichtig, denn sehr viele Sportler trainieren über ihre Verhältnisse. Im Prater-Sportzentrum in Wien wurde ein Test durchgeführt und Hobbyläufer gefragt, ob sie sich im Wohlfühltempo bewegen. Nach deren Antwort (98 Prozent „Ja") testete man den Laktatspiegel. Ergebnis: Alle waren weit über dem Wohlfühlbereich gelaufen – also im anaeroben Bereich, den man nur am Ende eines Wettkampfes erreicht. Sportler werden so schneller schlapp und verlieren den Spaß.

Ein Stoffwechselprodukt, das Anpassungen im Bereich der Energiebereitstellung des Körpers reguliert, ist das so genannte und schon kurz angesprochene Laktat. Es beeinflusst indirekt die Verteilung von Energieträgern und verbessert die Bereitstellung von wichtigem Sauerstoff in unserem Organismus. Lactat-Produktion und -Abbau ermöglichen, dass der Körper sich für eine gewisse Zeit an Belastungen anpassen kann. Bei höheren und höchsten Belastungen gerät dies aus dem Gleichgewicht und die Milchsäure häuft sich in der aktiven Muskulatur an. Eine randomisierte Doppelblindstudie – so bezeichnen Wissenschafter Studien, bei denen weder Patient noch Arzt wissen, wer was bekommt – an Leistungssportlern hat gezeigt, dass Zeolith-Klinoptilolith die Eigenschaft hat, auch hier entlastend und messbar leistungssteigernd zu wirken.[3] Die Wissenschafter wollten wissen, ob Zeolith-Klinoptilolith im Körper entstehendes Laktat reduziert und damit eine erhebliche Leistungssteigerung mit sich bringt. Das Ergebnis zeigte eine Senkung der

Laktatkonzentration von bis zu 30 Prozent nach zwei Wochen. In der Interpretation der Studie heißt es vom Ärzteteam: „Nach Bekanntgabe der Einnahme von PMA-aktiviertem Zeolith-Klinoptilolith im Vergleich Placebo fiel uns auf, dass alle Probanden, die das Mineral eingenommen hatten, eine deutliche Leistungssteigerung im Laktattest aufwiesen. Das Ergebnis der Studie hat uns sehr erstaunt, zumal solche Leistungssteigerungen von uns sonst erst nach wochenlangem Training gemessen werden."

Die Studie belegt elf Prozent Leistungssteigerung im Schnitt bei Leistungssportlern. Diese spürt der Sportler in Form von schnellerer Regeneration, weniger Laktatbelastung und niedrigerer Herzfrequenz. Eine weitere Anwendungsbeobachtung vom Sportmedizinischen Zentrum Telfs in Tirol zeigte, dass Sportler durch die Kombination von PMA-aktiviertem Zeolith-Klinoptilolith und dem Kohlehydrat Isomaltulose um 17 Prozent länger belastbar sind. Dazu wurden Tiroler Radsportler beobachtet. Einschlusskriterien waren eine Jahresleistung von mindestens 5.000 Kilometern oder ein Trainingsumfang von mindestens acht Stunden pro Woche. Bei 80 Prozent der maximalen Leistungsfähigkeit wurde ein sogenannter „time to exhaustion"-Test durchgeführt. Dabei traten die Sportler so lange in die Pedale, bis sie total erschöpft waren. Übersetzt bedeutet das, dass ein Sportler, der nach einer Stunde Training unter Höchstbelastung erschöpft vom Rad steigt, bei Anwendung von Zeolith-Klinoptilolith, zehn Minuten länger durchhält. Die Folgerung: „Alle Wettkampfsportler, die Zeolith-Klinoptilolith nicht einsetzen, verzichten auf eine mögliche dopingfreie Leistungssteigerung."[4]

Anmerkungen und Quellen:

1   Nach Zugabe eines Radikal-Generators wurde die Fähigkeit des Zeoliths kationische Peroxidradikale zu binden getestet. Die Dauer der sogenannten lag-Phase (Verzögerungsphase) ist abhängig von der Konzentration der Antioxidantien und der Intensität des oxidativen Stress. Somit können zusätzliche Antioxidantien die lag-Phase verlängern.

2   Kalorienverbrauchstabelle des American College of Sports Medicine.

3   Bei genauerer Beobachtung der Laufgeschwindigkeiten bei fixen Laktatkonzentrationen von je 2, 3 und 4 mmol/l, konnte durch die Rechtsverschiebung der Laktat-Leistungskurven eine hochsignifikante Verbesserung festgestellt werden. Eine Rechtsverschiebung der Laktat- bzw. der Herzfrequenz-Leistungskurve kann als eine Verbesserung der Ausdauerleistungsfähigkeit angesehen werden, was sich auch in schnellerer Regeneration widerspiegelt. Zu dem wurde in der Verum-Gruppe ein Trend zur Reduktion der Herzfrequenz festgestellt.

4   Eine von Univ. Prof. Dr. Norbert Bachl (Zentrum für Sportwissenschaften Universität Wien) durchgeführte Beurteilung der Ergebnisse der randomisierten Doppelblindstudie bestätigt die hochsignifikante Verbesserung der Laufleistung nach zwei Wochen.

Weltklasse-Athleten und Profis setzen schon lange auf das Natur-Vulkanmineral Zeolith-Klinoptilolith

Die durch Studien belegten Wirkungen von Zeolith-Klinoptilolith sind im Profi-sport schon lange bekannt. Vor allem die verkürzten Regenerationszeiten sind für die Sportler von großer Bedeutung, da sie dadurch früher die Möglichkeit haben, den nächsten Trainingsreiz zu setzen. Außerdem können Sportler auch während der Belastung in einem Wettkampf schneller regenerieren. Ein Ten-nis-Spieler erholt sich rascher bei den Seitenwechseln, ein Radfahrer ist beim nächsten Bergpass wieder ausgeruhter und ein Fußballer hat so messbar mehr Kraftreserven für die zweite Halbzeit.

Der Trainer des österreichischen Fußball-Rekordmeisters SK Rapid Wien Zoran Barisic meinte dazu im Jahr 2013 in Interviews mit den Medien: „Meine Jungs waren nach der Testphase von dem Produkt völlig überzeugt. Seit die Spieler PMA-Zeolith zu sich nehmen, regenerieren sie nach harten Trainings

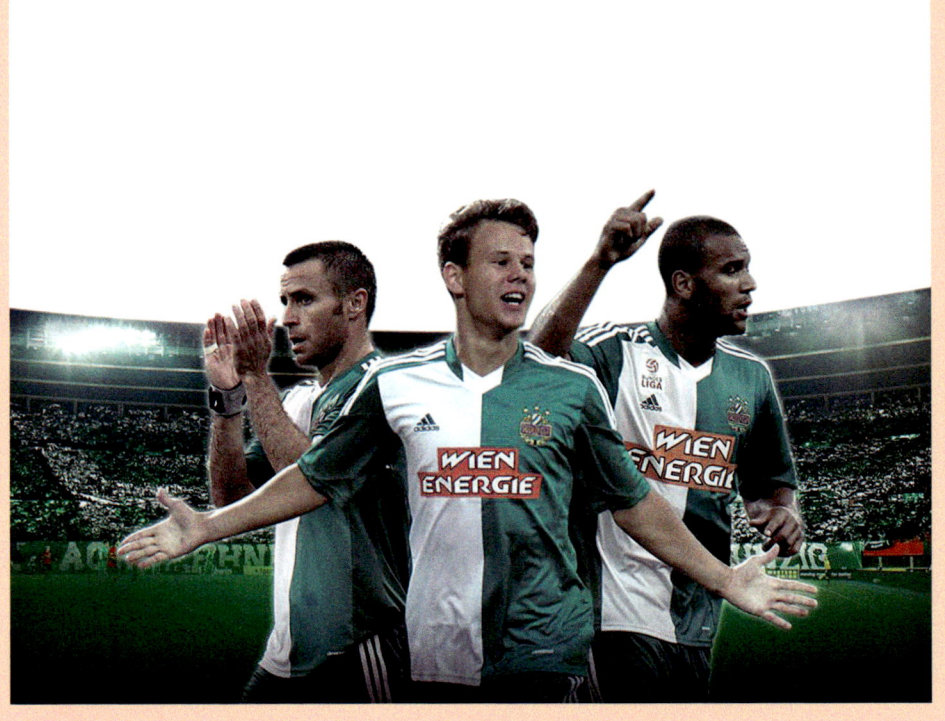

und Spielen viel schneller. Die Leistungs-Steigerung macht sich auch in den physischen Werten meiner Mannschaft bemerkbar." Diese Fakten werden auch vom medizinischen Leiter des SK Rapid Wien, Dr. Thomas Balzer, bestätigt: „Als Teamarzt liegt mir vor allem die Gesundheit unserer Mannschaft am Herzen. Mit PMA-Zeolith werden die Körper der Spieler ganzheitlich auf natürliche Art und Weise entlastet. Das bedeutet, dass sie nicht nur körperlich, sondern auch geistig fitter sind. Zusätzlich wird ihr Immunsystem gestärkt."

Nicht nur der Fußball-Rekordmeister, sondern auch die Damen des mehrfachen Champions League-Siegers im Handball Hypo Niederösterreich rund um die Welthandballerin des Jahres Alexandra do Nascimento (Kapitän des brasilianischen Nationalteams) schwören auf die Wirkung von Zeolith-Klinoptilolith. Und auch der erste Mensch, der das härteste Radrennen der Welt quer durch die USA, in einer neuen Rekordzeit von unter acht Tagen geschafft hat, setzt auf die Wirkung des PMA-aktivierten Zeolith-Klinoptilolith: Christoph Strasser radelte beim Race Across America in 7 Tagen, 22

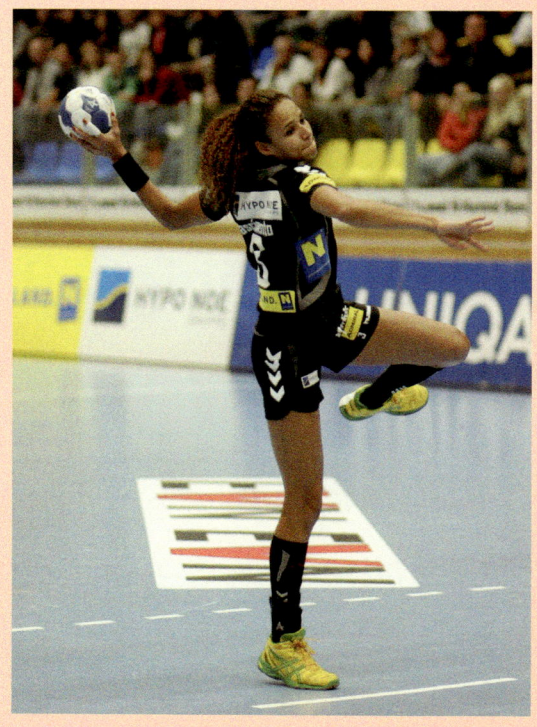

Stunden und 11 Minuten von der West- zur Ostküste der Vereinigten Staaten von Amerika. Auf die Frage, warum er auf PMA-Zeolith setzt, antwortete er: „Weil es meine Regenerationszeiten deutlich messbar verkürzt." Und das ist beim anstrengendsten Radrennen der Welt entscheidend. Neben den drei hervorgehobenen Sportlern beziehungsweise Vereinen vertrauen nicht nur über 15 Welt- und Europameister, sowie Olympiateilnehmer, sondern auch immer mehr nationale und internationale Top-Athleten nachweislich auf die Wirkung von PMA-aktivierten Zeolith-Klinoptilolith, teilt das herstellende Unternehmen mit.

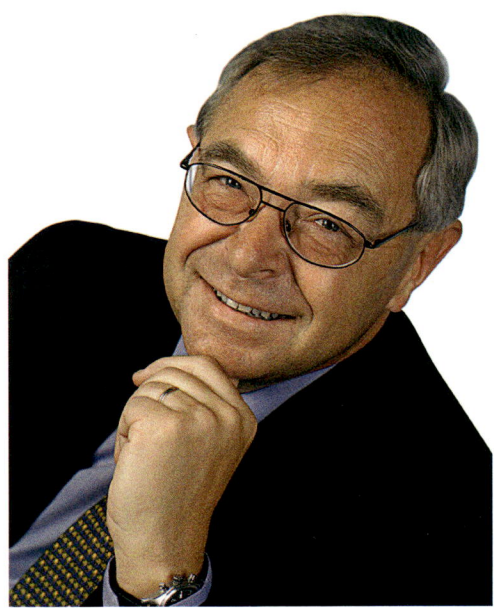

Univ.-Prof. Dr. med. Dr. hc Norbert Bachl, (Abteilung für Sport- und Leistungsphysiologie, Zentrum für Sportwissenschaft und Universitätssport der Universität Wien) ist Direktor des Österreichischen Instituts für Sportmedizin, FIMS Vizepräsident, EFSMA Past President, Mitglied der Medizinischen Kommission des IOC, EOC, ÖOC, Mitglied der Europäischen Akademie der Wissenschaften und Künste und Vorsitzender der Medizinischen Kommission der UCI.

„Gifte bremsen die Leistungsfähigkeit"

Gesundheit braucht regelmäßige körperliche Aktivität und eine adäquate Ernährung. Vor allem in einer Umwelt, die immer mehr Belastungen mit sich bringt, ist der Sportmediziner Norbert Bachl überzeugt. Gerade in körperlich und psychisch belastenden Phasen, bei Sport, Stress und im Alter, sei es wichtig, dass sich unser Körper nicht auch noch mit Umweltgiften und belastenden Stoffwechselendprodukten herumschlagen muss.

Wie wichtig ist Sport für die Gesundheit?

Drei Säulen sind wichtig, die jeder Einzelne in Eigenverantwortung präventiv beeinflussen kann: Bewegung, Ernährung und Stressbewältigung. Sie tragen auch bei, dass unsere Körpersysteme bis ins hohe Alter funktionieren oder wir im Gegensatz dazu schneller biologisch altern. Es gibt 70-Jährige, die fitter und damit biologisch jünger sind als 50-Jährige. Sport ist also wichtig für die Gesundheit, umgekehrt ist aber die Gesundheit noch wichtiger für den Sport. Denn eines ist klar, ein gesunder Körper ist leistungsfähiger. Die Gesundheit ist die Basis, damit Sportler Höchstleistungen bringen können. Dies gilt im Prinzip für alle Sporttreibenden, insbesondere in Zeiten, in denen wir vermehrt Nahrungsmittel- und Umweltgiften ausgesetzt sind und darüber hinaus ein außerordentlich hoher Stress-Level im Alltag zusätzliche Belastungen erzeugt. Für Sporttreibende aller Leistungskategorien gilt, dass die menschliche Leistungsfähigkeit durch viele Faktoren beeinflusst wird. Neben den genetischen Voraussetzungen spielen Faktoren wie Umwelt, Training, Ernährung und soziales Umfeld eine Rolle. In Phasen erhöhter psychophysischer Belastung – also bei beruflichem Stress und körperlicher Belastung macht daher die Einnahme von Antioxidantien sicherlich Sinn.

„In Phasen erhöhter Belastungen oder im Alter werden Stoffwechselprozesse träger. Zellschutzmechanismen sind dann nicht mehr so funktionsfähig.“

Bedeutet das auch, dass Gifte sowie Stress auch unsere Leistungsfähigkeit bremsen?

Organe wie Leber, Magen, Niere oder Haut werden durch Schadstoffe und Gifte aus unserer Nahrung und aus unserer Umgebung besonders beansprucht beziehungsweise können auch geschädigt werden. Normalerweise kann der Körper Stoffwechselendprodukte selbst ausscheiden. In Phasen erhöhter Belastungen oder im Alter werden die Stoffwechselprozesse träger. Die Zellschutzmechanismen sind dann nicht mehr so funktionsfähig. Dadurch kommt es unter anderem auch zu Änderungen in jenen Bereichen, die für die Immunabwehr wichtig sind – Infektionen nehmen dann beispielsweise zu. Speziell im Fokus stehen hier freie Radikale. Das sind Moleküle mit einzelnen, umgebauten Elektronen, welche die Ausgleichsprozesse im Organismus stören. Durch diese freien Radikale werden Zellwände, aber auch andere Zellbestandteile geschädigt. Man geht davon aus, dass auch Schädigungen der Erbinformation in den

Genen möglich sind, wodurch die Erneuerung beschädigter und funktionsuntüchtig gewordener Körperzellen beeinträchtigt ist. Solche fehlgeteilten Zellen können dann im schlimmsten Fall sogar zu Krebszellen mutieren.

Wie unterstützt man den Körper bei der Ausleitung von Giften beziehungsweise im Kampf gegen freie Radikale?
Wenn die aus der vorhandenen wissenschaftlichen Literatur ableitbaren Wirkungen von Zeolith bezogen auf ihren Einfluss auf die Leistungsfähigkeit zusammengefasst werden, kann vermutet werden, dass die Adsorption, der selektive Ionenaustausch, die Molekularsieb-Funktion, die Regulierung des Säure-Basen-Gleichgewichts sowie die antioxidative Wirkung den Organismus dermaßen beeinflussen können, dass daraus ein verbesserter Stoffwechsel und eine verbesserte Energiegewinnung in der Zelle resultieren. Zeolith kann dabei nicht mit anderen Produkten im Bereich der Sporternährung verglichen werden. Zeolith fällt von der Klassifizierung her unter Medizinprodukte und unter Nahrungsergänzungsmittel. Während Nahrungsergänzungsmittel keinen strengen Richtlinien unterliegen, ist die Zulassung zum Medizinprodukt mit strikten Auflagen verbunden. Deshalb sollte man unbedingt darauf achten, dass der Zeolith, den man zu sich nimmt, auch als Medizinprodukt zugelassen ist. Mit Zeolith führen Sie dem Körper keine künstlichen, leistungssteigernden Stoffe zu, sondern befreien diesen von energieraubenden und schädigenden Stoffen.

„Intelligente Präparate sollten in Phasen erhöhter physischer, psychischer oder psychophysischer Belastung eingenommen werden."

Bedeutet dass, dass Sportler keine Nahrungsergänzungsmittel benötigen?
Wichtig ist es, sich gesund und ausgewogen zu ernähren. Intelligente Präparate sollten in Phasen erhöhter physischer, psychischer oder psychophysischer Belastung eingenommen werden. Das kann durchaus sinnvoll und erforderlich sein. Allerdings können viele zusätzliche Begleitnährstoffe, vor allem wenn sie in sehr hohen Konzentrationen dem Organismus dargeboten werden, nur zum Teil aufgenommen werden, zumal zwischen den einzelnen Substanzen oftmals auch gegenseitige Resorptionshemmungen bestehen. Viele dieser Begleitnährstoffe werden daher wieder ausgeschieden, ohne dass sie resorbiert werden können. Prinzipiell kann davon

ausgegangen werden, dass durch die Adsorptionswirkung von Zeolith hinsichtlich verschiedener Schadstoffe, auch eine verbesserte Resorptionsfähigkeit von Nähr- und Begleitstoffen resultiert. Durch Entgiftung mit Zeolith kann der Körper Nährstoffe besser aufnehmen, weil er davor besser entlastet wird.

„Zeolith-Klinoptilolith ist nicht nur Leistungssportlern, sondern auch Hobby- und Freizeitathleten zu empfehlen."

Ein Hersteller von Zeolith-Produkten verspricht durch eine Studie belegte elfprozentige Leistungs-Steigerung. Sie haben diese Studie begutachtet – was ist dran an der Aussage?

Es wurde im Jahr 2004 eine randomisierte placebokontrollierte Doppelblindstudie durchgeführt. Solch ein Studiendesign gilt in der medizinischen Forschung als anerkannt und bedeutet, dass niemand weiß, welche Probanden Wirkstoff und welche Placebo erhalten. Auch die Personen, die die Studie durchführen, wissen es nicht. Erst am Ende der Studie wird veröffentlicht, welche Probanden den Wirkstoff erhalten haben. Ausgewählt wurden 24 Probanden aus einer Läufergruppe mit unterschiedlicher Leistungsfähigkeit. Nach zwei Wochen wurde eine deutliche Reduktion der Blutlaktatkonzentration bei submaximalen Belastungen festgestellt. Dies bedeutete eine Rechtsverschiebung der Laktat- bzw. auch der Herzfrequenz-Leistungskurve, was einer hochsignifikanten Verbesserung der Ausdauerleistung gleichzustellen ist. Diese Veränderungen können als Ökonomisierung funktioneller Regelkreise angesehen werden und bedeuten eine niedrigere Beanspruchung bei gegebenen Belastungen sowie eine Verbesserung der Leistungsbreite und Leistungsbereitschaft.

Das klingt nach einem Produkt primär für Profis?

Zeolith ist nicht nur Leistungssportlern, sondern auch Hobby- und Freizeitathleten zu empfehlen. Nationale und internationale Profi-Sportler, vor allem aus den Ausdauer-Bereichen Triathlon, Radsport und Laufen, setzen schon lange auf Zeolith. Aber auch Sportler aus Spielsportarten mit vielen kurzen, aber dafür umso intensiveren Belastungen profitieren von der Wirkung von Zeolith auf Leistungsfähigkeit und Regeneration. Wenn man sich den Doping-Markt ansieht, stellt man fest, dass bei einem Umsatz für EPO von acht bis zehn Milliarden Dollar ein großer Teil auf den Hobby- und Freizeitbereich fällt. Das zeigt, wie präsent das Thema Leistungs-Steigerung für Freizeitsportler ist. Da Zeolith offiziell Anti-Doping getestet ist, kann man damit dopingfrei eine Leistungs-Steigerung erzielen und gleichzeitig seine Gesundheit verbessern und stärken, was wiederum die Basis für eine bessere Leistungsbreite darstellt.

Wir haben viel über die Bedeutung von Sport gesprochen, macht im Gegenvergleich unbewegtes Leben krank?
Verallgemeinert ja! Das menschliche Erbgut ist so konzipiert, dass ein regelmäßiger, bewegungsinduzierter Energieumsatz notwendig ist und auch von unserem Organismus erwartet wird, um das normale Funktionieren der Gene zu garantieren. Bewegung ist Leben, das ist der zentrale Leitsatz. Viele unserer Organe verrosten oder wichtige Regelkreise des körperlichen Systems entgleisen, wenn die Bewegung fehlt. Also macht unbewegtes Leben krank.

„Je älter man wird, umso wichtiger wird die Wechselwirkung von körperlicher Aktivität und Ernährung."

Sie haben auch das Thema Alter angesprochen. Was ist hier wichtig, um gesund alt werden zu können?
Vor allem in zunehmendem Lebensalter können regelmäßige körperliche Aktivität und die Einnahme von Antioxidantien sinnvoll sein, vor allem bei psychophysischen Stress. Je älter man wird, umso wichtiger wird die Wechselwirkung von körperlicher Aktivität und Ernährung. Der ältere Organismus wird durch Sport stärker belastet, zugleich nehmen die Zellen die Vitalstoffe schwerer auf. Wenn man also im Alter regelmäßig Bewegung betreibt, gilt es die Ernährung bewusst darauf abzustimmen. Neben einem individuell abgestimmten und aufbauenden Trainingskonzept ist es auch wichtig, die belastungsbedingten Ermüdungsphasen möglichst effizient zu kompensieren, damit ein Beibehalten der Leistungsfähigkeit und ein Leistungszuwachs garantiert werden können. Nur in der Balance können die Gesundheit und das Wohlbefinden auch im Alter erhalten werden.

Bedeutet dies, dass vor allem ältere Menschen besser auf die Qualität der Nahrungsmittel achten sollten?
Es ist besonders auf eine hochqualitative Ernährung zu achten. Also Nahrungsmittel mit hoher Nährstoffdichte, insbesondere Gemüse, Obst,

Hülsenfrüchte, Kartoffeln, Milch- und Vollkornprodukte sowie magere Fisch- und Fleischprodukte. Vor allem auf die Vitamine aus der B-Gruppe, Vitamin C und D, sowie Magnesium, Kalzium, Kalium, Eisen, Zink und Magnesium. Diese sind bei älteren Menschen oft in zu geringer Konzentration vorhanden.

 Tipps zum Abschluss
Zum Ende ein paar gesunde Tipps, wo Sie Zeolith-Klinoptilolith bei der Vorbeugung unterstützen kann ...

• Abnehm- und Fastenkuren können zwar helfen, Fette abzubauen. Allerdings werden dann die darin gebundenen Schadstoffe frei. Diese müssen ebenfalls ausgeleitet werden.

• Ein gesunder Körper, der nicht durch Umweltgifte belastet ist, ist auch leistungsfähiger.

• Stress – nicht zuletzt beruflicher Stress – kann auch die Zellen und Organfunktionen schädigen. Die Burnoutzahlen in Betrieben steigen stark. Krankenversicherungen bieten Betrieben meist kostenlose Unterstützungsprogramme zur betrieblichen Gesundheitsförderung.

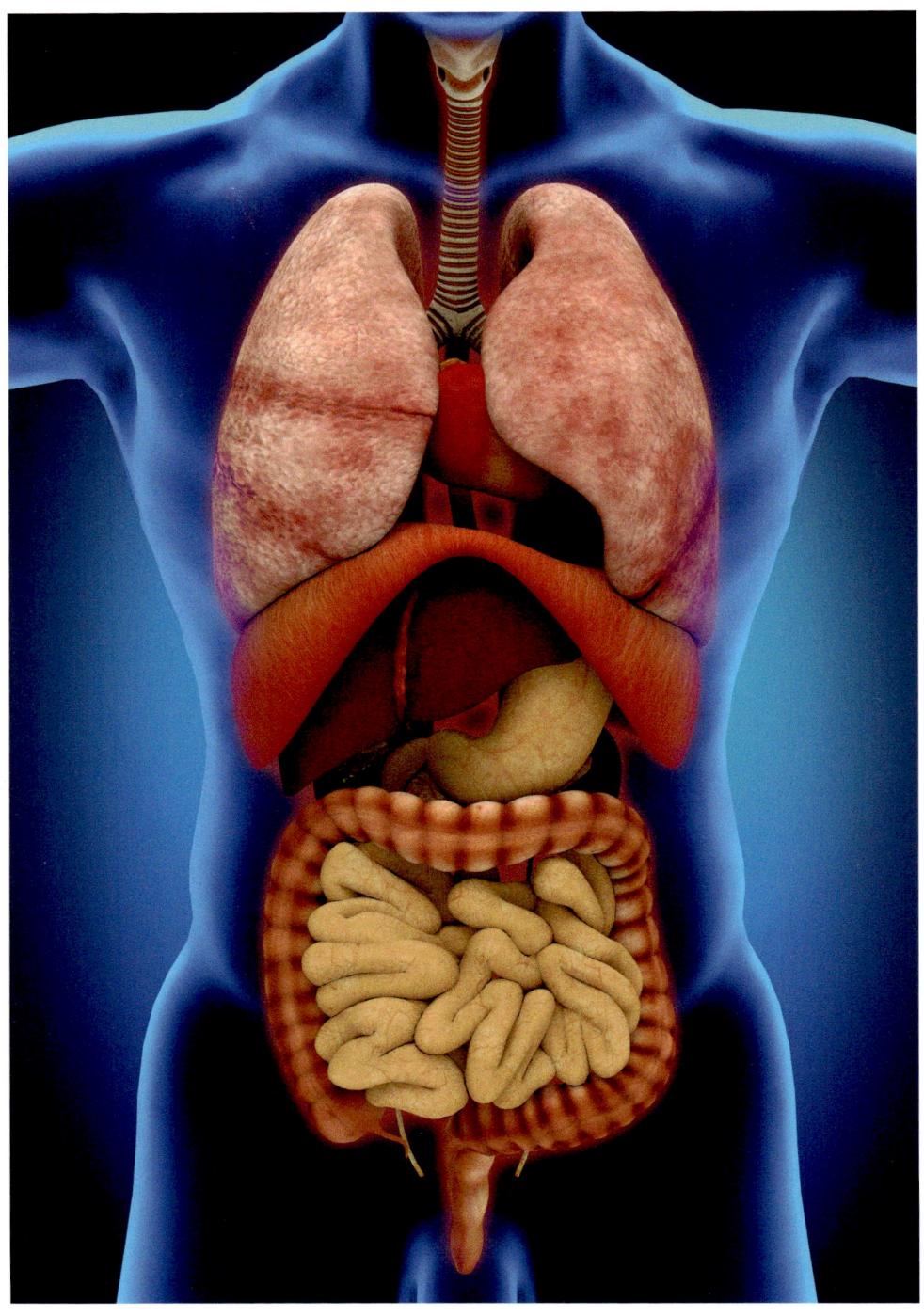

8. Wundermittel aus der Natur
Zeolith-Klinoptilolith entgiftet den Körper, schützt vor Krankheit

Lebererkrankungen, Nierenprobleme, Stoffwechselstörungen, Darmleiden und sogar Krebs: Das Anwendungsspektrum von Zeolith-Klinoptilolith scheint groß, wie immer mehr Forschungen zeigen. Dabei bindet das Mineral bereits im Darm eine Vielzahl jener Schadstoffe und Umweltgifte, die der Mensch aufnimmt, an sich und leitet sie über die Ausscheidungswege wieder aus dem Körper. Der Organismus wird so entgiftet und bekommt umgekehrt Minerale aus dem Kristallgerüst des porösen Zeolith-Klinoptilolith zugeführt. Rund jeder Vierte leidet bereits an Allergien und Unverträglichkeiten die, wie neue Forschungen zeigen, durch zunehmende Gifte in Nahrung und Umwelt mitverursacht werden. Bei weiteren rund 25 Prozent der Erwachsenen ist die Leber bereits überbelastet durch Schad- und Giftstoffe. Doch gerade die Leber spielt bei der Reinigung des Organismus eine entscheidende Rolle, denn dieses Organ ist die körpereigene Entgiftungszentrale. Wenn zunehmende Umweltgifte in Luft, Wasser, Nahrungsmitteln und anderem die Leber vor immer größere Probleme stellen und zunehmend sogar das Organ selbst krankmachen, wird die Funktion eingeschränkt. Es kommt zu einer Anhäufung von Giftstoffen auch in anderen Organen und dies wiederum führt zu zahlreichen Erkrankungen bis hin zu Tumoren.

Zeolith-Klinoptilolith wirkt hier als Biokatalysator, lässt es gar nicht erst so weit kommen, da das Mineral den Körper quasi reinigt. Sowohl in der Vorbeugung als auch in der Behandlung zeigt es in zahlreichen Anwendungsstudien hervorragende Ergebnisse. Tatsächlich ist das Mineral bei unterschiedlichen Leiden schon tausendfach geprüft worden und die Wissenschafter sind sich einig, dass die Heilwirkung von Zeolith-Klinoptilolith eine enorm hohe ist – und das ohne Nebenwirkungen. Derzeit laufen weltweit Forschungen zu Zeolith-Klinoptilolith, um herauszufinden, gegen welche Krankheiten das Mineral in welcher Dosierung und in welcher Anwendungsform am besten geeignet ist. Für zahlreiche Indikationen liegen Studienergebnisse bereits vor, fast monatlich kommen neue Erkenntnisse hinzu. Eines jedoch ist heute bereits klar: Man muss nicht erst warten, bis man krank ist. Zeolith-Klinoptilolith kann unbesorgt auch zur Prophylaxe als Schutzschild eingesetzt werden, um die schädlichen Auswirkungen von Umweltgiften, denen der Mensch kaum entrinnen kann, so gering wie möglich zu halten.

„Es gibt mehr Dinge im Himmel und auf Erden,
als Eure Schulweisheit sich träumt."

aus „Hamlet" von William Shakespeare,
englischer Dramatiker und Lyriker (1582–1616)

Leber entlasten

Zeolith-Klinoptilolith eliminiert Gifte schon im Darm und unterstützt somit den Organismus bei der Reinigung. Bei genauerer Analyse von wissenschaftlichen Studien zeigt sich, dass das Mineral durch die Entgiftung auch bei verschiedenen Krankheitsbildern Entlastung oder sogar Hilfe bringen kann. Fast schon naheliegend ist das, wenn es um das Entgiftungsorgan schlechthin, die Leber geht. Sie ist eine zentrale Schaltstelle für unseren Stoffwechsel und zeichnet sich durch eine besondere Regenerationsfähigkeit aus. So ist es etwa möglich schwer kranken Patienten, die eine Lebertransplantation benötigen, nur ein Stück Leber zu transplantieren, aus dem dann das ganz Organ wieder nachwächst. Die Leber, das größte innere Organ unseres Körpers, leistet die meiste Schwerarbeit der Entgiftung. Rund 2.000 Liter Blut filtert sie täglich und sorgt so dafür, dass Schadstoffe aus dem Körper geschleust werden. Außerdem reguliert sie den Fett- und Zuckerstoffwechsel sowie den Mineral- und Vitaminhaushalt. Die Leber speichert wichtige Nährstoffe wie Zucker, Fette, Vitamine und Mineralien. Zudem bildet sie zahlreiche lebensnotwendige Stoffe wie Blutgerinnungsfaktoren und produziert Gallensaft für die Fettverdauung und die Aufnahme von fettlöslichen Vitaminen. Das Organ hat sogar die Fähigkeit, Schadstoffe in nicht giftige Stoffe umzuwandeln.

Jede vierte Leber ist angeschlagen

Wird der Körper mit Giften so stark belastet, dass die Entgiftungsfunktion der Leber nicht mehr ausreicht, entsteht eine sogenannte Fettleber, die erste Stufe einer krankhaften Entwicklung. Eine solche Fettleber ist eine häufige Erkrankung von der laut Studien bis zu 25 Prozent der erwachsenen westlichen Bevölkerung betroffen sind. Die Ursache der Fettleber liegt auch in der ungesunden Lebensweise. Sie ist verknüpft mit Übergewicht, Diabetes und mangelnder körperlicher Aktivität. Wahrscheinlich ist die Leberverfettung auch ein frühes Zeichen des metabolischen Syndroms. Das wiederum wird heute als der entscheidende Risikofaktor für Herzkrankheiten angesehen. Zu beobachten sind vier Faktoren: Fettleibigkeit, Bluthochdruck, veränderte Blutfettwerte und Insulinresistenz. Dabei reagieren wiederum die Leber und das Fettgewebe weniger empfindlich gegenüber Insulin.

Basis dabei ist, dass die Leber im Körper auch Cholesterin bildet und eben den Fettstoffwechsel steuert. Wird dieser gestört, steigen meistens die Blutfettwerte. Häufige Folge sind dann ein hoher Cholesterinspiegel oder zu viele Triglyceride im Blut. Cholesterin ist wichtig für den Bau der Zellwände und die Bildung verschiedener Hormone. Triglyceride sind wichtig für die Energiegewinnung, bei zu hohen Werten aber auch verantwortlich für Herzerkrankungen, Arteriosklerose und Thrombosen der Blutgefäße. Studien haben hier gezeigt, dass Zeolith-Klinoptilolith erhöhte Werte dieser eigentlich wichtigen Fette wieder in den Normbereich bringen kann und somit auch hier schweren Erkrankungen vorbeugen kann.

Stille Symptome wie Müdigkeit und Leistungsabfall

Symptome einer Leberbelastung durch Gifte sind zunächst unspezifisch und eher milder Natur. Experten sprechen deshalb vom „stillen Leiden" der Leber. Sie äußern sich in Form von Müdigkeit, schleichendem Leistungsabfall, depressiven Verstimmungen oder Blähungen. Doch das – und damit auch die Schädigung der Leber – wird oft nicht als eingeschränkte Leberfunktion erkannt. Die Folgen einer Ammoniumüberlastung, die entsteht, wenn die Leber nicht mehr richtig funktioniert, können aber auch fatal sein. Sie zeigen sich vor allem in der ganzen Palette von immunologischen Störungen: Überreaktionen, vor allem Allergien, völliger Zusammenbruch des Abwehrsystems, beispielsweise Autoimmunerkrankungen oder sogar Krebserkrankungen. Weiters können neurologische und psychiatrische Störungen die Folgen sein, da viele Schadstoffe fettlöslich sind und sich leicht im Zentralnervensystem anlagern. Bei entsprechender Therapie ist eine Fettleber allerdings auch wieder ausheilbar. Selbst wenn es zur Bildung einer Leberzirrhose kommt, ist eine Regeneration der Leberzellen noch möglich. Anwendungsbeobachtungen haben gezeigt, dass aktivierter Zeolith-Klinoptilolith sehr rasch einen erstaunlichen Vorteil für die Leber bringt. Die Bindung von Giften bereits im Darm durch den aktivierten Zeolith-Klinoptilolith sowie eine verbesserte Zellatmung, scheinen der Schlüssel zum Erfolg zu sein. Bei den monatlichen Laborkontrollen der Patienten fiel sehr bald die positive Wirkung von aktiviertem Zeolith-Klinoptilolith auf die Leberparameter auf. Damit ist das Mineral im Grunde auch präventiv einsetzbar, um die Leber zu entlasten, beziehungsweise bei Schädigungen die Situation zu verbessern und damit schwereren Folgeerkrankungen vorzubeugen.

Durchaus positive Studien im Zusammenhang mit Leberschäden gibt es auch bei Patienten mit Essstörungen. Etwa acht Prozent der weiblichen jungen Menschen zwischen dem 15. und 35. Lebensjahr leiden daran. Im Rahmen einer stationären Therapie bei unterschiedlichen Formen von Essstörungen wurde eine Anwendungsstudie in Villach mit aktiviertem Zeolith-Klinoptilolith durchgeführt. Während des Aufenthalts wurden sowohl verschiedene Blutwerte (Marker, charakteristisch für Immunabwehr, Leber, Niere, Verdauung, Fettstoffwechsel) als auch Körpermaße und Stuhlgang protokolliert. Die Studienergebnisse, welche blind ausgewertet wurden, zeigten eine signifikante Verbesserung des Body Mass Index sowie eine deutliche Verbesserung der Leber- und Nierenparameter. Zeolith-Klinoptilolith half damit nicht nur der Leber, sondern führte auch zu einer schnelleren Normalisierung und Wiederaufnahme der Darmfunktion.

Hilfe für belastete Nieren
Auch die Niere, die essenziell für die Ausscheidung von Endprodukten des Stoffwechsels ist, kann mit Zeolith-Klinoptilolith entlastet werden. In den vergangenen Jahrzehnten konnte eine starke Zunahme von Nierenschäden beobachtet werden, berichten Mediziner. Einer der Gründe liegt weiter zurück und zeigt die zeitversetzte Wirkung von Stoffen, die sich im Nachhinein als schädigend erweisen. So war es etwa mit einem Nebenprodukt aus der Farbstoffproduktion, das Ende des 19. Jahrhunderts genutzt wurde für die Herstellung des Arzneistoffs Phenacetin. Es ist ein Aminophenol-Derivat und wurde als Arzneistoff zur Schmerzbehandlung und Fiebersenkung verwendet und wurde später durch Paracetamol ersetzt. Es fand in zahlreichen Präparaten gegen Migräne, Neuralgien und Rheuma Verwendung. Missbräuchlich wurde es wegen seiner leicht euphorisierenden Wirkung – besonders in Kombination mit Koffein – auch zur Leistungssteigerung in der Industrie eingenommen. Vor allem in den

60er und 70er Jahren war es massenhaft verbreitet und wurde vorbeugend gegen Grippe und Erkältungskrankheiten eingenommen. Wie man heute weiß, haben Menschen mit starkem Gebrauch von Mischanalgetika mit Phenacetin ein etwa zwanzigfach erhöhtes Risiko, eine terminale Nieren-insuffizienz zu entwickeln. Ein zwei- bis dreifach erhöhtes Risiko wurde für den Gebrauch von Paracetamol-haltigen Misch-Analgetika berichtet. In den 80er Jahren wurde der Stoff verboten, die Folgen waren aber auch viele Jahre später noch bei vielen Nierenerkrankten erkennbar. Im Jahre 2006 zeigte sich bei einer Studie, dass im Obduktionsgut der Universität Basel 20 Jahre nach dem Phenacetin-Verbot (trotz weitergehender Verwendung von Paracetamol-haltigen Misch-Analgetika) die Analgetika-Nephropathie nahezu verschwunden sei.[1] Doch die heutigen Dialysepatienten im Alter von 60 plus sind vielfach die Phenacetin-Konsumenten der 60er bis 80er Jahre. Entlastungen durch Zeolith-Klinoptilolith wurden auch bei vielen Diabetikern, die bei Voranschreiten der Erkrankung ebenfalls Dialyse-Patienten werden können, festgestellt. Während Anwendungsbeobachtungen bei Diabetes-Patienten konnten die teilweise hohen Kreatininwerte durch Einnahme von aktiviertem Zeolith-Klinoptilolith in den Normalbereich gebracht werden. Kreatinin ist ein Stoffwechselprodukt, das über den Urin ausgeschieden werden muss und eben in der Labormedizin als wichtiger Parameter für die Funktion der Niere gilt. Damit konnte die Filtrationsrate der Niere wieder gesteigert werden, was sich unter anderem auch in einer Verbesserung des Allgemeinzustandes von Diabetes-Patienten äußerte.

Diabetes

Diabetes mellitus, oder Typ 2 Diabetes, wurde früher vor allem als Alters-diabetes oder schlicht Zuckerkrankheit bezeichnet. Die Erkrankung nimmt allerdings aufgrund unserer Lebens- und Ernährungsgewohnheiten stark zu – in der Zwischenzeit gibt es sogar eine steigende Zahl von Kindern und Jugendlichen, die unter der Erkrankung leiden. Formal ist Diabetes mel-litus ein Sammelbegriff für Stoffwechselstörungen, die alle in einer Über-zuckerung des Blutes sichtbar werden – deshalb auch die entsprechende volkstümliche Bezeichnung. Unser Verdauungsapparat baut die mit der Nahrung aufgenommenen Kohlenhydrate zu Traubenzucker (Glukose) ab, der dann über die Darmwand in das Blut aufgenommen und im gesamten Körper verteilt wird. Die Bauchspeicheldrüse wiederum erzeugt das Hor-mon Insulin, das dabei hilft, Glukose ins Innere der Zellen zu transportieren, wo sie zur Energiegewinnung gebraucht wird. Darüber hinaus bewirkt Insulin auch eine Speicherung von Glukose in der Leber sowie in den Muskelzellen, wodurch der Blutzuckerspiegel nach der Nahrungsaufnahme konstant gehalten wird. Selbst wenn wir lange nichts essen, bleibt der Blutzuckerspiegel auf normalem Niveau, wofür vor allem die Leber sorgt. Sie liefert Glukose zurück ins Blut und erzeugt auch selbst ständig Glukose. Bei Zuckerkranken ist Insulin zwar weiterhin vorhanden, es wirkt aber nicht mehr an den Zellwänden. Die Zellen können somit Glukose nicht mehr aufnehmen. Beim Diabetes mellitus bleibt damit die aufgenommene Glukose im Blut und die körpereigene Glukose-Neubildung in der Leber verläuft ungebremst weiter, was schließlich beides zu einem Blutzuckeranstieg führt. Darüber hinaus hat Insulin noch eine weitere Wirkung. Es ist das einzige Hormon des menschlichen Körpers, das Körperfett aufbaut und auch dafür sorgt, dass dieses Fett in den Depots bleibt.

Ausgaben für Diabetes-Versorgung explodieren

In Deutschland werden bereits 20 Prozent der Ausgaben der Krankenkassen für die Behandlung von Diabetes und seiner Begleit- und Folgeerkrankungen aufgewendet. Diabetes kann im Laufe der Zeit Nerven- und Gefäßschädigungen wie Arteriosklerose, Polyneuropathie oder eine Nierenerkrankung verursachen. Mit Ausnahme von erblich bedingten Stoffwechselstörungen hat der Zeolith-Klinoptilolith positive Einflüsse auf ein gesundes Zellmilieu auf allen Körperebenen und unterstützt den Organismus des Diabetes-Patienten auch in seiner Regulationsfähigkeit. In einer langjährigen Anwendungsstudie konnte mit aktiviertem Zeolith-Klinoptilolith eine Verbesserung der Blutfettwerte beobachtet werden. Auf lange Sicht führt die regelmäßige Einnahme von Zeolith-Klinoptilolith zu einer deutlich reduzierten Gefäßinnenwandschädigung, weil die Blutfettwerte gesenkt werden. Hier kann der Zeolith einer weiteren Gefäßverkalkung vorbeugen oder diese zumindest verzögern. Die Wirkung des Zeolith-Klinoptilolith bei Diabetes erklärt sich wiederum über eine Unterstützung der Leber, im Speziellen, der Elimination von giftigem Ammonium. Diabetiker haben auch ein erhöhtes Risiko an Osteoporose zu erkranken. Grund dafür ist die niedrigere Konzentration des Hormons Insulin und anderer Wachstumsfaktoren, die die Neubildung von Knochen anregen. Durch die Ionentauschfähigkeit des Zeoliths werden lebenswichtige Mineralien wie Magnesium, Kalium, Natrium und Kalzium in die Darmschleimhaut abgegeben. Der Mangel an diesen Mineralstoffen, der gerade Diabetiker häufig betrifft, kann so auf sehr einfache Weise ausgeglichen werden.

Krebs

Trotz jahrzehntelanger Bemühungen Krebserkrankungen zu heilen, steigt die Zahl der betroffenen Menschen. Gleichzeitig wachsen auch die Gesundheitsausgaben für die Behandlungen massiv. Denn Krebsmedikamente sind sehr komplex, schwer zu entwickeln und damit vor allem eines: teuer, besser gesagt, sehr teuer. Neun von zehn der kostenintensivsten Medikamente in Spitälern sind, wie beschrieben, solche zur Behandlung von Krebs. Doch obwohl wir beinahe tagtäglich in den Medien von neuen Erkenntnissen hören, es in manchen Bereichen auch schon Impfungen gibt, die krebsverursachende Viren eindämmen können, die Gentechnik laufend Fortschritte macht und nahezu jeder Pharmakonzern in diesem Bereich massiv forscht, so zeigt sich doch, dass bis auf wenige Ausnahmen Krebs auch heute therapeutisch noch nicht beherrschbar ist.

Belastung durch chronische Erkrankungen

Belastend ist deshalb nicht nur die Zahl der Erkrankungen, sondern vor allem die Erkrankung für die Menschen selbst. Problematisch dabei ist auch, dass es in vielen Fällen noch durchaus üblich ist, dass Mediziner an Krebs erkrankten Menschen Prognosen geben, wie sich die Krankheit entwickelt und nicht zuletzt, wie lange sie noch leben werden. Das Beispiel der Brustkrebsdiagnose hat in den vergangenen Jahren schon gezeigt, dass die Medizin allein bei der Diagnose oft daneben liegt und es sowohl zu falsch-richtigen wie auch zu richtig-falschen Diagnosen kommt. Frauen mit Krebs bekommen also gesagt, dass sie gesund wären und Gesunde bekommen eine Krebsdiagnose. Nicht selten liegen die Mediziner in der Folge auch mit ihren prognostizierten Überlebenschancen daneben. „Die größten diesbezüglichen Fehleinschätzungen leistete sich die Medizin bei dem an Hodenkrebs erkrankten Radrennfahrer Lance Armstrong. Ihm gab man noch vier Wochen Lebenszeit, danach gewann er insgesamt sieben Mal die Tour de France," schreibt Hecht.[2] Auch wenn er in der Zwischenzeit Doping zugegeben hat, für die Medizin war die vorschnelle Prognose insgesamt kein Ruhmesblatt. Ein anderes Beispiel ist der an akuter lymphatischer Leukämie erkrankte Operntenor José Carreras. Die Ärzte gaben ihm bei Erkennen der Krankheit und vor einer Knochenmarksspende eine Überlebenschance von wenigen Wochen – das war vor 25 Jahren. Carreras singt noch immer und erfreut sich guter Gesundheit. Beispiele von entsprechenden Fehleinschätzungen finden sich also viele. Zwar kann durch die neuen Medikamente vielen Menschen geholfen werden, die Überlebensrate steigt bei vielen Krebsarten. Doch dadurch wird Krebs meist zu einer chronischen Krankheit, die immer wieder Behandlungen verlangt, die wiederum für die Menschen und den Organismus durchwegs sehr belastend und zum Teil mit massiven Nebenwirkungen verbunden ist.

Die Entwicklungen der vergangenen Jahre haben gezeigt, dass gerade viele komplementäre Methoden und natürliche Verfahren und Produkte helfen können, vor allem Nebenwirkungen zu mildern. Zeolith-Klinoptilolith zeigt auch hier eine außerordentliche Bandbreite an Einsatzmöglichkeiten. Bei Tumorpatienten konnte mittels aktiviertem Zeolith-Klinoptilolith eine unterstützende Wirkung bei Chemo- und Strahlentherapie durch eine Entgiftung des Körpers erreicht werden. Dadurch kann wiederum eine bessere Verträglichkeit der Therapie gewährleistet und somit eine Lebensverlängerung gegenüber der medizinischen Prognose erreicht werden. Auch dies ist vor allem auf die Ionenaustauschfunktion von Zeolith-Klinoptilolith zurückzuführen, der wie ein molekularer Schwamm Schwermetalle und andere Giftstoffe, nach der für den Patienten oft belastenden Therapie, bindet und auf natürlichem Wege ausscheidet. Weiters bietet die antioxidative Wirkung bei Patienten mit Tumoren eine große Unterstützung und schnellere Regeneration nach der Therapie. Bei Versuchen an Tieren, denen aktivierter Zeolith-Klinoptilolith zum Futter beigemengt wurde, konnte sogar eine immunstimulierende und antimetastasierende Wirkung gezeigt werden. Zusammenfassend kommen Ärzte nach zehn Jahren Anwendungsbeobachtungen während der Behandlung einer Krebserkrankung an mehr als 2000 Patienten und entsprechender Evaluierung der gesammelten Dokumente zum Schluss, dass eine unterstützende Wirkung beobachtet werden kann. Sowohl Allgemeinbefinden als auch Laborwerte, die Leber und der sogenannte „Karnofsky Index", mit dem die Lebensqualität von Tumorpatienten gemessen wird, zeigten einen deutlichen Unterschied zwischen Patienten mit beziehungsweise ohne Gabe von aktiviertem Zeolith-Klinoptilolith.

Hilfe bei Nebenwirkungen
Eine Hauptproblematik der Chemotherapie liegt im Auftreten von Nebenwirkungen, die völlig verschiedene Intensität haben können. Die Bandbreite erstreckt sich von mäßiger Verträglichkeit bis hin zur totalen Erschöpfung mit zwangsweiser Unterbrechung oder sogar dem Absetzen der Chemotherapie, was dann natürlich auch den Erfolg der Therapie infrage stellt. Studien haben umgekehrt bestätigt, wenn ein Arzt von Beginn an die Möglichkeit nutzt, Patienten unter anderem mit aktiviertem Natur-Zeolith-Klinoptilolith zu betreuen, so kann dies die Situation verbessern,

die Lebensqualität erhöhen und den psychischen und körperlichen Stress für den Patienten deutlich reduzieren. Ein möglicher Einsatzbereich hier ist etwa, wenn es infolge von Chemotherapien zu Schwellungen der Mundschleimhaut kommt, die wiederum zu Schmerzen bei der Nahrungsaufnahme führen, und wenn gastritische Beschwerden – also Magenprobleme – auftreten. Hier greift die beschriebene flüssigkeitsbindende Wirkung von Zeolith. Manche Patienten leiden nach der Chemotherapie auch an Durchfällen, verlieren dadurch zu viel an Flüssigkeit und Elektrolyte, was sie wiederum schwächt. Müdigkeit und Abgeschlagenheit sind die Folge. Speziell betroffen sind Patienten mit einem künstlichen Darmausgang. Hier wirkt nicht nur die flüssigkeitsbindende Komponente, sondern auch die Fähigkeit des aktivierten Natur-Zeolith-Klinoptilolith, Ionen an den Körper abzugeben. Der Ionenaustausch erfolgt wie erwähnt im Darm, giftige Schadstoffe werden also vom aktivierten Zeolithkristall aufgenommen und für den Körper wichtige Ionen wie Magnesium, Kalzium, Kalium und Natrium abgegeben. Diese Entgiftung hilft dann in der Folge der Leber und den Leberzellen, die damit entlastet werden – was wiederum beim Patienten weniger Übelkeit, weniger Brechreiz, Müdigkeit und Appetitlosigkeit zu Folge hat. Aktivierter Zeolith-Klinoptilolith ist darüber hinaus auch fähig Ammoniumbasen zu binden, wieder eine Hilfestellung für die Leber. Beim Patienten bewirkt ein Zuviel an Ammonium Benommenheit, Schwindel, allgemeine Vergiftungserscheinungen und Konzentrationsschwäche.

All diese positiven Wirkungen im Hinblick auf Nebenwirkungen durch klassische Krebstherapien verbessern nicht zuletzt eines: das – soweit man davon sprechen kann – allgemeine Wohlbefinden von Krebspatienten. Das ist im Hinblick auf Lebensqualität und möglicherweise sogar Heilung enorm wichtig, sind sich alle Experten einig. Mit aktiviertem Zeolith-Klinoptilolith als Zusatztherapie waren Patienten demnach imstande, wieder Bewegung auszuführen, sich sogar sportlich zu betätigen, an die frische Luft zu gehen, normal zu essen und zu trinken, eine regelmäßige Verdauung zu haben, schlafen zu können. Kurz: sich von den teilweise belastenden Therapien zu erholen und damit auch Kräfte und Motivation zu sammeln, um gegen die Erkrankung kämpfen zu können. Nicht selten beobachten umgekehrt Krebsmediziner, dass Patienten nach einer langen Therapie oder auch bei einer Wiederkehr der Erkrankung mürbe werden und die Kraft und Energie aber nicht zuletzt auch psychische Stärke gegen die Erkrankung zu kämpfen nachlässt. Vor allem wenn mit der Therapie Nebenwirkungen und chronische Schmerzen einhergehen. Weitergehend stellt sich für Wissenschafter auch die Frage, ob das Mineralgestein angesichts derartiger Unterstützungen bei Nebenwirkungen nicht auch direkt bei der Krebstherapie helfen kann. Entsprechende Forschungen laufen seit vielen Jahren mit zum Teil interessanten Ergebnissen, die einerseits durchaus Hoffnung geben, andererseits aber in jedem Fall noch vertieft werden müssen. So gibt es etwa seit den 80er Jahren Forschungen, die im Fall der Krebstherapie zeigen, wie wichtig der Elektrolytstoffwechsel ist und damit auch die ausreichende Versorgung mit Mineralien und Spurenelementen. In den vergangenen Jahrzehnten ist eine Vielzahl von wissenschaftlichen Arbeiten erschienen, die Mineraldefizite oder den gestörten Mineralstoffwechsel im Zusammenhang mit Tumorerkrankungen belegen. Dabei wurde vor allem ein Defizit an Silizium festgestellt.[3] Eine Studie hat etwa gezeigt, dass Zeolith-Klinoptilolith die Zellteilung bei bestimmten Krebsarten hemmt – auch manche Metastasen wurden reduziert. In verschiedensten Untersuchungen konnte zudem beobachtet werden, dass Zeolith-Klinoptilolith das Krebsgeschehen vielfältig beeinflusste – von einer Normalisierung biochemischer Parameter über Ausdehnung der Lebenserwartung bis zum Rückgang der Tumorgröße. Ergebnisse, die vor allem zu einer weiteren Analyse anregen sollten.

Hilfe bei der Wundheilung und Durchfällen

Belegt und durchaus nachvollziehbar ist die beschriebene flüssigkeitsentziehende Wirkung von Zeolith-Klinoptilolith, die in den verschiedensten Bereichen genutzt werden kann. Und auch wird. Etwa beim Militär. Wenn etwa im Krieg Soldaten schwer verwundet werden, muss besondere medizinische Hilfe her. Standards aus der Notfallmedizin reichen oft nicht mehr aus, weil nicht immer auch geschulte Personen oder Ärzte rasch zur Verfügung stehen. Amerikanische Soldaten, aber auch die aus europäischen Staaten haben dafür ein Produkt bei sich, das „QuickClot ACS" heißt, schreibt die deutsche Ärztezeitung.[4] Dabei handelt es sich um ein Pulver, das zur raschen Blutstillung auf Wunden gestreut wird. Hauptbestandteil des Pulvers: Zeolith. Auch Studien belegen, dass das Mineral rasch das Sekret aus einer Wunde aufsaugt, antibakteriell wirkt und eben so die Wundheilung fördert. Das wiederum bietet auch die Möglichkeit, Zeolith bei Folgeerkrankungen von Diabetes und Krebs einzusetzen, wenn es zu schlecht abheilenden Wunden kommt. Studien an Zellen haben die entgiftende Wirksamkeit von Zeolith-Klinoptilolith bei antibakteriellen Effekten und Pilzinfektionen bestätigt. Mit eingeschlossen war die Wirkung des Minerals gegen die häufigsten Mikroorganismen, wodurch auch auf den Einsatz von Medikamenten verzichtet werden konnte, die den gesamten Körper belasten. Dazu gehören:

- Pseudomonas aeruginosa (in Deutschland am häufigsten auftretender Krankenhauskeim, der eitrige Infektionskrankheiten verursacht),
- Escherichia coli (Auslöser von Darmerkrankungen),
- Streptococcus und Enterococcus faecalis (beide verursachen Krankenhausinfektionen und Blasen-, Prostata-, und Nebenhodeninfektionen sowie eine Entzündung der Herzinnenhaut (Endokarditis)),
- Candida albicans (Infektionen auf Schleimhäuten).

Dank dieser Forschungen zeigte sich auch, dass Zeolith-Klinoptilolith bei verschiedensten Durchfallerkrankungen helfen kann. Basis ist die Fähigkeit des Minerals, Flüssigkeiten aufzusaugen, was sich vor allem dort bemerkbar macht, wo Symptome auftreten, die die Schleimhäute betreffen. Durchfall ist in den meisten Fällen ein Notventil, um den Körper vor einer erheblichen Erkrankung zu bewahren. Hierbei bewirkt die Abdrosselung der Darmzotten eine Vermeidung der Aufnahme von Giftstoffen oder Krankheitserregern. Um diese Reaktion des Darms auf eine akute Übersäuerung zu dämmen, empfehlen Mediziner generell, adsorbierende Stoffe einzunehmen, wie es eben auch der aktivierte Zeolith bieten kann. In einer Langzeitbeobachtung von aktiviertem Zeolith-Klinoptilolith an über 2.000 Patienten in Form von dokumentierten medizinischen Fällen konnten auch weitere Effekte auf die Verdauung beobachtet werden: Manche Patienten leiden nach der Chemotherapie an Durchfallattacken, verlieren so zu viel an Flüssigkeit und Elektrolyten. Müdigkeit und Schwäche sind die Folge. Speziell Patienten mit einem künstlichen Darmausgang sind betroffen. Hier wirkt nicht nur die flüssigkeitsbindende Komponente, sondern auch die Fähigkeit des aktivierten Zeolith-Klinoptilolith, Ionen an den Körper abzugeben. Der Ionenaustausch erfolgt im Darm, Schadstoffe werden aufgenommen und Minerale abgegeben.

Anmerkungen und Quellen:

1   M. J. Mihatsch, Bettina Khanlari und Felix Brunner. Obituary to analgesic nephropathy - an autopsy study. Nephrol. Dial. Transplant (2006) 21: 3139-3145

2   Karl Hecht, Elena Hecht-Savolex: Naturmineralien - Regulation - Gesundheit, Schibri-Verlag Berlin, 2008

3   ebenda

4   www.aerztezeitung.de/medizin/krankheiten/schmerz/article/836983/notfallmedizin-krieg-bundeswehr-machts-lollis.html

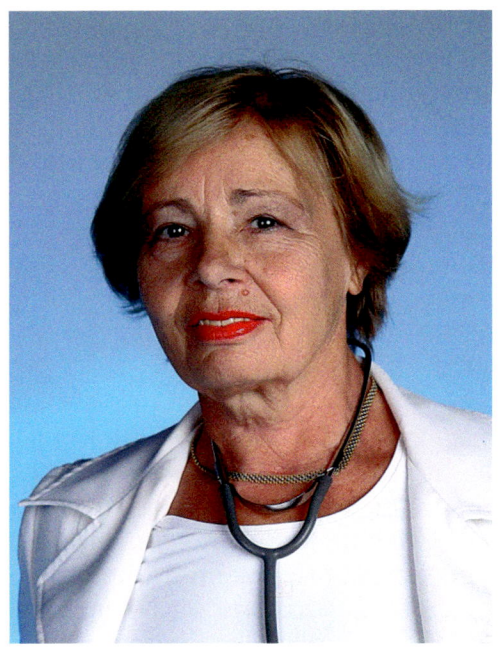

Ilse Triebnig ist Chirurgin und Allgemein-medizinerin in Villach. Sie arbeitet seit Jahren mit Zeolith und hat zusammen mit Medizin-universitäten auch Forschungen betrieben. Ihr Fokus liegt heute auf der Behandlung von Krebskranken. Triebnig hält im gesamten deutschen Sprachraum Vorträge und Seminare.

„Natürliches Entgiftungsprodukt ohne Nebenwirkungen"

Die gelernte Fachärztin für Chirurgie, Ilse Triebnig, arbeitet seit vielen Jahren mit Krebspatienten und Patienten-Selbsthilfegruppen in den verschiedensten Bereichen. Sie gilt auch als eine der führenden Zeolith-Forscherinnen in Mitteleuropa. Triebnig hat mehr als 2.000 Menschen erfolgreich mit Zeolith behandelt und ist Autorin des Bestsellers „Der Stein des Lebens". Neben ihrer Arbeit hält sie auch viele Vorträge und Ärzte-Fortbildungen.

Sie haben Zeolith bei Hunderten Patienten eingesetzt und die Wirkungen dokumentiert. Welche Erfahrungen haben Sie mit dem Naturmineral gemacht?
Ich konnte in den vergangenen zehn Jahren außergewöhnlich positive Wirkungen beobachten. Auf den Punkt gebracht bin ich der Überzeugung, dass das aktivierte Lavagestein zurzeit wohl das einfachste, natürlichste und nachhaltigste Entgiftungsprodukt ist. Mit seiner Jahrmillionen alten Urkraft der Natur kann es bei den unterschiedlichsten Krankheitsbildern erfolgreich eingesetzt werden – und das ohne Nebenwirkungen und ohne Gefahr einer Überdosierung. Durch sein noch nie da gewesenes Entgiftungspotenzial ist das Vulkanmineral Zeolith ein wahrer Segen für den mit Schadstoffen verseuchten modernen Menschen von heute.

Welche Wirkungen haben Sie konkret beobachtet?
Nach einem Jahrzehnt Beobachtung und Kontrolle kann ich guten Gewissens behaupten, dass das Allgemeinbefinden, die Laborwerte und der Zustand etwa beim wichtigsten Entgiftungsorgan, der Leber, einen deutlichen Unterschied zwischen Patienten mit beziehungsweise ohne Zeolith-Einnahme zeigen. In jedem Fall hat die Einnahme des Naturminerals zu einer gesteigerten Lebensqualität geführt. Chemo- und Strahlentherapie wurden viel besser vertragen und Folgeschäden konnten vermieden werden. Auch die Niere, die wichtig ist für die Ausscheidung von Stoffwechsel-Endprodukten, kann entlastet werden. Nicht zuletzt auch bei Diabetes hilft es einerseits in der Prävention, aber auch bei der Verhinderung von Folgeerkrankungen.

Das sind zwei wichtige Stichworte: Vorsorge und Verhinderung von oft belastenden Folgeerkrankungen. Immer mehr Menschen sind einer wachsenden Belastung durch Schadstoffe in Umwelt, Essen aber auch durch Stress in der Arbeit ausgesetzt. Welche Risikogruppen sehen Sie und kann Zeolith hier helfen?
Viele Gifte, mit denen wir in Kontakt kommen, schädigen die Leber aber auch die Niere. Wenn jemand in einer gesunden Umgebung mit gesundem Grundwasser – also in einem Quellgebiet – wohnt, sich entsprechend gut ernährt und gute Luft hat, soll er von mir aus ein bis zwei Mal im Jahr eine Kur machen mit Zeolith. Das sind aber immer weniger. Insgesamt nimmt die Schadstoffbelastung immer mehr zu. Die anderen also, die Risikogruppen, die sollten das Mineral eigentlich das ganze Jahr hindurch nehmen, weil auch Gifte und Schadstoffe permanent auf sie einwirken.

Wer sind diese Risikogruppen?
Das beginnt beim wachsenden Stress, der die meisten betrifft. Und auch jene, die unterschiedliche Arbeitsrhythmen haben – etwa im Schichtbetrieb.

Hier nehmen Krebserkrankungen stark zu. Dann jene, die Strahlenbelastungen ausgesetzt sind – vom Elektrosmog bis zur Radioaktivität. Dazu gehören Flugzeugcrews, Lokführer, die elektromagnetischen Feldern ausgesetzt sind, und medizinisches Personal. All jene, die mit Farben, Lacken, Spritzmitteln und so weiter zu tun haben. Bauern, die Spritz- und Düngemittel einsetzen aber in der Folge auch wir Konsumenten, die diese Produkte kaufen. All jene, die mit Feinstaub in Kontakt kommen – sei es in der Arbeit, etwa Bäcker und Lkw-Fahrer, aber auch wir alle als Verkehrsteilnehmer. Eine riesige Risikogruppe sind wie gesagt Diabetiker. Und nicht zuletzt können auch Arzneimittel Folgeerkrankungen – vor allem Osteoporose und sogar Krebs auslösen. Nur wenige wissen, dass viele Krebsmedikamente auch krebsauslösend sind. Das ist einer der Gründe, warum nach erfolgreichen Behandlungen ein paar Jahre später Krebs woanders im Körper zurückkehren kann. Ich bekomme jeden zweiten Tag von Ärztekammer Warnungen über Nebenwirkungen von Arzneimitteln. Das dringt aber nicht an die Öffentlichkeit.

„Die Mülldeponien in unserem Körper loszuwerden, ist inzwischen zu einer Frage des Überlebens geworden."

Bleiben wir kurz bei der Prävention: Sie empfehlen eine laufende Entgiftung mittels Zeolith. Was noch?
In vielen internationalen Fällen hat sich auch gezeigt, dass Zeolith bei Reaktorunfällen und Strahlenbelastung sehr gut geholfen hat. Kindern wurde etwa nach dem Reaktorunfall in Tschernobyl mit Keksen geholfen, denen man Zeolith beigemischt hatte. Meine Forderung geht also so weit, dass wir alle, die im Umfeld von Kernreaktoren leben, das Naturmineral auch für einen Zwischenfall, der nie auszuschließen ist, in der Hausapotheke bereithalten.

Wo genau sehen Sie das therapeutische Potenzial von Zeolith?
Der erste Schwerpunkt, das erste Aha-Erlebnis, das ich vor einigen Jahren hatte, war die ganz deutliche Leberentgiftung und Normalisierung krankhafter Leberwerte. Wissenschafter haben nun einen direkten Zusammenhang zwischen einer Fettlebererkrankung, wie sie bereits jeder Vierte hat, ohne es zu bemerken und der Entstehung von Diabetes Typ II nachgewiesen. Zeolith kann hier wie gesagt helfen, die Leber zu entlasten und damit auch Diabetes vorzubeugen. Es hilft aber auch jenen, die bereits erkrankt sind, weil es therapeutisch die Krankheit eindämmen kann. Dazu gehören Herz-Kreis-

lauferkrankungen bis hin zum Herzinfarkt sowie Schlaganfälle. Nierenerkrankungen, die bis zur Notwendigkeit von Dialyse und Transplantation führen. Augenerkrankungen aufgrund von Durchblutungsstörungen in der Netzhaut. Ebenso Nervenschädigungen: Diabetes ruft bei etwa der Hälfte der Patienten innerhalb von zehn Jahren eine Polyneuropathie hervor. Folgen sind eine verringerte Schmerzwahrnehmung. Unter Umständen entwickelt sich daraus ein diabetisches Fußsyndrom. Dabei können schon kleinste Verletzungen an den Füßen zu Geschwüren führen. Diese können sich ausbreiten, infizieren und zum Absterben von Gewebe führen. Im schlimmsten Fall müssen dem Patienten in der Folge Teile der Füße abgenommen werden. Das diabetische Fußsyndrom kann auch durch eine Verengung der Arterien in den Beinen verursacht werden. Die Nervenschädigung bewirkt, dass Diabetiker Entzündungen an den Beinen zu spät wahrnehmen. Diese Folgeerkrankungen und nicht zuletzt die Dialyse verursache enormes Leid und für das Gesundheitssystem auch enorme Kosten. Es gibt aber auch noch andere medizinische Einsatzbereiche von Zeolith.

Welche sind das?
Was mir auch sehr früh aufgefallen ist, war die flüssigkeitsaufsaugende Wirkung von Zeolith. Bei einer Hochrisikopatientin, eine ältere Frau mit Brustkrebs, deren ganzer Brustbereich von offenen, blutenden Metastasen bedeckt war und die bei jedem Verbandwechsel viel Blut verlor, hat es enorm geholfen. Die herkömmlichen Methoden haben bei ihr nicht gewirkt. Dann hab ich ihr einmal, in Erinnerung an die Amerikaner mit dem „QuickClot", gesagt: „Das versuchst jetzt auch." Ich habe ihr das Pulver auf die Wunden gestreut und die Blutung ist sofort gestanden. Also hab ich wieder Rücksprache mit meinem Freund, einem Professor für Biochemie, gehalten. Die Antwort: „Zeolith gibt Kalzium ab, das brauchen wir bei der Gerinnung, es saugt Flüssigkeit an, damit fördert es die Blutgerinnung, das ist eine völlig klare Geschichte." Wichtig erscheint mir diese Wirkung etwa bei Patienten, die blutverdünnende Medikamente bekommen. Wenn sie unterwegs sind und sich verletzen, haben sie oft nichts, das eine Blutung stillen kann. Wenn sie Zeolith-Pulver mit sich tragen, können sie rasch eine Blutung stoppen.

Die Ergebnisse für Ihre Patienten waren also durchwegs positiv.
Es ist Schritt für Schritt weitergegangen. Da gab es Patienten, die so schwer erkrankt waren, dass eine Dialyse nicht mehr gemacht werden konnte. Ich habe mich dann mit einem Kollegen, einem Internisten, kurzgeschlossen, habe ihm den Mechanismus erklärt und gefragt, ob wir so helfen könnten. Warum machen wir generell den Weg nicht umgekehrt? In den Dialysefil-

tern ist Zeolith drinnen. Wenn ich Ammoniak vorher abfange, kann ich vielleicht die Dialyse noch hinausschieben. Das ist bei den Patienten, die nicht mehr dialysetauglich waren, dann auch gelungen. Die Nierenwerte sind deutlich besser geworden. Dann legt man Stein für Stein nach und geht in die Richtung, die vom Patienten her initiiert wird. Genauso bei der Polyneuropathie. Ich habe Zeolith den Chemotherapiepatienten gegeben, um ihre Leberwerte zu verbessern, ihnen die Übelkeit, die Müdigkeit und alles, was die Überlastung der Leber so mit sich bringt, hintan zuhalten. Die Patienten haben mir dann so nebenbei erzählt, dass das Kribbeln in den Füßen, in den Fingern besser geworden ist. Da wird man hellhörig und sammelt Fälle. Man beobachtet, fragt nach. Ich nehme mir die Zeit für den Patienten, mindestens eine halbe Stunde oder Stunde, um mit ihm zu plaudern. So bekommt man die Rückmeldungen. Ich weiß, dass Zeolith eine sehr stark hydrophile Substanz ist. Dann war der nächste logische Gedanke: „Wenn jemand Durchfall hat, dann müsste es ja eigentlich auch wirken." Ich habe Patienten, die am Tag 10, 15, 20 Mal die Toilette aufsuchen mussten, mit Zeolith versorgt und es hat geklappt. Natürlich habe ich parallel dazu immer internationale Fachliteratur nachgelesen z.B. von Professor Hecht und mich weitergebildet. Aber ursprünglich waren die Patienten diejenigen, die mir durch ihre Aussagen, durch ihre Erzählungen sehr viel weitergeholfen haben.

Wie sind Sie überhaupt auf Zeolith gestoßen?

Da muss ich ausholen. Ich war als Leiterin der onkologischen Ambulanz durch Selbsthilfegruppen, durch die Mitgliedschaft bei der Krebshilfe immer auf der Suche nach Substanzen, die den Menschen helfen können, ohne zu schaden. Also nach Produkten mit minimalster Nebenwirkung. Als Schulmedizinerin war ich nur allzu oft ratlos angesichts des Heeres von müden, ausgebrannten und zum Teil hoffnungslosen Patienten. Ich war zutiefst verzagt über die Ergebnisse klassischer Heilverfahren: Operationen, Chemotherapien, Bestrahlungen und Medikamente brachten nicht annähernd das, was ich mir zu Beginn meiner Tätigkeit als Ärztin und vor allem als Chirurgin versprochen hatte. Trotz aller Bemühungen konnte man oft die Wiederkehr der Krankheit nicht verhindern. Mich deprimierte, dass die Erkrankungsziffern aufgrund unserer industrialisierten, stressigen und unnatürlichen Lebensweise nicht weniger geworden sind, sondern stark zugenommen haben. Der moderne Mensch stirbt nicht mehr an Altersschwäche, sondern an den Folgen von Stoffwechselerkrankungen wie Arterienverkalkung, Diabetes oder Krebs. Nach bestem Wissen und Gewissen operieren wir, behandeln mit Chemotherapie, Strahlen oder was auch immer. Und dann kommen die Leute krank wieder. Warum? Die Frage war: Wie kann ich ihnen helfen gesund zu bleiben?

Und Zeolith brachte hier eine grundlegende Wende?

Ja, mein ganzes Leben als Medizinerin hatte ich nach solch einem Naturstoff Ausschau gehalten, der bei den förmlich explodierenden chronischen Erkrankungen wie Krebs, Diabetes oder Herz-Kreislauf-Leiden nicht nur wirkungsvoll eingesetzt, sondern auch erfolgreich vorbeugen kann. Es musste einfach etwas geben, um den darbenden Menschen wirksam zu helfen, zumal die Anzahl der neu Erkrankten stetig steigt. Für mich besteht der Mensch nicht aus einem Organ, sondern aus Körper, Geist und Seele. So zog ich Anfang der 90er Jahre meine persönliche Konsequenz: Ich quittierte nach 25 Jahren meinen ehemaligen Traumberuf als Chirurgin, um meine eigenen Wege zu gehen. Wenn ich heute in meiner Praxis sehe, wie beispielsweise als austherapiert geltende Menschen oder Chemotherapie-Patienten durch das „Mineral des Lebens" – begleitet von einer Änderung des Lebensstils – wieder an Lebensqualität und Lebensmut gewinnen, wächst in mir die Freude an meiner Tätigkeit als Ärztin.

„Die tägliche körperliche Entgiftung ist im Kampf gegen Zivilisationskrankheiten wie Diabetes, Krebs, Herz-Kreislauferkrankungen und Burn-Out eine existenzielle Notwendigkeit."

Welche Erkenntnisse haben Sie aus Ihren Forschungen gewonnen?

Ich habe die gesamte Literatur von Professor Pavelic gelesen, habe im Freundeskreis Zugang zu den Universitäten bekommen und mit Studien begonnen, die ich bis 2005 in Wien und in Innsbruck fortgesetzt habe. Die Fachliteratur und Studien, die ich mitverfolgen konnte, beflügelten mich, den Zeolith weiter bei meinen Patienten anzuwenden. So konnte ich im Laufe der Jahre die großen Vorteile dieses natürlichen Vulkan-Minerals für Krebspatienten auch sehr genau dokumentieren. Ich bin inzwischen überzeugt, dass die Entdeckung seiner einzigartigen Eigenschaften sowohl in der Prävention als auch in der Anwendung zu den größten wissenschaftlich technischen Errungenschaften unserer Zeit zählt. Ein faszinierendes Natur-Medizinprodukt, hochinteressant, und ich wusste von den Studien schon, welchen Weg ich gehen muss. Es kann nicht überall helfen, das ist selbstverständlich. Aber es gibt gewisse Schienen, das passt es genau zu den stetig steigenden Umwelt- und Nahrungsmittel-Giften, da kann es wirklich einen Benefit für aktiv vorbeugende Menschen wie auch bereits Patienten bringen. Zusammengefasst: Das praktische und zeitgemäße Universalpräparat ist als „biologisches Rostschutzmittel" nicht nur dort gefragt, wo die Schulmedizin an ihre Grenzen stößt – es wirkt wie ein

Jungbrunnen und führt zu ganzheitlicher Gesundheit, zur Erhöhung der körperlichen Leistungsfähigkeit und neuer Vitalität.

Wenn man so viele positive Geschichten hört, muss man einmal vorsichtig sein und fragen, wo Bereiche sind, wo man es nicht nehmen sollte...
Etwa bei einer Makuladegeneration – also einer Augenerkrankung – da wirkt es sicher nicht. Oder es gibt gewisse Hauterkrankungen, da muss ich passen, das ist nicht mein Fachgebiet. Diese schwerwiegenden Erkrankungen durch die penicillinresistenten Keime, da muss ich natürlich auf andere Methoden zurückgreifen, da kann ich bestenfalls der Leber und Niere bei der Entgiftung helfen, aber das sind schon Dinge, wo man sagen muss, nein mit Zeolith alleine kann es nicht gehen. Oder die Transplantationschirurgie, da wirkt es nicht. Auch die psychischen Erkrankungen würde ich dazu zählen.

In Diskussionen über Gesundheitsreformen gibt es Ideen, Zentren zu schaffen, wo Ärzte und Patienten die Möglichkeit haben, anzudocken, nachzufragen. Gibt es ein Netzwerk oder eine Gruppe von Ärzten, die mit Zeolith arbeiten?
Natürlich gibt es äußerst versierte Kollegen, die man fragen kann und Meinungen austauscht. Aber große internationale Netzwerke muss man erst aufbauen, das wird sicher in Kürze passieren. Natürlich habe ich bereits jetzt jede Menge Anrufe und Fragen von Kollegen aus dem In- und Ausland. Da gibt es schon ein Netzwerk.

Was sind für Sie die weiteren Schritte?
Ich möchte mich jetzt auf meine Schwerpunkte konzentrieren. Dazu gehört auch: die Ammoniakentgiftung, das ist ein sehr heißes Thema, weil es auch die Diabetiker betrifft, eine Erkrankung, die immer mehr zunimmt. Auch die Forschungsarbeiten von Professor Pavelic interessieren mich außerordentlich. Die zweite Schiene, wo mir die Studien viel zu langsam vorwärts gehen, ist der Bereich der Polyneuropathie. Wir haben heute definitiv nichts gegen diese Nebenwirkung der Chemotherapie, die manche Menschen auch arbeitsunfähig macht. Mir erzählte ein Primararzt, für wie dringend er ein Mittel gegen Polyneuropathie benötigen würde. Er habe einen Patienten von Krebs heilen können, aber der Patient spürt seine Hände und Füße nicht mehr. Damit ist er arbeitsunfähig. Dann frage ich also als Ärztin: „Habe ich dem Patienten mit der Chemotherapie etwas Gutes getan oder nicht?" Das sind immer diese Grenzfälle. Was gibt man hier heute? Man gibt Antiepileptika, man gibt wirklich starke Mittel, Schmerzmittel, aber definitiv heilen kann man es nicht. Und die neurodegenerativen Er-

krankungen sind da sicher ein Thema, wo man wirklich mit Volldampf weiterforschen muss.

Wird Ihrer Meinung nach an Einsatzmöglichkeiten ausreichend geforscht?
Ja, es gibt Spitzenmediziner, die sich bereit erklärt haben, mit Zeolith Polyneuropatie-Studien zu machen. Man könnte schon noch einiges anführen und viel machen. Die Universität in St. Petersburg, die sehr viel forscht, ist uns teilweise voran. Ich darf nun auch die Studien von Professor Hecht fortsetzen. Ich denke Forschung wird zum Teil etwas verkehrt aufgezogen, weil wir ja immer die Hilfestellung für den Patienten zeigen müssen. Bei einem Medikament ist es klar, dass ich Studien machen muss, weil es Nebenwirkungen gibt. Bei einer Natursubstanz, die nachweislich nicht giftig ist, müsste ich nicht unbedingt auf die Studienergebnisse warten, die ja fünf bis zehn Jahre dauern, sondern ich könnte das Pferd von hinten aufzäumen. Und sagen: „Okay ich kann Menschen helfen. Machen wir parallel die Studie dazu."

 Tipps zum Abschluss
Zum Ende einige Tipps, wie Zeolith-Klinoptilolith helfen kann ...

• Belastungen der Leber können zu schweren Erkrankungen führen, werden aber oft nicht rechtzeitig erkannt. Der Schmerz der Leber ist die Müdigkeit. Achten Sie deshalb auch Leistungsabfälle und Erschöpfungszustände sowie sich häufende Infektionen.

• Die Schadstoffe und Umwelt-Gifte in unserem Körper loszuwerden, ist inzwischen zu einer Frage des Überlebens geworden.

• Bei Fragen zur Einsatzmöglichkeit bei bereits bestehenden Erkrankungen ist es sinnvoll Ärzte zurate zu ziehen, die bereits Erfahrungen mit Zeolith-Klinoptilolith gemacht haben.

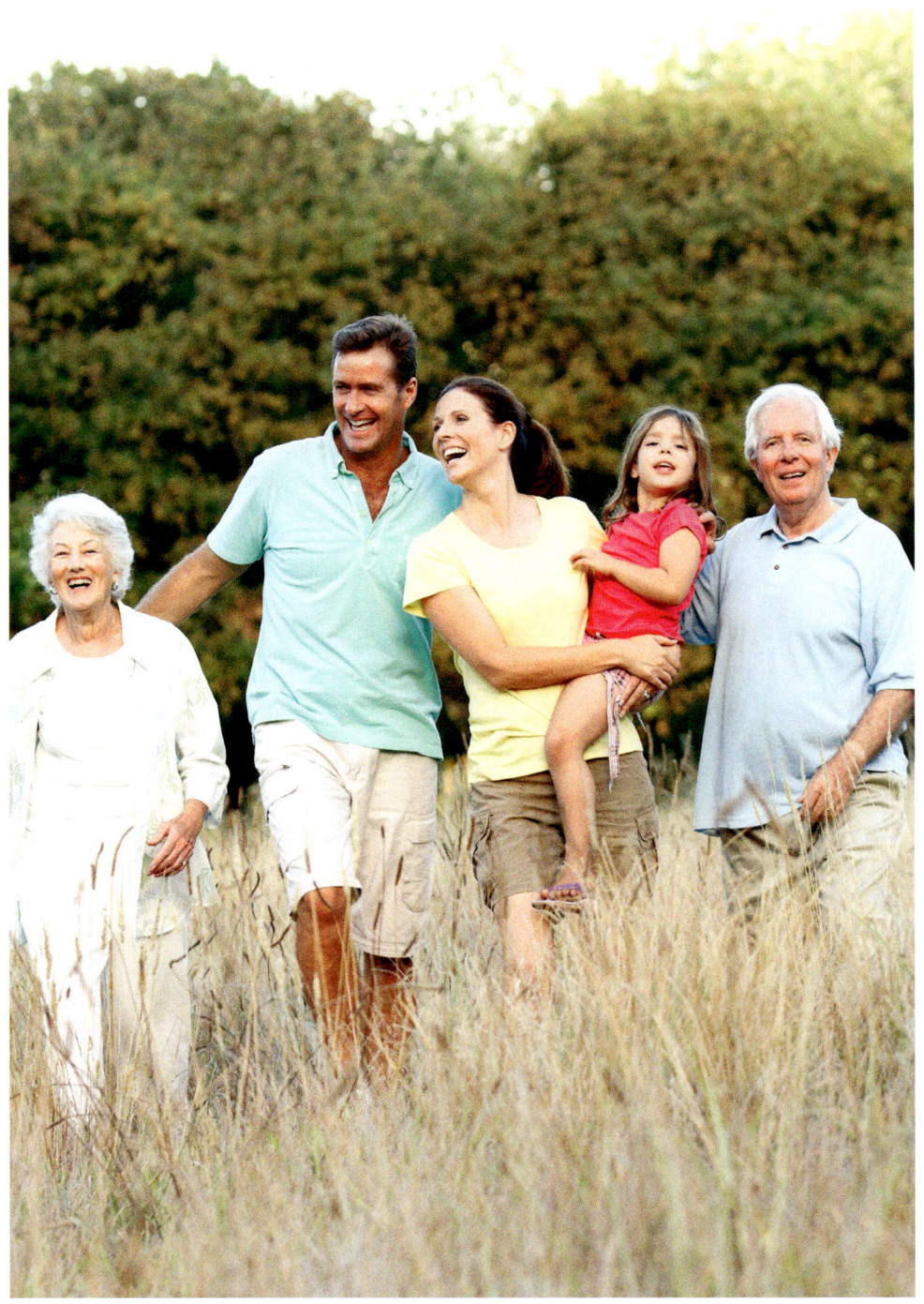

9. Dringender Handlungsbedarf
Fünf Forderungen für eine gesündere Zukunft

Schwermetalle, hormonaktive Substanzen, Arzneimittelrückstände, Chemieabfälle und andere gesundheitsgefährdende Stoffe begegnen uns bereits überall im täglichen Leben – vom Verkehr über die Industrie bis hin zu Haushaltsartikeln, Kleidung, Lebensmittel, Trinkwasser und Atemluft. Das US-amerikanische National Cancer Institute stellte bereits in den1980er Jahren fest, dass es rund fünf Millionen registrierte Chemikalien gibt, von denen der Mensch mit rund 60.000 bis 70.000 in Kontakt kommt – im Beruf, der Umwelt und in Nahrungsmitteln. Davon wurden 1600 bis 2800 als krebserregend eingestuft. Dazu kommen hormonell wirkende Produkte, die Gene schädigen und in zunehmendem Masse zu Unfruchtbarkeit führen.

Es ist eine Tragödie, die nur die Spezies Mensch zuwege bringt: Mit zunehmender Entwicklung und fortschreitender Technologisierung erleichtert sich der Mensch zwar seine Existenz, gleichzeitig aber ruiniert er seine eigene überlebenswichtige Umwelt und seine Gesundheit.

Dabei wäre es falsch, den Schwarzen Peter nur und ausschließlich anderen zuzuschieben. Es muss auch ein Umdenken jedes Einzelnen stattfinden: Der Mensch muss sich seiner eigenen Verantwortung für sich selbst, seiner Nachkommen und deren Lebensraum stärker bewusst werden. Jede einzelne Entscheidung, die wir treffen, wirkt sich auf das System aus, egal, ob dies der Kauf von biologischen Lebensmitteln, die Benützung von öffentlichen Verkehrsmitteln ist, oder eben der sorgsame Umgang mit dem eigenen Körper und – wo es nötig ist – dessen Entgiftung. Dazu gehört aber auch der Verzicht auf ideologische Dogmen und Egozentriken, was sich wiederum in einer Stärkung der Solidargemeinschaft auswirkt und in einer wissenschaftlichen Forschung, die auf einer ganzheitlichen Ebene ansetzt und ihren Horizont erweitert: Es gibt noch viel zu entdecken und vieles liegt – besonders im Gesundheitsbereich – noch im Dunkeln. Dazu gehören entsprechende Gesetze und Förderrichtlinien. Und schließlich muss das Gesundheitswesen von einem Krankheitsverwaltungssystem zu einem Vorsorgesystem umgebaut werden, Prävention muss in den Vordergrund rücken.

*„Gesundheit ist weniger ein Zustand als eine
Haltung, und sie gedeiht mit der Freude am Leben."*

Thomas von Aquin,
italienischer Philosoph und Theologe (1225-1274)

Vorbeugung statt Heilung

Krebserkrankungen kosten allein in der EU pro Jahr rund 126 Milliarden
Euro. Weltweit liegen die Kosten sogar bei mehr als 1000 Milliarden Euro.
Herz-Kreislauf-Erkrankungen wiederum kosten in der Europäischen Union
weitere 195 Milliarden Euro. Ein großer Teil allein dieser beiden Bereiche
resultiert in Umweltverschmutzungen, ungesunder Ernährung und Schad-
stoffbelastungen in Lebensmitteln und Umwelt. Und das ist noch nicht
genug: ein Anstieg der Zivilisationskrankheiten um zehn Prozent – und das
ist angesichts der Entwicklungen zu erwarten – dämpft das Wirtschaftswachstum um bis zu 0,5 Prozent, hat die Weltbank errechnet. Allein aus
wirtschaftlichen Gründen müssen wir also gegensteuern und versuchen,
möglichst viele Menschen möglichst lange gesund zu halten und ihnen ein
gesundes und hohes Alter ermöglichen.

Umgekehrt ist allerdings unser Gesundheitswesen ein gigantischer
Wirtschaftszweig. Pharma- und Medizintechnikkonzerne sind dynamisch
wachsende Unternehmen. Die Biotech-Branche gilt für viele Wirtschafts-
politiker als Hoffnungsbereich. Krankenhäuser wiederum sind die mit Abstand größten Arbeitgeber in den Regionen. Und sie sind vor allem eines

in einer globalisierten Welt: sichere Arbeitgeber, denn eine Auslagerung in Billiglohnländer, wie das bei Industriesparten üblich ist, geht in diesem Dienstleistungssektor nicht. Und angesichts der steigenden Zahlen von sogenannten Zivilisationskrankheiten muss sich das Gesundheitswesen auch keine Sorge um Patientennachschub machen. Die Branche ist damit eines: krisensicher. Kritiker wie der deutsche Wissenschaftsjournalist Jörg Blech orten zudem „eine Industrie zur Krankheitserfindung". Blech hat in seinem gleichnamigen Buch ausführlich beschrieben, wie pharmazeutische Firmen und medizinische Interessensverbände Leiden erfinden und Krankheit zum Industrieprodukt wird. „Dazu münzen Firmen und Verbände normale Prozesse des Daseins um in medizinische Probleme, sie medikalisieren das Leben."[1] An zahlreichen Krankheiten, wie etwa an der Osteoporose, zeigt der Autor, wie die Medizinindustrie mittels Knochendichtemessung ganze Bevölkerungsschichten plötzlich erkranken lässt und zum Schlucken neuer Medikamente verleitet. Tatsächlich sei der Nutzen der Knochendichtemessung für beschwerdefreie Patienten nicht wissenschaftlich belegt.

Krankenversicherungen sollen Gesundheit fördern

Teilweise wird auch an gewinnbringenden Methoden festgehalten, die längst überholt sind. Wissenschafter und Ärzte der renommierten Cochrane Collaboration, des Austrian International Screening Committees und des Österreichischen Netzwerks Evidenzbasierter Medizin äußerten sich etwa Ende 2013 besorgt über neue Vorsorgeempfehlungen der Wiener Ärztekammer. Einige der Empfehlungen weichen laut den Experten deutlich von internationalen Standards ab und sind veraltet – mit nachteiligen Folgen für die Patienten. Studien deuten etwa darauf hin, dass zum Beispiel die regelmäßige Selbstuntersuchung der Brust, Mammografien ab 40 oder regelmäßige Prostata-Tastuntersuchungen wegen vieler falsch positiver Befunde mehr Schaden als Nutzen verursachen können. Irreführend ist aber auch die Bezeichnung des Gesundheitssystems – haben wir es doch nicht mit einem Gesundheitssystem zu tun, sondern mit einem Krankheitssystem mit Krankenhäusern und Krankenkassen. Und alle zusammen tun vor allen eines – sie verwalten Krankheiten und kranke Menschen. Wirkliche Heilung gibt es selten, stattdessen schafft es das Krankheitssystem, uns konsequent krank zu halten. So genannte chronische Krankheiten nehmen ständig zu. 80 Prozent der Gesundheitsausgaben entfallen auf 20 Prozent der Menschen. Solche, die chronisch krank, alt oder gar beides sind. Die Gesundheitsindustrie verkauft uns das allerdings als Erfolg. Immerhin werde dadurch ja die Lebenserwartung der Menschen verlängert. Das stimmt zwar, doch die Zahl der in Gesundheit verbrachten Jahre steigt nicht in dem Ausmaß, in dem auch die

Lebenserwartung steigt. Anders ausgedrückt: wir leben länger, sind aber auch länger krank. Auch hier braucht es also ein massives Umdenken. Vorbeugung, das Verhindern von Krankheiten, oder wenn diese einmal aufgetreten sind und behandelt worden sind, mögliche Rückfälle müssen ins Zentrum der Politik gerückt werden. Experten haben längst belegt, dass zu Gesundheit auch gesund erhaltende und gesund machende Rahmenbedingungen gehören wie ein stabiles soziales Umfeld, ein ausreichendes und sicheres Einkommen, Arbeit, ein möglichst hohes Bildungsniveau aber auch und vor allem eine gesunde Umwelt und gesunde Lebensmittel. Parallel dazu müssen auch Rahmenbedingungen geschaffen werden, die es den Menschen erlauben, für ihre Gesundheit zu sorgen. Denn ohne Eigenverantwortung wird es auch nicht gehen. Und die muss wiederum gefördert werden. Nicht die Sanktion im Fall einer Erkrankung sollte in den Vordergrund gerückt werden, sondern Gesundheit belohnt werden. Betriebliche Gesundheitsförderung muss genauso verstärkt werden, wie gesundes Essen in Kantinen, Schulen und nicht zuletzt Gesundheitseinrichtungen selbst.

Gesunde Arbeits- und Lebenswelten stärken

Die WHO stellte bereits 1998 fest: „Lebensbedingungen sind das Ergebnis von sozialen und ökonomischen Umständen und der physikalischen Umwelt – die alle einen Einfluss auf die Gesundheit haben können –, und sie liegen größtenteils außerhalb der direkten Kontrolle des Einzelnen." Die WHO tritt deshalb in verschiedenen Erklärungen und Programmen dafür ein, durch die Verringerung und Beseitigung sozialer Unterschiede eine allgemeine Chancengleichheit in Bezug auf Gesundheit zu erreichen. Tatsächlich passiert im Gesundheitswesen der meisten Industriestaaten derzeit aber genau das Gegenteil. Die Entsolidarisierung nimmt unter dem Spardruck zu. Der Zugang zu Bildung wird erschwert, Sportstunden werden gekürzt, Fächer wie Ernährungslehre gestrichen, das soziale Netz wird zerrissen, die Zwei-Klassen-Medizin ausgedehnt, Billigjobs gefördert und die Umwelt zerstört. Nicht mehr die gemeinsame soziale Verantwortung wird groß geschrieben, sondern die Eigenverantwortung.

Im Bereich der medizinischen Versorgung muss stattdessen die Solidarität noch stärker ins Zentrum gerückt werden. Gerade in wirtschaftlich schwierigen Zeiten wird immer öfter versucht, im Gesundheits- und Sozialbereich zu sparen. Doch gerade das wirkt sich massiv auf die Gesundheit der Menschen aus. Michael Marmot, Leiter des Instituts für Gleichberechtigung im Gesundheitswesen in London, belegt das etwa im Sommer 2013 bei den Alpbacher Gesundheitsgesprächen in Tirol: „In Simbabwe hat eine Frau eine durchschnittliche Lebenserwartung von 42 Jahren, eine Japanerin hingegen eine von 86 Jahren. Das ist ein Unterschied von 44 Jahren. Wir haben gesagt, man sollte diesen Unterschied binnen einer Generation wegbringen. Sind wir verrückt? Eine Milliarde Menschen leben weltweit in Slums. Mit hundert Milliarden US-Dollar könnten wir die Lebenssituation in den Slums verbessern. Aber wir haben elf Billionen US-Dollar ausgegeben, um die Banken zu retten. Dabei könnten wir mit einem Bruchteil davon alle Menschen der Welt mit sauberem Wasser versorgen", wetterte er und forderte den Willen zu Veränderungen ein. Alle wissenschaftlichen Untersuchungen würden klar zeigen, dass Gesundheit vom sozialen Status und von Ausgleichszahlungen abhängig sei. In manchen osteuropäischen Staaten gebe man pro Kopf 37 Dollar für soziale Hilfe aus. „Dort stieg mit drei Prozent mehr Beschäftigungslosigkeit die Suizidrate um rund drei Prozent." In den westeuropäischen Staaten gebe man 150 Dollar pro Kopf für Sozialhilfe aus. „Dort erhöhte sich die Suizidrate pro drei Prozent mehr Arbeitslosen um weniger als ein Prozent."

Nicht zuletzt deshalb muss die solidarische Gesundheitsversorgung ausgebaut werden. Wer glaubt, dass die Systeme dadurch unfinanzierbar werden, irrt. Zuletzt sind die Gesundheitsausgaben etwa in Österreich sogar leicht gesunken, in Deutschland steigen die Überschüsse der Krankenkassen. Es darf aber umgekehrt nicht sein, dass etwa wie in der Finanz- und Wirtschaftskrise durch Einsparungen etwa die Arzneimittelversorgung verschlechtert wird, wie das etwa in Griechenland oder Portugal passierte. Oder Patienten in Krankenhäusern abgewiesen werden, weil zu wenig Personal da ist. Die optimale Versorgung im Krankheitsfall ist genauso eine Aufgabe und Verantwortung der gesamten Gesellschaft, wie die Schaffung von gesundheitsfördernden Rahmenbedingungen.

Giftfreie Ernährung

So absurd es klingt: Den Großteil der Giftstoffe nehmen wir über Nahrungsmittel auf. Nichts mehr zu essen, wird allerdings nicht helfen. Einerseits sollten wir also persönlich drauf achten, weniger Gifte zu uns zu nehmen beziehungsweise, jene, die wir nicht verhindern können, möglichst gut auszuleiten. Es wird aber ebenso wichtig sein, dass die EU statt Giftmischer in der Lebensmittel- und Agrarindustrie zu fördern diese stoppt. Seit einigen Jahren sind die EU-Agrarförderungen im Internet öffentlich einsehbar und sie sind erschreckend: Weder der kleine, biologische Landbau im Speziellen noch gesunde Produkte im Allgemeinen werden gefördert. Das Geld bekommen mehrheitlich Großunternehmen und die Hersteller krankmachender Nahrungsmittel. Mehr noch: Unter den Top Ten der mit Agrarförderungen Bedachten fand sich etwa 2008 kein einziger landwirtschaftlicher Betrieb. Stattdessen sind es Handels- und Industriebetriebe, die die höchsten Beträge abschöpfen, es sind millionenschwere Großkonzerne, denen europäische Steuergelder geschenkt werden. Mit 140 Millionen Euro führt der italienische Zuckerkonzern Italia Zuccheria die europäische Förderliste an. In Österreich bekam der Zuckerhersteller Agrana 2009 mehr als fünf Millionen Euro. Angeführt wurde die Liste aber vom Fruchtsaftabfüller Rauch mit 16,7 Millionen Euro. Grund ist der „Red-Bull-Faktor": Rauch füllt den Energy-Drink ab, braucht dafür Unmengen an Zucker und wird dafür gefördert: dass er teuren europäischen Zucker, von dem es viel zu viel gibt, verwendet und damit dieser verflüssigt und in Dosen abgefüllt ins Ausland verkauft wird. Im Fall von Red Bull in die USA. EU-Gelder, die ursprünglich dafür gedacht waren, die Bauern für die niedrigen Weltmarktpreise zu entschädigen.

Keine öffentlichen Mittel für „Gifte"-Produzenten
Der Großteil der Unterstützungen fließt also in industrielle Agrarbetriebe und solche der Ernährungsindustrie. Gefördert werden Produkte, die oft ernährungsphysiologisch bedenklich sind. 969 Millionen Euro an Förderungen gewährte die EU etwa für Alkohol, 862 Millionen Euro Förderungen für Zucker – die beiden am stärksten geförderten Posten, die mehr Geld bekommen als alle anderen landwirtschaftlichen Produktionszweige zusammen. Massiv gefördert werden auch die Fleischproduktion und jene von Weizen – hier insbesondere Weißmehl (das vom Stoffwechsel des Körpers in Zucker verwandelt wird). Während die WHO empfiehlt, gerade beim Konsum solcher Produkte zu bremsen werden sie gleichzeitig mit massiven Förderungen billig und damit großflächig verfügbar gemacht. Hier ist eine Änderung dringend erforderlich. Zum einen müssen Betriebe, die biologische und ernährungsphysiologisch sinnvolle Produkte herstellen, wesentlich stärker gefördert werden, um ihre Produkte viel kostengünstiger an Konsumenten abgeben zu können. Der Verbraucher kann so über den Einkaufspreis motiviert werden, gesündere Produkte zu verzehren. Die EU-Agrarförderung sollte zudem verstärkt der Landwirtschaft und nicht der Nahrungsmittelindustrie zugutekommen. Die Zahlungen für

nachweislich ungesunde Produktgruppen sind drastisch zu reduzieren.Allerdings können wir auch selbst sehr viel tun. Etwa indem wir neben biologischen Produkten vor allem auf Erzeugnisse aus der Region, auf frische und saisonale Produkte achten und etwa Erdbeeren im Juni und nicht im Februar kaufen. Oder Weintrauben im Herbst und nicht im April. Generell raten alle Ernährungsexperten zudem zu mehr Gemüse und weniger Produkten mit tierischem Eiweiß. Tierprodukte in der Ernährung zu reduzieren, heißt nicht es gleich zu übertreiben: Wenn eine Gemüsesuppe mit Hühnerbrühe gemacht ist oder wenn ein Laib Brot eine kleine Menge Ei enthält, ist das höchstwahrscheinlich ernährungstechnisch vernachlässigbar. Allerdings zeigt sich, dass tierisches Eiweiß und vor allem Fleisch oft schon täglich auf dem Speiseplan stehen. Und das ist – zu zeigen unzählige Studien – tatsächlich gesundheitsschädigend. Im Fachmagazin „American Journal of Clinical Nutrition" wurde 2011 die Analyse von Langzeitstudien an 440.000 Menschen durch die Harvard School of Public Health veröffentlicht. Demnach besteht kein Zweifel mehr daran, dass das Fleisch von Rind, Schwein und Lamm grundsätzlich ungesund ist. Die US-Studie bestätigte: Steak und Schnitzel erhöhen das Risiko für Diabetes Typ 2. Schon ein tägliches 100-Gramm-Steak bewirke eine Erhöhung des Risikos um ein Fünftel, berichten die Forscher.[2] Die oft beworbene „gute" Milch erhöht etwa nachweisbar das Diabetes- und Herzinfarktrisiko, wenn sie regelmäßig konsumiert wird. Auch das Brustkrebs- und Prostatakrebsrisiko steigt. Wem das nicht reicht: Eine Studie hat insgesamt 20 pharmakologische Substanzen in Milch gefunden: Antibiotika, nichtsteroidale Antiphlogistika, Schmerzmittel, Antiepileptika, Konservierungsstoffe, Lipidsenker, Beta-Blocker und synthetische Geschlechtshormone.[3] Ein weiterer Kritikpunkt von Experten ist die viel zu hohe Aufnahme von Salz. Etwa zehn Gramm Salz konsumiert jeder Durchschnittsverbraucher in der EU pro Tag. Die WHO-Empfehlung liegt aber bei sechs Gramm Salz täglich. Das Angebot an Fertigprodukten nimmt ständig zu, und in diesen sind Salze, Fette und Zusatzstoffe in viel größeren Mengen enthalten, als uns vom ernährungsphysiologischen Standpunkt aus lieb sein darf.

Die Umwelt entgiften

Seit Ende 2009 ersetzt die EU klassische Glühlampen schrittweise durch energiesparendere Lampen. Energiesparlampen bergen allerdings ein gesundheitliches Risiko: Ende 2010 berichtete etwa das deutsche Nachrichtenmagazin

„Der Spiegel", dass in den Lichtquellen Quecksilber steckt. Und das gehört zu den gefährlichsten Giftstoffen überhaupt. Gehen die Lampen zu Bruch, kann es nicht nur entweichen, sondern schon bei Raumtemperatur verdampfen und somit die Raumluft belasten. Das deutsche Umweltbundesamt (UBA) veröffentlichte ein Jahr nach dem Beginn der Lampenaustauschkampagne eine erste Einschätzung der Gesundheitsgefahren durch entweichendes Quecksilber bei zerbrochenen Energiesparlampen. Stichproben zeigten damals, dass nach dem Bruch die Quecksilber-Belastung in der Raumluft auf das 20-Fache des Richtwerts von 0,35 Mikrogramm pro Kubikmeter steigen kann.[4] Wie gefährlich das wirklich für die Gesundheit der Menschen ist, blieb vorerst offen. Trotz anhaltender Kritik spielt die EU-Kommission das Problem auch vier Jahre nach den ersten Studien klein. „Zerbricht die Lampe, werden höchstens 5 Milligramm Quecksilber freigesetzt (etwa so viel wie der Tintenpunkt auf der Spitze eines Kugelschreibers). Zum Vergleich: Ältere Thermometer enthalten rund 500 Milligramm Quecksilber", schreibt die EU auf der Website und rät dann beim Thema Entsorgung, dass die Lampen nicht zum normalen Hausmüll gegeben werden dürfen.[5] In Österreich wurden allerdings in den vergangenen Jahren quecksilberhaltige Fieberthermometer gänzlich aus dem Verkehr gezogen. Interessant auch, dass die UNO bereits seit 2009 über ein Aus für Quecksilber verhandelte.

Weltweiter Stopp für Giftproduktion
Im Herbst 2013 trafen sich – von der Öffentlichkeit kaum wahrgenommen – in der japanischen Stadt Minamata 1000 Umweltpolitiker und Experten aus aller Welt, um ein richtungsweisendes Abkommen zu fixieren. Die Stadt hat eine besondere Bedeutung und war nicht zufällig für die Konferenz gewählt: In Minamata wurden Mitte der 1950er-Jahre Tausende Menschen eben durch das Schwermetall Quecksilber vergiftet, nachdem der japanische Chemiekonzern Chisso quecksilberhaltiges Abwasser in die Bucht geleitet hatte. Viele Menschen starben an den Folgen ihrer Vergiftungen. Die nach der Katastrophe benannte „Minamata-Krankheit" beginnt mit Kopf- und Gliederschmerzen und führt zu Lähmungen, Psychosen, Missbildungen und Organ- und Nervenschäden. Nach der nun fixierten „Minamata-Konvention" der Vereinten Nationen ist es unter anderem ab 2020 grundsätzlich verboten, quecksilberhaltige Produkte wie diverse Batterien, Kosmetika, Thermometer oder bestimmte Leuchtmittel zu produzieren oder zu verkaufen. Zudem dürfen Abfälle des hochgiftigen Schwermetalls nur unter strengen Auflagen gelagert und entsorgt werden. Allerdings müssen die Mitgliedsstaaten die Regelung noch in nationales Recht umsetzen – und das kann leider dauern. Die Frage dabei ist auch, warum etwa die EU Quecksilber an-

gesichts derartiger Entwicklungen nicht sofort verbietet und beispielsweise jene Energiesparlampen, die Quecksilber enthalten, sofort aus dem Verkehr zieht. Oder anders gefragt: Warum werden die Menschen noch weitere Jahre der Gefahr ausgesetzt, obwohl sie eigentlich bekannt ist?

Etwa zeitgleich zum Quecksilberabkommen teilte die Weltgesundheitsorganisation mit, dass die globale Luftverschmutzung eine der Hauptursachen für Krebskrankheiten darstellt. Die Luftverschmutzung sei „nicht nur eine der größten Bedrohungen für die Gesundheit des Menschen generell, sondern auch eine der wichtigsten Ursachen für Krebs-Todesfälle", teilte die Internationale Agentur für Krebsforschung unmissverständlich mit. Und sie wurde sogar noch klarer: Eine Expertengruppe habe „ausreichende Beweise" dafür gefunden, dass Luftverschmutzung Lungenkrebs verursache und auch das Risiko für Blasenkrebs erhöhe. Politische Konsequenzen haben derartige wissenschaftliche Erkenntnisse oft spät oder gar nicht. Ähnlich wie auch bei Giften und Schadstoffen, die sich in Lebensmitteln finden. Erst wenn gesundheitliche Schäden eindeutig belegt sind, beginnt man mit Debatten über einen Stopp. Und diese Debatten können, wie das Beispiel Quecksilber zeigt, bis zu 60 Jahre dauern. Die Europäische Chemikalienagentur wiederum listet 144 besorgniserregende und gesundheitsschädigende Chemikalien auf – und hier handelt es wohlgemerkt nur um Chemikalien.

Interessenskonflikte in den Behörden unterbinden
Hier ist ein radikales Umdenken gefordert. Umweltgifte und schädigende Stoffe in Lebensmitteln sowie Schwermetalle wie Blei, Quecksilber, Kadmium, Cäsium sind verantwortlich für unzählige Erkrankungen, die nicht nur riesiges Leid bei den betroffenen und erkrankten Menschen auslösen, sie sind auch verantwortlich für enorme Kosten, die unsere Gesundheitssysteme belasten. Allein aus diesem Grund sind Regierungen gefordert, alles nur irgendwie Mögliche zu unternehmen, um diese Risiken rasch zu senken. Allein der ernsthafte Verdacht einer Gesundheitsgefährdung sollte reichen, einen Stoff aus dem Verkehr zu ziehen beziehungsweise rasch seine tatsächliche Gefahr zu erforschen. Derzeit haben Unternehmen, die solche Stoffe nutzen, die Möglichkeit mit Eingaben, Klagen und Lobbying, das Verfahren und ein Verbot über Jahre in die Länge zu ziehen. In dieser Zeit verdienen sie weiter mit der Vergiftung von Menschen! Für ein Umdenken muss vor allem eines passieren: Der Einfluss der Industrie auf entsprechende Entscheidungen muss eingedämmt werden. Das bedeutet nicht, die Wirtschaft in Geiselhaft zu nehmen und mit enormen Belastungen Arbeitsplätze zu gefährden. Es bedeutet aber umgekehrt, die Politik aus der teilweise bestehenden Gei-

selhaft großer Unternehmen zu befreien und auch im Sinne der Bevölkerung entscheiden zu lassen. Dass die sogar ein wachsendes Problem darstellt, bewies die Nichtregierungsorganisation Corporate Europe Observatory. Sie legte eine Studie vor, wonach 122 von 209 Wissenschaftern in der Europäischen Behörde für Lebensmittelsicherheit (EFSA) mit Sitz in Parma viel zu enge Verbindungen zu Industriekonzernen und Lobbyverbänden haben. Die EFSA sorgt für die Sicherheit von Lebensmitteln: Sie kontrolliert Zusatzstoffe, Gen-Pflanzen und Verpackungen. Allerdings: Experten mit Interessenskonflikten sind in neun von elf Gremien der EU-Behörde dominierend. Die Ausschüsse bewerten etwa die Risiken von Zusatzstoffen in Lebensmitteln, von Giftstoffen in der Nahrungskette, Verpackungen, genetisch veränderten Organismen oder Pflanzenschutzmitteln und deren Rückständen. Den Negativrekord hält der Ausschuss für „Diätetische Produkte, Ernährung und Allergien", in dem 17 der 20 Wissenschaftler insgesamt 108 Interessenkonflikte haben, also Kontakte haben zur Industrie, zu Lobbygruppen oder zu von der Wirtschaft finanzierten Organisationen. So beriet beispielsweise ein Experte für „Zusatzstoffe, Erzeugnisse und Stoffe in der Tierernährung" auch die US-amerikanische Vereinigung der Sojabohnen-Hersteller.[6]

Ganzheitliche Forschung

Die Forschung nach neuen Arzneimitteln und Heilmethoden stößt zunehmend an ihre Grenzen. Zumindest die klassische chemische und biotechnologische Forschung. Allerdings gibt es auch ein riesiges Reservoir an traditionellen Methoden und Produkten. Sei es in Europa oder auch in Asien und anderen Regionen. Viele dieser Dinge sind noch nicht ausreichend erforscht, wie etwa auch das Potenzial das in Mineralien schlummert. Anstatt also neue oder wenig erforschte traditionelle Methoden und Arzneien zu verteufeln, sollten alle Anstrengungen unternommen werden, um hier Gewissheit zu schaffen und damit auch Neues zu entdecken, das Therapien aber vor allem auch Prävention weiter bringt. Wie beschrieben werden etwa siliziumhaltige Mineralien und Silikate seit Jahrtausenden in der Volksmedizin verwendet, eine Forschung darüber findet aber kaum statt, weil sie die Produkte kaum gewinnbringend vermarkten lassen – es gibt zu viel Silizium auf unserem Planeten. Es benötigt also einen Richtungswechsel hin zu mehr Kooperation statt Konkurrenz der Systeme und nicht zuletzt Aufmerksamkeit. Polarisierungen wie sie oft zwischen der sogenannten Schulmedizin auf der einen und Naturmedizin auf der anderen Seite stattfinden, müssen überwunden werden. Es braucht ein Miteinander und eine Integration aller Bereiche. Auch wenn es oft öffentlich kaum wahrgenommen wird und in Expertenkreise verdrängt wird: Es gibt durchaus in komplementären Bereichen gute Studienergebnisse. In anderen Bereichen fehlen sie noch. Das sollte allerdings ein Ansporn sein, hier zu forschen, anstatt sich abzuwenden. Fundierte Analysen sind gerade im Medizinbereich teuer und aufwendig. Wo es also nicht möglich ist, dass sich private Unternehmen und Investoren finden oder wo es möglicherweise auch nicht sinnvoll ist, sollte die öffentliche Hand Rahmenbedingungen schaffen und Forschung finanzieren oder unterstützen. Sei es durch Förderungen oder die Schaffung von Forschungseinrichtungen.

Beispiele dafür gibt es in anderen Bereichen der Wirtschaft durchaus. Das berühmteste ist etwa die Europäische Organisation für Kernforschung (CERN) – eine Großforschungseinrichtung im Kanton Genf in der Schweiz. Am CERN wird physikalische Grundlagenforschung betrieben, insbesondere wird mithilfe großer Teilchenbeschleuniger der Aufbau der Materie erforscht. 2010 belief sich das Jahresbudget des CERN auf satte 850 Millionen Euro – finanziert nur von der öffentlichen Hand, genauer gesagt von 20 Mitgliedsstaaten, die alle von den Ergebnissen der Forschung profitieren. Einer breiten Bevölkerung ist das CERN bekannt geworden durch das sogenannte Urknall-Experiment. Viele der Entdeckungen und Forschungen bildeten später auch die Basis für wirtschaftliche Nutzungen – nicht zuletzt im Gesundheitsbereich. Etwa bei der Entwicklung neuer Strahlengeräte zur Krebsbehandlung. Auch sonst ist öffentliche Forschung in vielen Bereichen üblich – an Hochschulen, Kliniken und außeruniversitären Einrichtungen. Rund ein Drittel der gesamten Forschungsausgaben in Österreich und Deutschland stammen etwa aus öffentlichen Quellen, zwei Drittel aus der Wirtschaft.

Anmerkungen und Quellen:

1   Blech, Jörg: Die Krankheitserfinder, S. Fischer Verlag, Frankfurt/Main 2003

2   www.welt.de/gesundheit/article13537402/Rotes-Fleisch-ist-ein-heimlicher-Krankmacher.html

3   J. Agric. Food Chem., 2011, 59 (9), pp 5125-5132, DOI: 10.1021/jf200364w, Publication Date (Web): April 6, 2011

4   www.spiegel.de/wissenschaft/mensch/energiesparlampen-umweltbundesamt-warnt-vor-gift-in-oeko-leuchten-a-732406.html

5   http://ec.europa.eu/energy/lumen/overview/howtodispose/index_de.htm

6   http://corporateeurope.org/efsa/2013/10/unhappy-meal-european-food-safety-authoritys-independence-problem

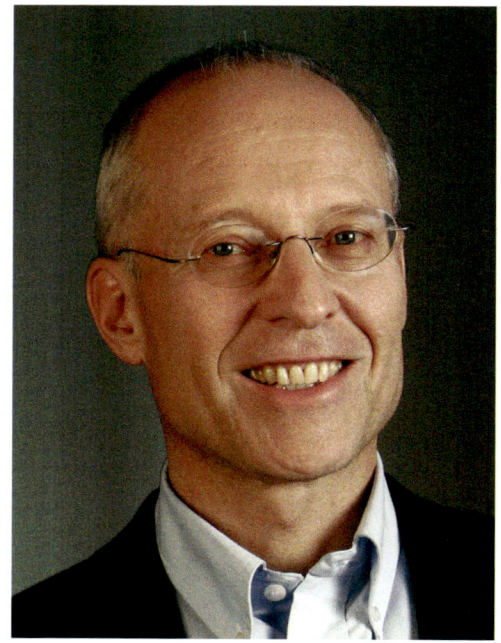

Ruediger Dahlke studierte in München Humanmedizin, promovierte mit der Arbeit „Zur Psychosomatik des kindlichen Asthma bronchiale". Danach begann er seine Weiterbildung zum Arzt für Naturheilwesen und in verschiedenen Psychotherapie-Richtungen. Am Thorwald Dethlefsens Institut für außerordentliche Psychologie machte er eine Ausbildung zum Reinkarnationstherapeuten. Er ist Autor zahlreicher Bestseller und Begründer eines Gesundheitszentrums in der Steiermark.

„Positive Verführung zur Gesundheit"

Der Arzt, Buchautor und Therapeut Ruediger Dahlke gilt mit Bestsellern wie „Peace-Food", „Krankheit als Sprache der Seele", „Schicksalsgesetze", „Das Schattenprinzip" als einer der Vorkämpfer für eine ganzheitliche Betrachtung von Mensch und Gesundheit. Im Süden Österreichs hat er das Seminar- und Gesundheitszentrum „TamaGa" initiiert und gebaut und beschäftigt sich intensiv mit dem Thema Entgiftung und Vorbeugung.

Wir hören ständig, was alles ungesund ist – Stichwort zu wenig Bewegung, ungesundes Essen, Stress. Dennoch steigen die sogenannten Zivilisationskrankheiten. Gehen wir alle sorglos mit unserer Gesundheit um? Oder stimmt auch etwas mit den Rahmenbedingungen nicht?

Dass die Zivilisationskrankheiten zunehmen, obwohl wir dauernd darauf hingewiesen werden, uns besser zu ernähren, mehr zu bewegen und Stress abzubauen, hat damit zu tun, dass noch zu wenig Menschen auf diese Hinweise reagieren und Konsequenzen ziehen. Wo die Konsequenzen gezogen werden, bessert sich die Situation und oft sogar dramatisch, wie ich von vielen Patienten und Seminarteilnehmern weiß. Wer sich etwa in Ernährungsangelegenheiten auf „Peace-Food" – also vollwertige Pflanzennahrung, umstellt, verbessert seine Aussichten, die typischen Zivilisationserkrankungen von Herzproblemen über Krebs bis zu Rheuma und beiderlei Diabetes zu vermeiden, enorm, wie wissenschaftliche Studien belegen. Wer eine oder zwei Fastenzeiten in seinen Jahresablauf einbaut, ebenfalls. Ähnliches gilt für Bewegung und Entspannung.

Welchen Stellenwert hat die viel zitierte Eigenverantwortung? Welchen Beitrag kann jeder für seine Gesundheit leisten?

Nach meiner Erfahrung ist Eigenverantwortung der Schlüssel zu jedem Erfolg und auch zu guter Gesundheit. Solange wir unser Leben und dazu gehört natürlich auch die Gesundheit nicht selbst in die Hand nehmen, wird sich nichts nachhaltig bessern. Entscheidend ist in meinen Augen, die Spielregeln des Lebens zu verstehen, wie sie im Buch „Schicksalsgesetze" dargestellt sind. Daraus folgt ganz direkt die volle Verantwortung für sich selbst.

Trägt das öffentliche Gesundheitswesen zu Gesundheit oder zu Krankheit bei beziehungsweise schafft es Heilung?

In meinen Augen jedenfalls viel zu wenig, hier wird eher Elend verwaltet. Ein Gesundheitswesen müsste wirkliche Vorbeugung in Gang bringen und damit meine ich nicht etwa die gängige Früherkennung, sondern eine Gesundheitslehre, die wirklich ermöglicht, sich so zu verhalten, dass man gar nicht erst erkrankt. Das prophylaktische Entfernen von Organen wie weiblichen Brüsten sehe ich eher als Armutszeugnis. Und Vorbeugung bezieht sich bei weitem nicht nur auf Ernährung, Bewegung usw., sondern vor allem auf die seelische Ebene, sodass eine wirklich psychosomatische Medizin möglich wird. Und nicht zufällig steht in diesem Wort Psyche, die Seele, über Soma, dem Körper, wobei ich keinesfalls Ebenen wie die Ernährung gering schätze. Dafür steht wohl schon mein Engagement für „Peace-

Food". Heilung ist mit der Schulmedizin schon deswegen kaum möglich, weil dort ja vor allem unterdrückt und weggeschnitten wird. Heilung aber bräuchte Integration, man muss wachsen, um heiler, ganzer zu werden.

Sichtwort Vorbeugung versus Früherkennung. Warum ist es wichtig zu unterscheiden?
Es ist einfach etwas ganz anderes. Früherkennung versucht die Krankheit möglichst rechtzeitig zu entdecken, Vorbeugung versucht sie gar nicht erst entstehen zu lassen. Praktisch bekommen wir immer mehr Früherkennung und das ist grundsätzlich auch besser als Späterkennung. Aber Vorbeugung würde bedeuten, wir lernen uns den Herausforderungen auf eine Art und Weise zu stellen, dass das Krankheitsbild gar keine Entstehungschance mehr hat. Konkret kann ein Raucher im Extremfall jedes Vierteljahr zum Lungenröntgen rennen, das wäre Früherkennung. Vorbeugung wäre, er würde seine grundlegenden Kommunikationsprobleme lösen, aufhören zu rauchen und seine Ernährung auf pflanzlich-vollwertig umstellen, um dem Krebs gleich die Entstehungschance zu nehmen.

„In USA können sie auf den Friedhöfen die Gräber nicht mehr alle 20 Jahre beschicken, da moderne Leichen vor lauter Konservierungsmitteln nicht mehr recht verwesen."

Sie propagieren immer wieder eine ganzheitliche Betrachtung von Gesundheit. Was verstehen Sie darunter?
Den Menschen als Einheit von Körper, Seele und Geist zu sehen, bis hin zu einer notwendigen spirituellen Dimension, weil sonst der Sinn im Leben fehlt und Phänomene wie Seeleninfarkte im Sinne von Depression, Burn- und Bore-out weiter überhandnehmen, wie wir es gerade erleben. Die „Niere von Zimmer 14" ist ein schlimmer Auswuchs einer Medizin, die nur den Körper sieht. Wir sollten uns dem Körper mehr und bewusster widmen, damit die Seele gern in ihm wohnt, wie es Theresa von Avila, die spanische Heilige so schön formulierte.

Ganzheitliche Gesundheit – wie sieht das im Einzelnen aus, beziehungsweise im Kollektiv?
Beim Einzelnen erlebe ich das ja schon oft, indem Menschen die Verantwortung für Ihre Gesundheit selbst übernehmen, sich entsprechend verhalten von einer Schulung im Hinblick auf die „Schicksalsgesetze" und das „Das Schattenprinzip" bis zur Ernährungsumstellung. Im Kollek-

tiv könnte ich mir das über entsprechende Gesundheitserziehung schon von den Kindergärten bis in den Schulen vorstellen. Aber stattdessen wird dort Schulmilch gefördert, was den Kindern die Option auf Typ I Diabetes erhält und ihre gesundheitliche Basis schädigt. Und sie bekommen nicht nur zu wenig Bewegungsanreize, sie lernen auch gar nichts Relevantes im Hinblick auf die Spielregeln des Lebens. Da wäre viel zu verbessern, aber es fehlt nicht nur der Wille, es fehlt ja schon die Erkenntnis der Notwendigkeit.

Sie bilden fertige Ärzte in Naturheilverfahren aus. Reicht die klassische schulmedizinische Bildung nicht? Oder anders gefragt: Was können natürliche Methoden, was das bestehende Medizinsystem nicht kann?
Der Schulmediziner lernt jedenfalls in Deutschland nicht einmal wirklich Ernährungslehre und das Wenige, was er lernt, ist längst überholt. In unserer Ausbildung „Integrale Medizin", die für deutsche Ärzte anerkannt ist, machen wir genau, was ich gerade für Kinder angedacht habe. Darüber hinaus hat diese Ausbildung natürlich noch viel Konkretes zu bieten vom Fasten bis zum verbundenen Atem. Zur Naturheilkunde gehören in weiterer Hinsicht auch all die Methoden aus anderen Traditionen wie tibetische Medizin, TCM und Ayurveda und viele andere...

Gibt es neben ganzheitlichen Methoden auch natürliche Arzneien? Warum werden diese in der Medizin so wenig eingesetzt?
Ganz einfach, weil die Pharmaindustrie daran nicht viel verdient. Inzwischen wird fast nur noch geforscht, was der Industrie dient und Geld bringt. Aber andererseits gibt es natürlich auch schon viele Homöopathen und Naturheilkundler die natürliche Mittel verwenden – und das seit Jahrzehnten und mit Erfolg. Zeolith ist etwa so etwas. Davon habe ich bisher nur Gutes gehört.

Wie sieht eine gesunde Lebenswelt aus – wie sie ein gesundes Gesundheitssystem aus?
Eine gesunde Lebenswelt haben wir in unserem südsteirischen Zentrum aufgebaut, wo auf elf Hektar Bioland eine Art Ökodorf entstanden ist, und wo wir alles, was wir alles nach dem heute möglichen ökologischen Stand umgesetzt haben, aber auch energetisch für ein Optimum gesorgt haben, etwa indem wir nur an störungsfreien Orten gebaut haben, nur Lerchenholz und Lehm verbaut haben und generell für beste Materialien gesorgt wurde. Aber auch das Wasser und die Raumenergie wurden auf dem uns heute möglichen Stand optimiert, das Essen entspricht „Peace-Food"-Stan-

dard usw. Eine gesunde Lebenswelt bräuchte ähnliche Schritte im größeren Stil und dafür könnte „TamanGa" – so heißt das Zentrum – von uns aus gern zum Modell werden.

Sie legen in Ihrer Arbeit unter anderem einen großen Schwerpunkt auf Entgiftung. Gehen wir weg vom Zentrum und zur generellen Frage: Warum ist Entgiftung so wichtig?
Weil wir heute in so einer giftigen Welt leben, schon die ganze Kosmetik, aber selbst die Shampoos sind voll Chemie, fast jedes Deo enthält Aluminium, um die Poren zu verstopfen, was aus einer homöopathischen Sicht eine Katastrophe ist. Auch fast jede Zahnpasta enthält heute Fluorid, was als gefährliches Gift galt und ein Industrieabfall war, bis es clevere Leute für Zahnerhaltung propagierten. In USA können sie auf den Friedhöfen die Gräber schon nicht mehr wie früher üblich alle 20 Jahre beschicken, da moderne Leichen vor lauter Konservierungsmitteln nicht mehr recht verwesen. Also die Giftorgie in unserer modernen Welt ist wirklich beeindruckend. Daher legen wir hier Wert auf Fasten und Entgiftung und Entschlackung oder Detox, wie man heute sagt.

„Solange wir unser Leben, und dazu gehört natürlich auch die Gesundheit, nicht selbst in die Hand nehmen, wird sich nichts nachhaltig bessern."

Welche gefährlichen Inhaltsstoffe enthält unser Essen?
Das ist eine endlose Liste und beginnt schon mit dem Tierprotein. Der amerikanische Biochemiker und Ernährungsexperte Professor T. Colin Campbell sagt, Milch(produkte) stellten das verbreitetste und gefährlichste Kanzerogen auf der Erde dar. Aber natürlich ist da auch die ganze Fülle der Konservierungsstoffe. Die Backindustrie setzt bereits dem Teig Stoffe zu, damit die Maschinen anschließend wieder besser gereinigt werden können. Der ehemalige Spiegel-Autor Hans-Ulrich Grimm hat das Buch „Die Suppe lügt" geschrieben und dann noch einige, die einem die Augen öffnen und die Lust auf das moderne Industriefutter verderben.

Wie wichtig ist Fasten?
Für mich war es die vergangenen 40 Jahre ganz wichtig und ich führe es zweimal pro Jahr mit meinen Seminargästen durch, eine Woche „Körper – Tempel der Seele", eine gemütliche Einstiegszeit ins Fasten mit viel Musik und Bewegung, Massagen usw., dann gleich anschließend „Fasten

– Schweigen – Meditieren", ein strenges an die Zen-Tradition angelehntes 9-Tage-Seminar. Fasten wäre für viele Menschen ein Segen.

Veganes Essen auch als Ausweg aus der Giftfalle?
Ja, das ist zusammen mit Fasten die beste Möglichkeit, der Giftorgie überhaupt zu entgehen. Über 80 Prozent des Giftes einschließlich Stoffe wie Dioxin stammen aus dem Tierprotein der Nahrung, vor allem aus Milch(produkten), Fleisch, aber auch relativ viel aus Fisch und Eiern. Knapp 20 Prozent aus den Pflanzen bei konventionellem Anbau. Den empfehle ich aber „Peace-Food"-Essern gar nicht, sondern Vollwertkost. Damit ist der Gifteintrag fast optimal minimiert. Nur aus dem eigenen Garten mit Liebe gezogen wäre noch besser.

„Ein Gesundheitswesen müsste wirkliche Vorbeugung in Gang bringen und damit meine ich nicht etwa die gängige Früherkennung."

Das ist für die Mehrheit ein schwieriger Schritt – wie verpackt das der Arzt Ruediger Dahlke?
Es scheitert natürlich, wenn etwa eine Frau versucht, ihren Mann von Currywurst und Cordon Bleu unvorbereitet auf vegan umzustellen. Wir machen jetzt ein Programm fürs Internet mit dem Titel „In 22 Tagen vegan". Die Idee ist, so zu kochen, dass der Partner gar nicht merkt, dass sich was ändert. Er bekommt zuerst so viel Fleischersatz – das mag ich persönlich nicht – dass er das nicht merkt. Am Ende gibt es ein Festessen, wo sie enthüllen kann: „Du isst seit drei Wochen vegan." Dann geht das, weil er merkt, es hat ihm nichts gefehlt. Dann kann er das auch annehmen. Positive Verführung zur Gesundheit ist wichtig.

Sie haben ein neues Gesundheitszentrum gebaut, schreiben Bestseller, halten Vorträge: Wie sehen sie sich selbst – als Arzt, Unternehmer, Lehrer?
Primär sehe ich mich als Arzt, der zum Vortragenden und Lehrer geworden ist. Und natürlich will ich viele Leute erreichen. Über „Tamanga" bin ich notgedrungen auch zum Unternehmer geworden. Das war in Johanneskirchen in Niederbayern anders – das haben wir so bezahlt, hier sind auch Banken dabei. Es muss deshalb auch betriebswirtschaftlich laufen.

Wie ist die Gewichtung?
In meinem Bewusstsein bin ich immer noch Arzt und Lehrer. Es macht

mich einfach an, Leuten näher zu bringen, wie sie mit einfachen Methoden, die für sie machbar sind, ihre Gesundheit verbessern können. Mein Hauptthema ist eigentlich die Psychosomatik und die Lehre, dass die Seele im Vordergrund zu sehen ist bei der Entwicklung von Krankheitsbildern. Das ist für viele Menschen in einer materialistischen Gesellschaft sehr schwer umsetzbar. Deshalb versuche ich auch Dinge wie die Ernährung zu betonen. Damit der Körper gestärkt wird.

Sie haben viel über Schatten geschrieben, wie gehen sie mit den eigenen um?
Natürlich gibt es die. Ich bin ja nicht erleuchtet. Natürlich mache ich auch Meditationen für mich selbst, habe auch einen sehr guten Freund, mit dem ich solche Dinge besprechen kann. Ich lamentiere aber auch über die 100 Mails am Tag, aber ich weiß, das ist der Schatten der Bestseller. Ich weiß, dass für meine Bücher sicher mehr Bäume geschlagen wurden, als ich jetzt je pflanzen kann – und ich habe viele Bäume gepflanzt. Ich überlege mir bei den Themen, die ich schreibe, ob es das wert ist. Natürlich kommen auch beim wirtschaftlichen Thema Schatten hoch, wenn ich mit Banken zu tun habe oder wenn man mir sagt: „Jetzt kannst du nicht drei Monate nach Bali, du musst hier sein." Ich gehe dann einfach in die Themen rein und versuche mich offen damit auseinanderzusetzen, wo und wie sie mir begegnen.

 3 **Tipps zum Abschluss**
Zum Ende ein paar gesunde Tipps, wie sie sich selbst schützen können ...

• Gesundheit wird durch viele Faktoren, wie Bildung, Einkommen, sozialer Status bestimmt. Betriebliche Gesundheitsförderung kann viel bewirken. Wichtig sind auch soziale Netzwerke.

• Vorbeugung ist besser als Heilung – das klingt banal, wird aber noch viel zu selten beachtet. Nicht das Medizinsystem macht uns gesund, sondern unsere Lebensweise.

• Fragen Sie bei Nahrungsmitteln öfters nach Inhaltsstoffen. Die Antwort kann nicht nur die Einstellung zum Produkt verändern, sondern auch die Hersteller ...

Visionen für eine gesunde Zukunft

10. Quintessenz
Wirkstoff des 21. Jahrhunderts breiter einsetzen

Luftschadstoffe, die Krebs und andere schwere Erkrankungen auslösen; eine industrialisierte Landwirtschaft, die mit Pestiziden, Düngemittel sowie Hormonen und Antibiotika billiges Obst, Gemüse, Getreide und Fleisch produziert, die wir eigentlich mehr als Ab-Lebensmittel bezeichnet sollten, denn als Lebensmittel; industriell hergestellte Nahrungsmittel, die statt der ursprünglichen natürlichen Zutaten vor allem Aromastoffe, Geschmacksverstärker, künstliche Vitamine und zugesetzte Mineralstoffe enthalten und von Kennern längst mehr als industrieller Sondermüll denn als Nahrung bezeichnet werden. Nicht zuletzt eine Arbeitswelt, die uns krank macht: durch wachsenden Stress, durch Dauerbeschuss von Elektrosmog, die Sorge um den Verlust des Arbeitsplatzes und wachsenden Arbeitsdruck.

Wir leben in einer Welt, wo mehr Gift- und Schadstoffe auf uns einströmen, als zu Zeiten der Industriellen Revolution und dem Zeitalter des so genannten sauren Regens in den 1980er-Jahren. Die heutigen Gifte sind allerdings viel schwerer erkennbar. Und damit ist es auch immer schwieriger, ihnen vorzubeugen und auszuweichen. Im Trinkwasser finden sich hohe Konzentrationen von Hormonen, krankmachenden Schmerzmitteln und anderen Medikamenten, Fleisch ist voll von Antibiotika und in der Luft sind ultrakleine Feinstaubpartikel, die weder zu sehen noch zu riechen sind. Ohne ein radikales Umdenken, strengere Untersuchungen, Kontrollen und Verbote lässt sich die tickende giftige Zeitbombe nicht entschärfen. Und gelingt uns das nicht, werden immer mehr Menschen erkranken, die Ausgaben für Reparaturmedizin explodieren, unsere Sozialsysteme vor unlösbare Herausforderungen gestellt und nicht zuletzt Unternehmen mit wachsenden Ausfällen von Beschäftigten zu kämpfen haben.

Gleichzeitig sollten wir auch zu einem Bewusstsein finden, dass neben den Rahmen- und Umweltbedingungen auch neue Wege in der Prävention und Medizin gefunden werden müssen. Unser Körper muss frei von schädlichen Stoffen sein, um gesund zu bleiben und ein Optimum an Leistung erbringen zu können. Einen Weg dafür bietet die Natur beziehungsweise der Einsatz des Vulkanminerals Zeolith-Klinoptilolith. Es wirkt durch seine Molekularsiebfunktion wie ein Filter im Magen-Darm-Trakt und reinigt diesen. Durch den selektiven Ionenaustausch werden Energie raubende Schadstoffe wie giftige Schwer- und Alkalimetalle (Blei, Queck-silber, Nickel, Kadmium, Strontium und Cäsium) sowie Stoffwechselgifte wie Ammonium und freie Sauerstoffradikale adsorbiert und vollständig ausgeschieden. Das entlastet Entgiftungsorgane wie die Leber, stärkt die Immunabwehr, schützt die Zellen, reguliert den Säure-Base-Haushalt und schützt uns vor freien Radikalen. Gleichzeitig gibt Zeolith essentielle Mine-ralien wie Magnesium, Kalzium und Kalium an den Körper ab.

In der Gesunderhaltung leistet Zeolith damit einen wichtigen Beitrag in der Körperentschlackung und sorgt damit für neue Energie in Beruf und Alltag, was sich auch bei Sportlern zeigt, wo Studien eine starke Leistungs-steigerung und schnellere Regeneration belegten. In der Medizin wiederum , wird Zeolith-Klinoptilolith bereits zur messbaren Senkung der Leberwerte, zur Unterstützung in der Chemo- und Strahlentherapie sowie bei der Ent-giftung nach längerer Medikamenteneinnahme mit großen Erfolgen ange-wendet. International sind Forscher überzeugt, dass hier ein Wirkstoff für das 21. Jahrhundert vor einem breiten internationalen Einsatz steht. Wo man ihn nutzen kann, sollte das getan werden. Wo noch Studien fehlen, muss die Forschung massiv verstärkt werden.

Martin Schriebl-Rümmele, Februar 2014

Gewidmet all jenen, die über viele Jahre
an den Einsatzgebieten
von Zeolith geforscht haben.

Danke!

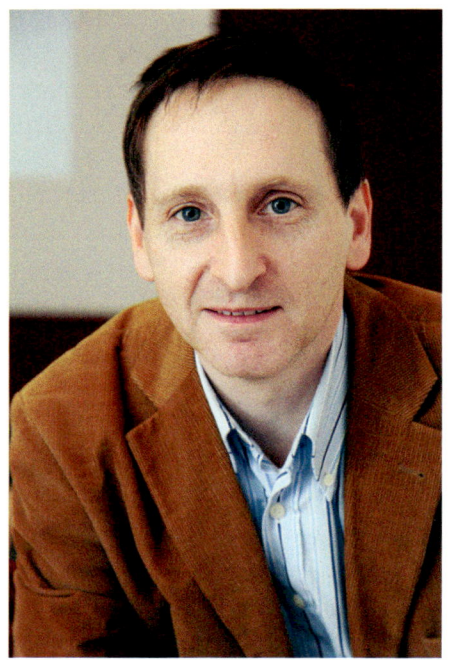

Der Autor:

Martin Schriebl-Rümmele
ist Gesundheits- und Wirtschaftsjournalist, lebt und arbeitet in Wien und Kärnten. Er ist Autor mehrerer kritischer Gesundheitsbücher (u.a. „Zukunft Gesundheit" und „Medizin vom Fließband") und wurde mehrfach für seine Arbeiten über Zusammenhänge von Wirtschaft und Medizin ausgezeichnet. Er ist zudem Herausgeber des ganzheitsmedizinischen Qualitätsmagazins „lebensweise".

www.martinruemmele.at
www.lebensweise-magazin.at

Dr. Ilse Triebnig / Ingomar W. Schwelz

Der Stein des Lebens

**Wie das Vulkanmineral Zeolith-Klinoptilolith
Ihre Gesundheit und Ihr Leben retten kann!**

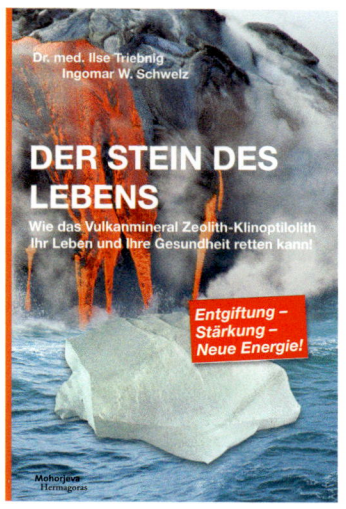

Eine weltweit einzigartige Vermahlungs-Technik (PMA) macht das Jahrmillionen alte Vulkanmineral Zeolith-Klinoptilolith zum wohl effektivsten Entgiftungsmittel unserer Zeit. Die Ergebnisse in der medizinischen Anwendung liefern nun den Beweis: Mehr als zehn Jahre lang hat die renommierte österreichische Schul- und Komplementärmedizinerin Dr. Ilse Triebnig das fein zerriebene Lavagestein bei über 2.000 Patienten äußerst erfolgreich als Naturmittel angewendet.

In der Prävention gibt die sanfte Medizin neue Energie für den Alltag, entschlackt auf 100 Prozent natürlichem Weg und sorgt gleichzeitig für eine Regulierung des Säure-Basen-Haushalts- und das garantiert ohne Nebenwirkungen. Und die Erfolge bei den explodierenden chronischen Zivilisationserkrankungen wie Arterienverkalkung, Diabetes oder Krebs sind verblüffend. Das praktische und zeitgemäße Universalpräparat ist als biologisches Rostschutzmittel aber nicht nur dort gefragt, wo die Schulmedizin an ihre Grenzen stößt – es wirkt wie ein Jungbrunnen und führt zu ganzheitlicher Gesundheit, zur Erhöhung der körperlichen Leistungsfähigkeit und neuer Vitalität. Im Sport sorgt das Mineral neuesten Studien zufolge für fast unglaubliche Leistungssteigerungen von mehr als zehn Prozent – und das völlig ohne Doping.

Ein Buch für alle, die nach Heilung suchen, ihren Körper vitalisieren und energetisieren wollen, aber auch für chronisch Kranke, die ihre Gesundheit auf natürlichem Wege zurückerlangen möchten.

*215 Seiten, Broschur, Hermagoras-Mohorjeva 2012
19,90 Euro; ISBN 978-3-7086-0714-6*